초보 엄마 아빠를 위한

모유수유
육아백과

초보 엄마 아빠를 위한

모유수유 육아백과

초 판 1쇄 발행 2008년 3월 28일
개정판 1쇄 발행 2013년 8월 5일

지은이 제일병원 모유 수유 교육팀
펴낸이 이범상
펴낸곳 (주)비전비엔피 · 이덴슬리벨
기획 편집 이경원 박월 윤자영 신주식
디자인 최희민 김혜림
마케팅 한상철 이재필 김성화 김희정
관리 박석형 이다정
외주 기획 씽크풀

주소 121-839 서울특별시 마포구 잔다리로7길 12 (서교동)
전화 02)338-2411 | **팩스** 02)338-2413
이메일 visioncorea@naver.com
블로그 blog.naver.com/visioncorea

등록번호 제313-2009-96호

ISBN 978-89-91310-49-0 13590

· 값은 뒤표지에 있습니다.
· 잘못된 책은 구입하신 서점에서 바꿔드립니다.

이 도서의 국립중앙도서관 출판시도서목록(CIP)은 e-CIP홈페이지(http://www.nl.go.kr/ecip)와 국가자료공동목록시스템 (http://www.nl.go.kr/kolisnet)에서 이용하실 수 있습니다.(CIP제어번호: CIP2013012099)

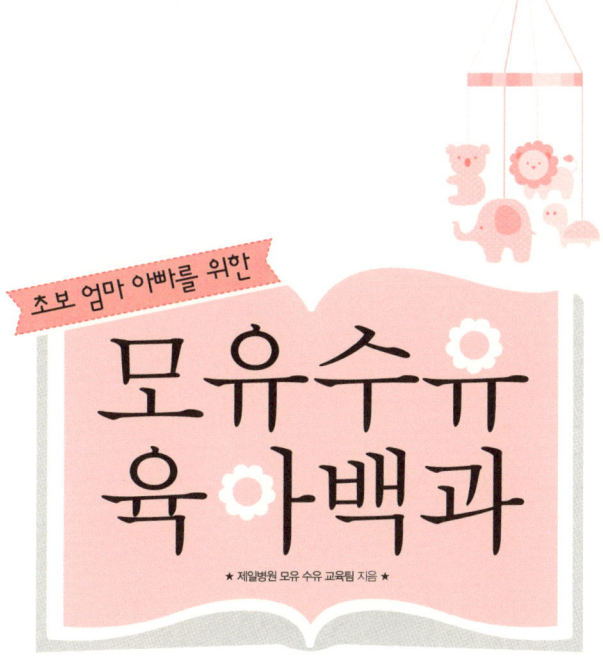

초보 엄마 아빠를 위한

모유수유 육아백과

★ 제일병원 모유 수유 교육팀 지음 ★

제일병원 모유 수유 교육팀 지음

신손문 소아청소년과장
한정렬 산부인과 주산기분과 전문의
안현경 산부인과 주산기분과 전문의
전선영 수간호사, 국제 모유 수유 전문가

이덴슬리벨

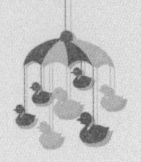
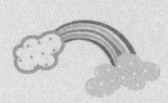
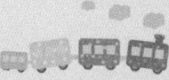
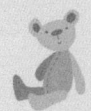
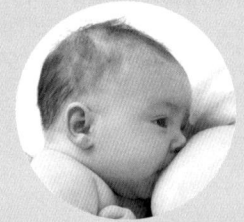

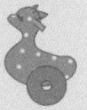
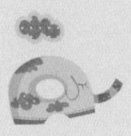

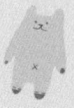

책을 내면서

　　언제부터인가 예비 엄마 아빠들 사이에서는 새로운 분만 방법과 태교에 대한 관심이 매우 높아지고 있으나, 임신 중 부모가 될 준비를 하면서 결정해야 하는 것 가운데 중요한 한 가지인 '아기에게 무엇을 먹일 것인가'에 대해서는 정보가 좀 부족한 듯하다. 메디포스트가 출산박람회에서 실시한 조사 결과를 보면 임산부들이 가장 자세하게 받고 싶은 상담 1위가 모유 수유이다.

　　많은 예비 엄마들에게 아기가 태어나면 젖을 먹일 것인지 분유를 먹일 것인지 물어보면 대부분 젖을 먹일 것이라고 대답한다. 하지만 아기가 태어나고 한두 달 지난 뒤 다시 물어보면 실제 젖을 먹이는 엄마는 그리 많지 않다. 현재 우리나라의 엄마들 중 젖을 먹이는 경우는 약 30퍼센트 정도인 것으로 조사되고 있다.

　　대부분 젖을 못 먹인 이유는 '젖이 안 나와서' 혹은 '젖이 모자라서'라고 답을 하는 경우가 많다. 젖을 처음 물리는 날부터 우유병에 담긴 우유처럼 엄마 젖이 양껏 나오기를 기대해서는 안 된다. 아기가 엄마 젖을 자주 빨아야 젖이 돌기 시작하고, 젖의 양도 차츰 늘어나서 아기가 먹기에 충분할 만큼 분비되는 것이다. 따라서 젖 먹이는 요령을 잘 알고 미리 준비하지 않으면 모유 수유에 실패할 확률이 높다.

젖을 먹이려고 생각하는 엄마를 위해 모유 수유에 관한 다양한 책들이 서점에 나와 있다. 하지만 대부분 그림보다는 설명 위주로 구성되어 있어 초보 엄마들이 보기에는 결코 쉽지 않다. 뿐만 아니라 엄마 젖의 장점, 실제 젖 먹이는 방법 등에 대한 비슷한 내용을 담고 있어 출산 후 급히 책을 펼친 엄마들은 어디서부터 읽어야 할지 엄두가 나지 않을 것이다.

그래서 필자들은 아기를 출산하기 전이나 혹은 출산한 뒤 젖 먹이기에 필요한 내용을 시기별로 차근차근 엮어보았다. 또한 어머니들이 수유 중에 약을 복용해야 하는 경우 상담을 받을 수 없어 모유 수유를 중단하는 경우가 많아 모유 수유 중에 복용 가능한 약제들의 리스트를 뒷부분에 첨부하였다.

　아무쪼록 엄마들이 이 책을 읽고 엄마 젖을 통해 아기에 대한 사랑을 마음껏 표현할 수 있게 되기를 바란다.

2013년 7월

제일병원 모유 수유 교육팀

♥ 차례 ♥

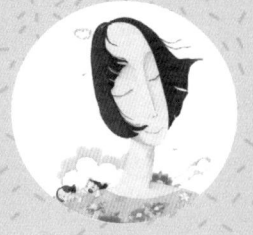

1장 아기를 기다리며

2장 아기와의 첫 만남

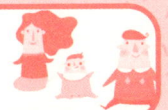

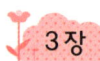

3장 아기와 함께한 첫 한 달 (생후 2~4주)

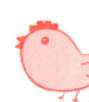

4장 태어난 지 백일이 되었어요 (생후 1~3개월)

5장 출근을 준비하며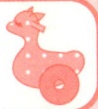

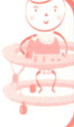 **6장** 우리 아기가 뒤집었어요
(생후 4~6개월)

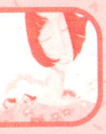 **7장** 우리 아기 이유식

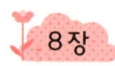 **8장** ## 돌이 얼마 남지 않았어요 (생후 6~12개월)

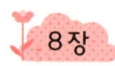 **9장** ## 특수한 경우의 모유 수유

아기를 가지고 나서의 하루하루는 태어날 아기를 기다리는 즐거움과 아기의 건강을 염려하는 조바심의 연속이다. 이 동안에 수유 준비를 하는 것이 바람직하다. 그렇다면 무슨 준비를 해야 할까? 젖을 잘 나오게 하는 비방을 수집할까? 특별 요리에 대해 연구를 할까? 우선 엄마 젖이 아기에게 또는 엄마의 건강에 얼마나 중요한가를 알아야 하고, 젖 먹이는 요령을 예습해두어야 한다. 아기를 출산한 후에 허둥대면 백 퍼센트 실패한다. 출산 전에 무엇을 어떻게 하는 것이 중요한가를 미리 알아두어야 한다. 엄마 젖의 중요성에 대해 막연하게만 알고 있는 엄마들은 조그만 어려움이 있어도 젖 먹이기를 포기한다. 엄마의 의지가 이토록 중요한 때는 없다.

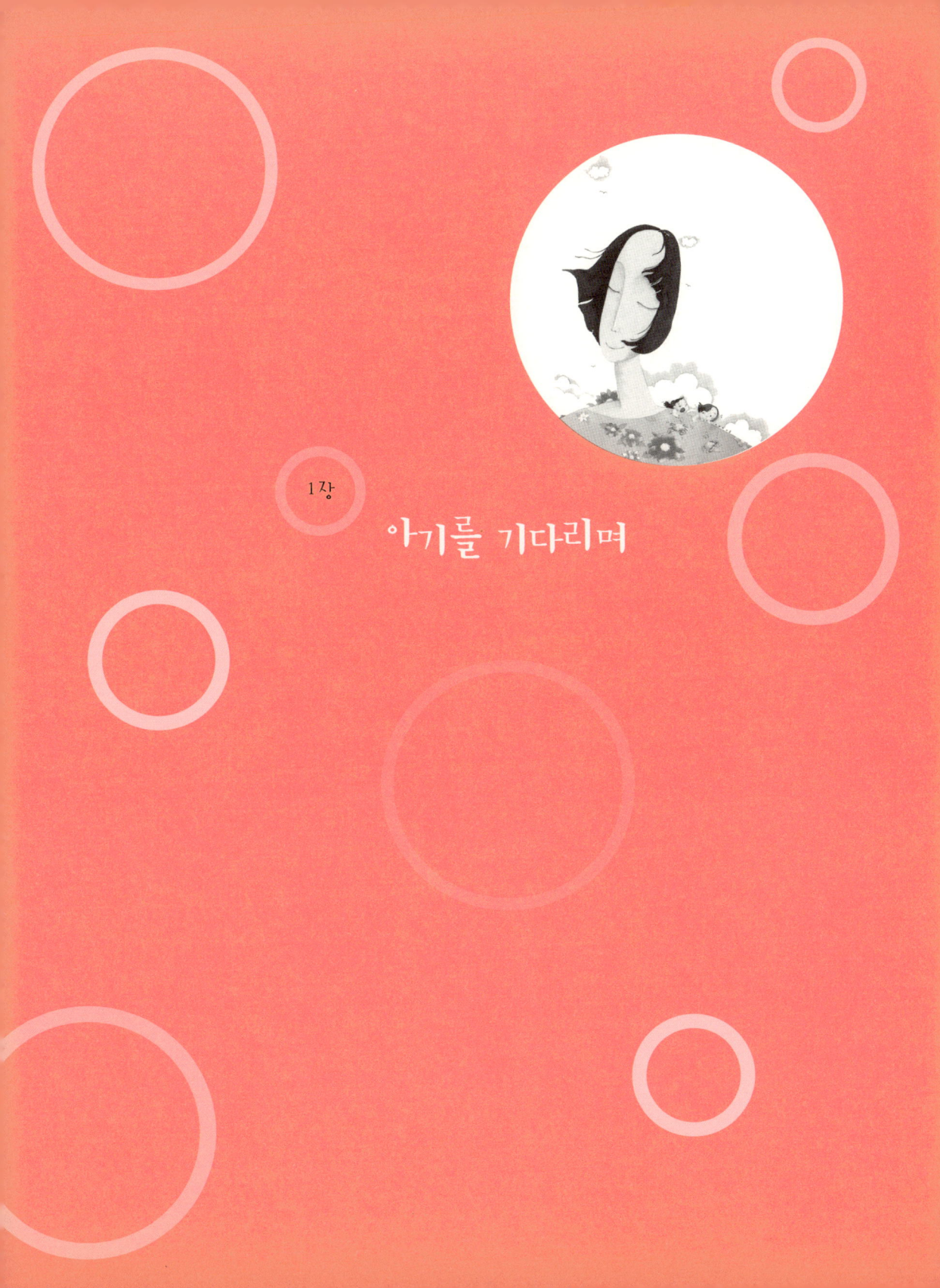

1장

아기를 기다리며

① 왜 엄마 젖을 먹여야 할까

우리 아기에게 필요한 완벽한 영양원은 소 젖 또는 산양 젖이 아닌 바로 엄마 젖이다. 새로이 태어난 아기에게는 엄마 젖을 먹이는 것이 가장 좋다. 그렇다면 엄마 젖에는 어떠한 장점이 있는지 자세히 알아보자.

😊 엄마 젖은 '완벽한 영양원'

엄마의 몸은 젖이 너무 묽지도, 진하지도 않게 농도를 자동으로 조절한다. 또한 아이의 성장 정도에 맞게 단백질, 지방, 비타민, 미네랄 등을 적당히 분비하며 아기의 요구에 맞게 적절하게 변화한다.

아기가 소화하기에 가장 좋은 것 역시 엄마의 젖이다. 그래서 젖을 먹는 아이들은 트림도 적게 하고, 아주 부드럽고 냄새가 적은 변을 소량씩 자주 본다. 따라서 변비가 생기는 일도 거의 없다.

다시 말해 엄마 젖에는 아기 몸에 필요한 적당량의 영양소와 여러 가지 효소, 염증에 대항하는 성분 등 다양한 인자들이 들어있다. 뿐만 아니라 엄마 젖의 단백질은 아기의 성장에 필요한 가장 완벽한 성분이며 소화도 쉽다. 철이나 아연과 같은 성분도 분유에 함유

된 것보다 젖으로 섭취하는 것이 훨씬 흡수율이 높다.

🐷 병치레가 적다

엄마 젖에는 세균이나 바이러스 등에 의한 감염으로부터 보호할 수 있는 여러 가지 면역에 관계하는 물질들(면역 글로불린, 락토페린, 라이소자임, 올리고당, 비피더스 인자 등)이 많이 들어있다. 그래서 불완전한 영아의 면역체계가 완성될 때까지 다양한 질병으로부터 보호해주는 역할을 한다. 엄마 젖을 먹으면 설사, 호흡기 감염, 중이염, 뇌수막염, 요로 감염증 및 다른 여러 심각한 병에 잘 걸리지 않고 걸리더라도 병을 가볍게 앓는다. 뿐만 아니라 영아 돌연사나 소아당뇨병, 염증성 장 질환, 소아암, 알레르기 질환 등의 예방 효과도 증명되었다.

미국 국립보건연구소가 미국의 신생아 9000여 명을 대상으로 조사한 결과, 엄마 젖을 먹은 아기는 다른 것을 먹은 아기에 비해 생후 1년 이내에 목숨을 잃을 확률이 20퍼센트나 낮았다고 한다. 가장 큰 이유는 젖에 포함되어있는 여러 가지 면역 물질 덕분에 질병 예방이 되기 때문이다. 또한 상대적으로 엄마 젖을 먹는 아기들은 엄마와 함께 있는 시간이 더 길어 돌발사고에 노출될 위험이 적은 점도 있다.

젖은 아기의 장을 산성으로 유지해 세균의 성장을 막으며, 변비를 예방하고, 정상 균주를 유지하여 소화기 장애를 피할 수 있게 한다. 수유를 계속하면 병원체를 죽이고 번식을 억제하는 락토페린이 지속적으로 증가한다.

젖에는 소화효소 등이 분유보다 300배 더 많이 들어있으며 병원균의 번식을 억제하는 효과가 있다.

🥚 소아암 발생률도 낮다

엄마 젖을 먹는 아이의 경우 백혈병과 림프종, 특히 호지킨 질환 등이 덜 발생하며 젖을 먹는 기간이 길수록 발병률은 낮아진다. 소아기의 암 발생률은 분유를 먹은 아이가 젖을 먹은 아이에 비해 1.9배 이상 높게 나타났다.

🥚 알레르기 예방

소아 알레르기의 주된 원인은 우유 속에 있는 베타글로불린 때문이다. 이 성분은 엄마 젖에는 들어있지 않다. 아기의 장은 젖을 먹게 되면 이물 단백질이 인체로 들어가는 것을 막도록 발달한다. 그로 인해 아기는 이물 단백질에 적게 노출되게 되므로 알레르기 반응을 일으키지 않고 내성이 생기게 된다. 이렇게 엄마 젖은 소아 아토피나 천식 등의 예방 효과가 있다.

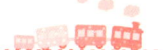

🐤 비만율이 낮다

엄마 젖을 먹은 아기는 분유를 먹은 아기보다 평균 체중이 적고, 소아 비만으로 진행될 확률도 훨씬 적다. 이것은 젖을 먹은 기간과 관련이 있는데, 젖을 먹은 기간이 길수록 비만율도 낮다.

🐤 IQ가 높아진다

젖은 중추신경계 발달에 관계되는 DHA, 타우린, 유당이 풍부하다. 그 결과 분유를 먹은 아이보다 평균 IQ가 8.3 정도 더 높다고 한다. 이러한 지능 차이는 미숙아일 경우 정상아와 10 이상 격차가 벌어지므로 미숙아일수록 엄마 젖을 먹여야 한다.

젖을 빨 때는 분유를 빨 때보다 60배의 힘이 더 들며, 안면근육 운동으로 턱과 치아가 발달하고 뇌 혈류량이 많아져 뇌 발달이 촉진된다.

🐤 몸매 회복에 도움이 된다

엄마도 아기에게 젖을 먹이는 것이 건강에 좋다. 우선 아기에게 젖을 먹이는 동안에는 옥시토신이라는 호르몬이 분비된다. 이 호르몬은 자궁을 수축시켜 분만 후 출혈을 줄여주며, 자궁을 임신 전의 크기로 빨리 회복시켜준다.

분유를 먹는 아기들은 모유를 먹는 아기에 비해
얼마나 병치레가 많은가요?

알레르기나 습진	2~7배	요로감염	2.6~5.5배
중이염	3배	당뇨병	2.4배
장염	3배	폐렴	1.7~5배
뇌수막염	3.8배	호지킨 림프종	1~6.7배

분유를 먹는 아기는 모유를 먹는 아기보다 병에 걸릴 확률이 이렇게
더 높다고 합니다. 아프지 않게 키우려면 엄마 젖을 먹여야겠네요!

또한 프로락틴이 증가해 친근감과 모성애가 더욱 강해지고 분만
과정에서 받은 스트레스를 조절해 출산 후 우울증을 방지해주고 엄
마의 역할을 다할 수 있도록 도와준다. 분만 후 아기에게 젖을 먹이
면 엄마는 배란과 생리가 젖을 먹이지 않는 엄마보다 늦어지므로
자연스럽게 피임 효과도 얻을 수 있다.

또한 다이어트에도 도움이 된다. 젖을 먹이면 임신 중 몸에 축적
된 지방이 줄어들어 체중감량 효과가 있다. 수유 중에는 500칼로리
의 음식을 더 섭취해야 한다고 한다. 그런데 1리터의 젖을 만들기
위해서는 940칼로리가 소요된다. 결과적으로 수유를 하면 자연적
으로 소모 칼로리가 늘어나므로 1개월에 1킬로그램 정도 체중감량

효과가 있다. 6개월 이상 먹이면 3개월 정도만 먹이는 엄마보다 더 빨리 체중이 감소한다. 젖을 먹이면 엄마 몸의 뼈도 더 빨리 임신 전으로 되돌릴 수 있다.

엄마의 건강에도 도움이 된다

아기에게 젖을 먹인 여성은 폐경 후 골다공증으로 인해 골반 뼈가 부러지는 확률이 적다. 뿐만 아니라 젖을 먹인 엄마는 난소암과 폐경 전 유방암의 발병률도 낮다.

언제 어디서나 편리하다

엄마 젖은 분유처럼 탈 필요가 없이 언제 어디서나 아기가 원할 때 바로 먹일 수 있다. 또한 엄마 젖은 떨어지거나 상할 염려가 없고, 항상 알맞은 온도로 신선하다. 특히 밤에는 우유를 준비하기 위해 일어나는 번거로움 없이 바로 아이에게 먹일 수 있는 편리함이 있다. 그리고 외출 시에도 다른 준비가 필요 없기 때문에 훨씬 간편하다.

유대감 형성에 최고!

모유 수유하는 아기와 우유병으로 먹는 아기를 비교해보자. 모유 수유하는 아기는 온몸으로 엄마와 피부접촉을 하고 있지만 우유병으로 먹는 아기는 단지 엄마의 무릎 위에 올려져 있을 뿐이다.

젖을 먹이면 아기와 엄마가 지속적으로 신체 접촉을 하기 때문에 자연스럽게 유대감이 형성된다. 엄마 젖을 먹고 자란 아이는 그렇지 않은 아이에 비해 자기 인생을 보다 긍정적으로 보고 적극적으로 생활할 수 있다. 아기가 칭얼거릴 때는 단지 젖을 물리는 것만으로도 아기를 조용하게 할 수 있다.

젖을 먹이면 다른 무엇보다도 내 아기에게 내 젖을 먹이고 있다는 자신감을 가질 수 있다는 것도 무척 중요한 장점이다.

경제적이다

엄마 젖은 경제적인 면에서도 매우 도움이 된다. 아기에게 젖을

> 엄마 젖에서 다이옥신이 분비된다고 하는데
> 그래도 젖을 먹여야 하나요?
>
> 다이옥신이라는 환경호르몬이 엄마 젖에서 소량 분비되는 것은 사실입니다. 하지만 아기들에게 모유를 통해 넘어간 다이옥신 등이 아기에게 영향을 준다는 보고는 없습니다. 태아기 동안이나 유아식을 시작하면서 다이옥신에의 노출은 계속 있습니다. "구더기 무서워 장 못 담근다"라는 속담처럼 다이옥신이 무서워 더 많은 장점을 포기해서는 안 됩니다. 엄마 젖을 먹는 것은 먹지 않는 것보다 훨씬 많은 이점이 있다는 것을 절대로 잊지 마세요.

먹이면 분유 및 수유에 관련된 물품을 사는 비용을 절약할 수 있다. 또한 잔병치레가 적고 엄마의 건강에도 도움이 되므로 의료비도 줄일 수 있다. 다만 엄마가 수유를 위해 칼로리를 더 보충해야 하므로 음식 섭취만 충분하게 해주면 된다.

초보 엄마들이 젖을 먹이는 방법을 배우는 데에는 시간과 인내가 요구된다. 하지만 모유 수유는 그 이상의 가치가 있다. 많은 엄마들이 분만 후 처음 몇 주 동안 젖을 먹이는 데 어려움을 겪지만 이것은 무척 당연한 일이므로 그렇다고 젖 먹이기를 포기해서는 안 된다. 힘들 때는 주변 사람들의 도움을 받아 젖을 먹일 수 있도록 하자. 이렇게 젖 먹이기에 성공하면 엄마도 자신감과 성취감을 얻어 더 긍정적인 삶을 영위할 수 있을 것이다.

② 젖은 어떻게 만들어질까요

엄마 젖이 어디에서 만들어지는지 모르는 사람은 없을 것이다. 당연히 젖은 엄마의 유방에서 만들어진다. 유방은 태생기부터, 다시 말해 엄마의 자궁 안에 아기가 생기면서부터 발달한다. 하지만 유방의 기능적인 면은 엄마가 되어 젖을 먹이면서 완성된다.
젖을 먹이기 전에 젖을 생산하는 유방의 구조를 알아두면 모유 수유를 하는 데 한층 도움이 될 것이다.

유방은 이렇게 생겼어요!

유방은 일종의 분비선이다. 그래서 젖을 만들고 이동시키는 유선조직과 유방을 지지해주는 결체조직, 유방 조직에 영양을 공급해주고 젖을 만드는 데 필요한 영양분을 제공하는 혈관, 불순물을 제거해주는 기능이 있는 임파조직, 젖 생산 및 젖 분비를 지배하는 신경, 그리고 지방조직 등으로 구성되어있다.

유방의 크기는 지방조직의 양에 의해 좌우되며 분비되는 젖의 양과 유방의 크기는 무관하다. 그리고 임신 중이나 수유 중에 유방이 커지는 것은 유선의 기능이 정상적이라는 것이다. 젖은 젖샘꽈리라고 불리는 포도송이 모양의 선조직에서 생산된다. 젖샘꽈리는 근육세포로 둘러싸여있는데, 젖 사출 반사나 젖 배출 반사 시에 분비되는 옥시토신의 작용으로 이 근육세포가 수축되면서 젖이 유관으로 배출된다.

각각의 젖샘꽈리에서 젖의 이동통로인 작은 관이 나오고 이 작은 관들이 모여 유관을 형성한다. 유관은 유두와 유륜에 도달하기 직전에 넓어져서 아기가 젖을 빨아 젖이 나오기까지 젖을 보관하는 유관동을 형성한다.

유방의 선조직은 젖을 생산하는 꽈리샘과 유관으로 이루어져있다. 젖샘꽈리가 수십 개에서 백 개 정도가 모여 중간 단위의 소엽을 이룬다. 이들 소엽이 20~40개씩 모여 약 15~25개의 대단위 젖샘을 이룬다. 이렇게 이루어진 대단위 젖샘들이 유방에 골고루 분포되어 젖을 생산한다. 생산된 젖은 관 모양의 유관을 통해 유두로 이동한다. 유관은 각각의 대단위 젖샘으로부터 하나씩 나오게 되며 이들이 젖꼭지에 있는 각각의 구멍으로 통하게 된다. 따라서 젖꼭지에는 약간씩 차이는 있지만 대략 15~25개의 유관구멍이 있다.

대단위 유관은 직경이 약 2밀리미터 정도의 아주 미세한 관이지만 유두 바로 밑에서는 5~8밀리미터 정도로 넓어진다. 이 부분을 유관동이라고 하는데 이곳에 분비된 젖이 일시적으로 고여있다가 아기가 젖을 물면 젖이 배출되는 것이다.

유두는 대개 네 번째 갈비뼈 부근, 즉 젖의 중간 부위 약간 아래에 위치하며 약간 바깥쪽을 향하고 있다. 유두에는 약 15~25개의 유관구멍과 땀샘이 존재한다. 유두에는 신경이 많이 분포되어있어 매우 민감하며, 젖을 나오게 하는 반사작용에서 매우 중요한 역할을 한다.

유륜은 유두를 둘러싼 원형의 짙은 색 피부로, 일종의 젖물림판 역할을 한다. 지름은 1.5~6센티미터 정도로 다양하다. 유륜에는 젖꼭지와 유륜을 부드러운 상태로 유지하고 항균작용을 하는 유성 액체를 분비하는 몽고메리선이 있다.

유방의 지지조직은 유방 전체를 둘러싸고 있으며, 유방의 형태를 유지시켜주는 섬유조직과 앞 가슴의 모양을 유지하고 어깨 운동과 팔 운동을 할 수 있도록 도와주는 가슴근육으로 이루어져 있다. 유방은 섬유조직이 많을수록 탄력 있게 느껴진다. 유방의 지방조직은 유방 전체에 퍼져있으며, 지방조직이 많을수록 유방은 더욱 부드럽게 느껴진다.

젖은 호르몬과 반사작용에 의해 만들어지고 분비된다. 임신 중 여러 호르몬이 유방의 선조직 크기를 증가시켜 선조직을 발달하게

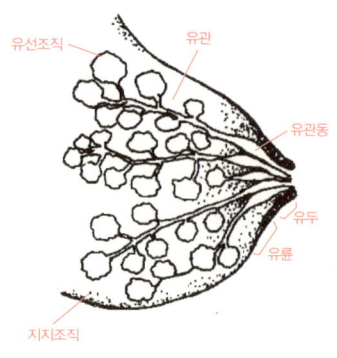

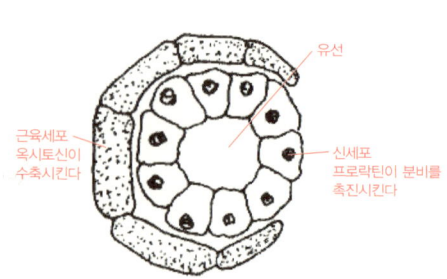

● 젖은 이런 과정으로 만들어져요

하고 유방을 크게 한다. 분만 후에는 임신 중일 때와 다른 호르몬의 변화가 생겨 유방에서 젖이 생산되도록 하는 것이다.

젖은 유방의 작은 주머니 모양의 유선에서 만들어진다. 임신 중에는 프로제스테론이라는 호르몬이 젖의 생산을 억제하여 젖 분비가 되지 않으며, 간혹 소량의 초유가 분비되기도 한다. 분만 후 30~40분이 지나면서부터 프로제스테론의 농도가 급격히 떨어지고 젖의 생산량이 증가하기 시작한다.

젖의 생산과 분비에는 프로락틴과 옥시토신이 주요 작용을 한다. 아기가 엄마 젖을 빨기 시작하면 젖꼭지에 있는 신경이 자극되고, 그 메시지가 뇌의 뇌하수체의 앞부분에 전달되어 프로락틴의 분비를 촉진시킨다. 이 프로락틴은 혈액을 따라 유방으로 가서 젖이 분비되도록 한다. 프로락틴의 혈중농도는 아기가 젖을 빠는 것에 비례해 증가하고, 그 결과로 젖의 양이 많아지게 된다. 프로락틴의 농도가 높더라도 아기가 젖을 충분히 빨지 않거나 유방에 젖이 축적되어있으면 젖의 생산량은 줄어든다. 다시 말해 아기가 한쪽 유방은 빨지 않고 다른 한쪽 유방만 계속 빨면 프로락틴의 농도가 높아져도 빨지 않은 유방은 젖의 생산을 멈춘다. 따라서 젖의 양을 늘리고 싶다면 아기가 원하는 만큼 젖을 자주 빨게 해 유방의 젖을 비워주는 것이 중요하다.

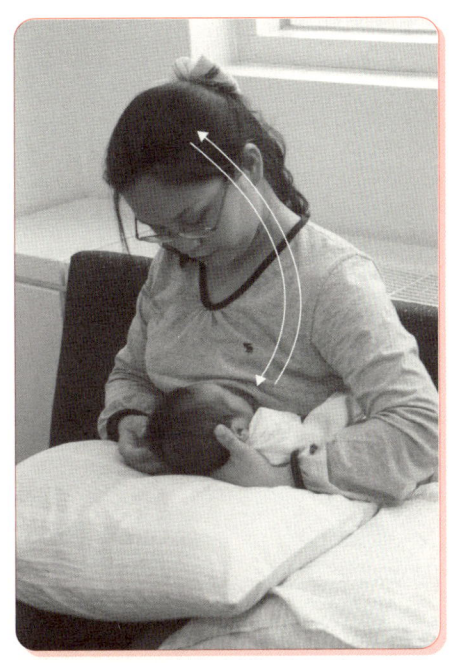

옥시토신은 프로락틴처럼 아기가 젖을 빨아서 젖꼭지의 신경이 자극되면 뇌하수체에서 분비되어 혈액을 통해 유방으로 전달된다. 유방에서 옥시토신은 사출반사를 돕는 데 중요한 역할을 한다. 사출반사란 유선 주위의 근육이 수축되면서 유선 속의 젖이 유관을 지나 유두를 통해 밖으로 배출되게끔 하는 것이다.

엄마의 젖이 사출되면 유방에 핀이나 바늘로 콕콕 찌르는 듯한 통증을 느끼는 경우가 있다. 이것은 사람마다 느끼는 정도의 차이가 있으며 어떤 엄마는 아무런 반응이 나타나지 않기도 한다. 이런 느낌이 없다고 해서 사출에 문제가 있는 것은 아니며 엄마마다 반응이 다르므로 걱정할 필요는 없다.

때로는 아기가 한쪽 유방을 빠는 동안 다른 쪽 유방에서 젖이 흐르기도 한다. 이는 항상 그런 것은 아니며 젖 생산이 증가하는 시기에 심하다가 유방이 익숙해지면 점차 사라진다.

결혼하기 전에 유방 확대 수술을 받았습니다. 그래도 젖을 먹일 수 있나요?

유방 성형 수술을 받았다 하더라도 유관이나 신경 손상이 없다면 젖을 먹일 수 있습니다. 수술을 했다고 해서 지레 겁을 먹고 아예 젖 먹이기를 시도하지 않는 것은 바람직하지 않습니다. 의사와 정확한 상담을 통해 젖을 먹일 수 있는지 알아보는 것이 좋습니다.

옥시토신의 분비는 아기가 젖을 빠는 자극과 더불어 엄마의 생각, 감정 등에 의해 영향을 받는다. 젖꼭지의 통증, 불안이나 스트레스, 니코틴, 알코올 등의 자극에 의해 일시적으로 억제될 수도 있다. 반대로 엄마가 아기를 사랑스럽게 생각하거나 또는 아기가 우는 것을 들을 때 뇌하수체는 옥시토신을 분비한다. 따라서 엄마가 좋은 감정을 갖고, 또 젖을 먹일 수 있다는 확신을 갖고 있으면 젖도 잘 나오게 된다.

③ 엄마 젖의 변화

엄마 젖은 젖을 먹인 기간에 따라 그 성질이 다 달라진다. 출산 후 처음 며칠 동안 분비되는 젖을 초유라 하며 성숙유가 되는 과정의 젖을 이행유라 한다. 그 후에야 성숙유가 분비되는데 이들은 각각 조금씩 차이가 있다. 각각의 특징을 살펴보자.

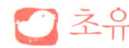 초유

출산 후 며칠은 묽고 노란색을 띤 젖이 분비되는데 이를 '초유'라 한다. 오렌지 주스처럼 아주 노랗게 보이기도 하고 그보다 덜 노랗게 보이기도 한다. 초유의 색깔은 엄마마다 약간씩 차이가 있으며, 성숙유에 비해서는 훨씬 노랗게 보인다.

초유는 다른 시기의 젖보다 단백질 함유량이 높고 면역 글로불린도 풍부하다. 그 가운데에서도 면역 글로불린A가 많아 감염과 알레르기로부터 아기를 보호하는 예방 효과가 탁월하다. 초유 분비량은 50cc 정도로 적은 편이다. 대신 출산 첫날부터 분비되며, 2~3일에 걸쳐 빠른 속도로 증가한다. 출산 초기부터 일찍 젖을 먹이기 시작하면 보통 3~4일 정도 분비된다.

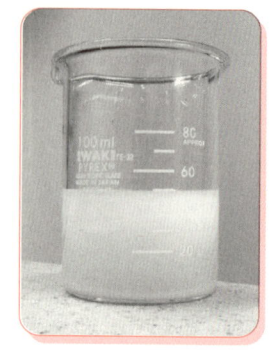

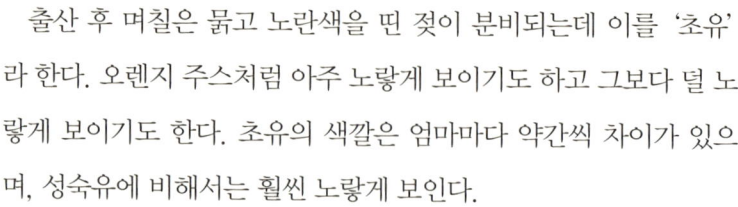

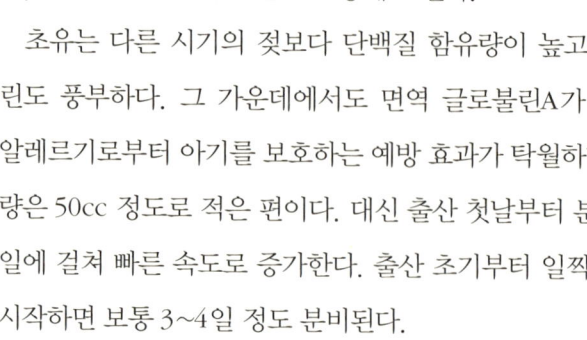

이행유

초유에서 성숙유로 변화되는 과정에서 나오는 젖을 '이행유'라 한다. 보통 1~2주 사이에 분비되며, 1일 1000cc 정도 나온다. 이행유는 초유에 비해 면역 글로불린, 단백질과 지용성 비타민의 농도가 낮고 유당과 지방 그리고 수용성 비타민의 농도는 높다.

성숙유

이행유 분비 기간이 지나면 성분이 거의 일정해지는데, 이때 분비되는 젖을 '성숙유'라 한다. 초유만 먹인다는 생각을 가지고 있는 엄마들이 많은데 이는 잘못된 생각이다. 성숙유는 초유에 비해 영양학적으로 결코 부족하지 않다. 물론 초유에 비해 면역 글로불린은 적지만 그 시기에 아기에게 필요한 모든 영양분을 가지고 있다. 따라서 최소한 생후 6개월 정도까지는 엄마 젖만으로도 아기에게 모든 영양분을 제공할 수 있다.

6개월 정도가 되면 서서히 아기가 스푼이나 컵으로 먹는 것을 배우며 치아가 발달하므로 이유식을 준비해야 한다.

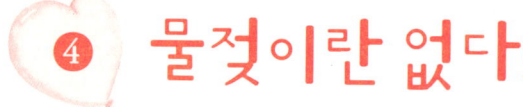

4 물젖이란 없다!

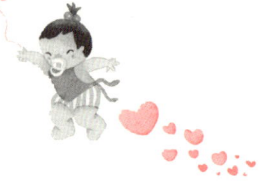

🐦 전유

전유란 수유를 시작할 때 나오는 젖으로 수분과 유당, 단백질, 무기질 등이 많이 함유되어있다. 전유는 수분이 많으며 애피타이저처럼 아기 목을 축여주는 역할을 한다. 엄마들은 일반적으로 '물젖'이라고 표현하기도 한다.

수분과 유당을 많이 섭취하면 소화관 운동을 자극해 젖이 너무 빨리 소화된다. 그래서 묽은 녹색 변이 나오는 원인이 되기도 한다. 정상적으로 녹색 변을 볼 수는 있지만 전유를 너무 많이 섭취하면 아기의 체중이 잘 늘지 않는다.

엄마 가운데 "젖이 많은데 물젖이라 못 먹였다"라고 말하는 사람들이 있는데 이럴 때는 전유를 약간 짜서 버리고 먹이면 된다. 그러

나 전유라고 해서 영양분이 부족한 것은 아니므로 일부러 버릴 필
요는 없으며, 아기의 상태를 봐가며 결정하면 된다.

후유

젖 먹이기가 진행됨에 따라 좀 더 뽀얗게 나오는 젖을 후유라
한다. 후유에는 전유보다 지방이 50퍼센트 정도 많이 함유되어
있으며 칼로리가 높아 아기에게 포만감을 주고 아기의 체중을 늘
게 한다.

아기가 후유까지 충분히 먹을 수 있도록 적어도 한쪽 유방을 10
분 이상 물려주어야 한다. 젖은 많은데 아기의 체중이 잘 늘지 않는

다면 아기가 후유까지 충분히 먹을 수 있도록 젖을 오래 물려주도록 한다.

엄마 젖은 언제까지 먹이는 것이 좋은가요?

WHO(세계보건기구)나 유니세프에서 권장하는 젖 먹이는 기간은 생후 2년까지이며, 그 후에도 아기와 엄마가 원한다면 계속 먹여도 됩니다. 우리나라의 엄마들은 대부분 2년까지 젖을 먹인다고 하면 놀라는 경우가 많습니다. 하지만 2년 동안 엄마 젖만 먹는 것이 아니므로 걱정할 필요는 없습니다. 아기가 밥을 주식으로 먹게 되면 엄마 젖은 간식으로 먹는 것이니까요. 엄마 젖 속의 면역물질은 돌이 지난 뒤 더 증가한다고 알려져있습니다.

이 시기에 엄마 젖은 영양이나 포만감을 주기 위해서가 아니라 아기의 안정감을 위해 더욱 중요합니다. 아기가 불안해할 때, 엄마 젖을 먹이면 좋습니다. 아기는 엄마의 젖을 통해 사랑을 먹는 것입니다. 다 큰 아기에게 젖을 먹인다고 부끄러워할 필요는 없습니다. 당당히 엄마로서 아기를 위해 최선을 다한다는 생각으로 젖을 먹이도록 합시다.

⑤ 출산 전 엄마 아빠가 알아두어야 할 것들

엄마는 아기가 태어나면 가능한 한 빨리 젖을 먹이기 시작하고 아기와 신체적인 접촉을 많이 하는 것이 좋다. 그렇게 하면 아기와 좀 더 안정적으로 유대감을 형성할 수 있다. 아기는 많이 껴안아주거나 쓰다듬어주어도 다치거나 하지 않으므로 아기가 원할 때는 언제든지 안아주도록 하자.

아기와 엄마의 유대감 형성도 중요하지만 아빠 및 다른 가족 구성원들도 수유 외의 다른 방법으로 아기와 유대감을 형성해야 한다. 아빠도 엄마와 함께 젖 먹이기에 대한 교육을 받고 친밀도를 높이기 위한 노력을 해야 한다. 아이를 안아주거나 같이 놀아주고, 기저귀나 옷을 갈아 입혀주고 트림을 시키는 등 아기와 신체적인 접촉을 많이 하는 것이 좋다. 또한 아빠는 엄마가 아기에게 젖을 줄 수 있도록 청소를 하거나 시장을 보고 식사를 준비하는 등 다른 집안일을 도와주는 것이 좋다.

유아 시절에 부모와 깊은 유대감을 형성하는 것은 성인이 되었을 때의 자신감과 행복감에 중요한 요인이 된다. 이러한 유대감 형성에 가장 큰 영향을 미치는 것은 생후 1년간이므로 이 시기를 잘 보내는 것이 중요하다.

아기와 같은 방 쓰기(모자동실)

최근 들어 모자동실을 선호하는 엄마들이 늘고 있다. 모자동실은 병원에서 출산 후 집에서와 같이 엄마가 아기를 돌보는 것을 말한다. 이렇게 하면 아기를 돌보면서 의문사항이나 어려운 점이 있을 때 바로 의료진의 도움을 받으면서 해결할 수 있기 때문에 아기

모자동실의 장점

1. 아기가 바로 곁에 있어 모유 수유를 바로 할 수 있기 때문에 수유실을 왔다갔다할 필요 없이 엄마가 더 휴식을 취할 수 있다.
2. 아기가 원할 때마다 수시로 수유가 가능하여 잦은 수유로 모유 수유의 성공률이 높아진다.
3. 아기가 엄마와 함께 있어서 더욱 안정된 상태가 유지되며 엄마와 아기의 유대감 형성에도 도움이 된다.
4. 모자동실을 하는 아기는 훨씬 안정적이며 덜 울고 수면–각성 주기가 빨리 규칙적으로 된다.

를 돌보는 데 대한 자신감을 빨리 갖게 되고 집으로 돌아갔을 때도 더욱 편안하게 아기를 볼 수 있게 된다.

엄마도 아기와의 분리로 인한 불안감을 느끼지 않고 신생아실에서 아기가 잘 있는지 걱정할 필요가 없어 더 안정적으로 휴식을 취할 수 있다.

다시 말해서 모자동실은 더 많은 시간을 아기와 함께하고 돌보며, 더 많은 시간 아기와 대화하고 아기를 알아가는 데 사용하며, 더 많은 시간을 아기와 좋은 유대감을 형성하는 데 할애하는 방법이라 할 수 있다.

모자동실은 출산 후에 산모의 쉬는 시간을 뺏는다는 의견이 있으나, 신생아는 많은 시간 잠을 자기 때문에 아기가 잘 때 엄마도 같이 자고 필요하면 아기 아빠나 할머니 등 가족이나 의료진의 도움을 받는다면 걱정할 필요는 없다.

🐷 어떤 병원을 선택할까?

아기가 태어난 후 가장 처음 엄마의 젖을 무느냐 젖꼭지를 무느냐 하는 것은, 조금 과장해서 그 아이의 인생을 결정하는 일이다. 그렇다면 엄마가 아기를 낳은 후 젖을 물릴 수 있도록 돕는 병원이냐 아니냐 하는 것도 무척 중요할 것이다.

아직까지 많은 병원에서는 분만 후 아기와 엄마를 따로 격리하는 경우가 많다. 그렇기 때문에 모유를 먹이고자 한다면 모유 수유를 권장하고 모자동실을 실시하는 병원을 선택하는 것이 좋다. 퇴원 후 조리원을 선택할 때에도 어떤 방법으로 모유 수유를 권장하고 있는지 확인하고 선택해야 지속적으로 젖을 먹이는 데 도움이 될 것이다. 모자동실하는 병원을 선택하면 추가적으로 비용이 발생하지 않느냐고 걱정하는 분들이 있는데 추가 비용은 없으므로 안심해도 좋다.

젖을 먹이기 위해 분만 전 교육도 받고 병원에서 몇 일 동안 고생해서 어렵게 젖 먹이기에 성공했다. 하지만 조리원에서 제대로 도움을 받지 못하고 아기와 엄마를 따로 두면 엄마와 아기가 모두 고생이다. 젖 먹이기에 실패한 경우를 보면 아기와 떨어져 젖몸살로 고생하다 유난 떠는 엄마라는 소리에 자신감을 잃어 그만두는 경우도 많다. 또한 주변에 분유로 아기를 키운 엄마들이 아기에게 젖을 물리는 엄마에게 "분유가 훨씬 편하고, 아기도 문제없이 잘 자란다"라며 회유해 젖을 잘 먹이다 포기하는 경우도 있다. 모유 수유율이 겨우 10퍼센트 정도이니, 열에 아홉 정도의 엄마가 분유로 아기를 키운다는 것이다. 그러니 같은 엄마라도 젖 먹이는 엄마에게는 그다지 도움이 되지 않는다.

그래서 처음부터 병원이나 몸조리할 곳을 잘 선택하는 것이 무척 중요하다. 젖을 먹이고자 하는 엄마를 위해 유니세프 한국위원회에서는 '아기에게 친근한 병원'을 지정하고 있다. 이 병원들은 젖 먹이기에 앞장서는 병원이므로 모유 수유에 많은 도움이 될 것이다.

아기에게 친근한 병원은 여기예요! – WHO와 유니세프 선정

서울 (10곳)	삼성서울병원 (1997) 강남 차병원 (1997) 제일병원 (1998) 서울아산병원 (1999) 건국대학교병원 (2000) 순천향대학교병원 (2000) 일신조산원 (2002) 은혜산부인과 (2003) 이화여대 부속 목동병원 (2004) 강동 경희대학교병원 (2007)	부산 (2곳)	일신기독병원 (1993) 인구보건복지협회 부산지회 (2003)
		대구 (1곳)	경북대학교병원 (1998)
		광주 (1곳)	에덴병원 (2005)
		대전 (1곳)	대전한국병원 (2009)
		울산 (3곳)	로즈메디산부인과의원 (2004) 보람병원 (2004) 임태균산부인과 (2006)
경기도 (12곳)	분당 메디파크산부인과병원 (2002) 분당 참산부인과의원 (2004) 분당 차병원 (2007) 수원 삼성여성병원 (2004) 수원 연세모아병원 (2004) 안양 샘여성병원 (2005) 부천 삼성미래산부인과 (2006) 부천 고운여성병원 (2011) 일산 동원산부인과 (2003) 이천 양정분산부인과 (2008) 이천 마리나산부인과 (2008) 관동대 명지병원 (2007)	인천 (1곳)	서울여성병원 (2005)
		전라도 (1곳)	익산 제일산부인과 (2003)
		경상도 (2곳)	포항 여성아이병원 (2003) 구미 쉬즈산부인과 (2005)
		강원도 (1곳)	강릉아산병원 (2003)
		충청도 (2곳)	청주 프리모산부인과의원 (2006) 천안 혜성산부인과병원 (2006)
		제주도 (2곳)	김순선조산원 (2006) 엔젤산부인과 (2011)

WHO와 유니세프가 함께하는 '아기에게 친근한 병원 만들기 운동(BFHI: Baby-Friendly Hospital Initiative)'은 모유 수유를 권장하는 병의원과 조산원을 격려하고 인정하는 세계적인 프로그램이다.

이 운동을 통해 젖을 먹이려는 엄마들이 모유 수유를 시작하고 지속할 수 있도록 다양한 정보와 자신감, 필요한 기술을 가르쳐주는 병원을 지정해 도움을 주고 있다. 현재 우리나라에서 지정된 아기에게 친근한 병원은 2013년 5월 현재 다음의 39개 병원이다.

이전에 아기에게 친근한 병원으로 지정되었더라도 일정 기간이 경과하면 다시 심사를 하여 탈락하는 병원이 생기기도 한다. 더 자세한 내용은 유니세프 한국위원회 홈페이지(www.unicef.or.kr)에서 알아볼 수 있다.

아기 용품은 어떻게 준비하나요?

대부분 초보 엄마들은 아기가 태어나기도 훨씬 전부터 출산 용품을 사기 시작한다. 물론 몸이 무거워져 다니기 힘들어지기 전에 사는 것이 좋기는 하다. 하지만 너무 일찍부터 이것저것 사다 보면 별로 필요하지도 않은 것을 충동구매하는 경우도 생긴다. 그러므로 출산 용품은 임신 5개월 이후부터 차근차근 준비한다.

주변에 선배 엄마들이 있으면 그들의 경험담을 들어보고 기본적으로 필요한 물품의 목록을 만들어 구입하는 것이 가장 경제적이다.

물론 좀 더 알뜰한 엄마가 되는 방법도 있다. 하지만 다음의 방법을 너무 지나치게 적용하면 짠돌이 엄마로 오해받을 수도 있다는 것을 명심하자.

쓰던 물건을 물려받는다

아기 용품은 아기의 월령에 따라 일시적으로 필요한 것들이 많다. 그렇기 때문에 주변의 친구나 친척이 쓴 아기 용품을 물려받는 것도 좋은 방법이다.

물론 첫 아기에게 남이 쓰던 것을 쓰게 하는 것이 속상할 엄마도 있을 것이다. 하지만 아기 침대 같은 것은 사용 기간이 길지 않기 때문에 사두면 얼마 지나지 않아 애물단지가 된다. 그러므로 잘 판단해서 굳이 구입하지 않아도 될 것은 중고품을 얻어 쓰거나 임대하는 것이 좋다.

필요한 물건은 선물로 받자

많은 사람들은 아기가 태어난 친구를 찾아갈 때 신생아 옷을 사 가지고 간다. 하지만 신생아는 금세 커버리므로 예쁜 옷을 몇 번 입지도 못하고 묵혀두게 된다.

지혜로운 엄마라면 친한 친구나 가까운 친척에게는 필요한 용품을 미리 말해두는 것도 좋은 방법이다. 좀 여우 같아 보일지도 모르지만, 그것이 양쪽 모두에게 경제적이다. 엄마는 필요한 것을 선물받아 기분 좋고 찾아오는 사람들은 무얼 사야 좋을지 고민하지 않아도 되니 좋다.

할인매장이나 백화점 세일 기간에 산다

아기 용품은 필요한 것들이 정해져있는 편이다. 그러므로 출산에 임박해서 바쁘게 구입하기보다는 임신 5개월경 이후에 구매 계획을 세워 할인매장이나 백화점 세일 기간에 구입하면 조금 싸게 살 수 있다.

집에 있는 것을 최대한 활용한다

많은 엄마들이 아기 용품은 다 새로 사야 한다고 생각한다. 하지만 집에 있는 물건을 활용하면 충분히 쓸 수 있는 것들이 있다. 예를 들어 큰 수건을 아기의 속싸개로 쓸 수도 있고, 큰 플라스틱 통으로 아기 욕조를 대신할 수도 있다.

엄마의 정성을 담아 직접 만든다

아기 용품 가운데 턱받이 같은 것은 생각보다 만들기가 쉽다. 다 사기보다는 아기를 기다리는 마음으로 직접 만들어보는 것은 어떨까? 특히 내 아기가 태어나면 가장 처음으로 입게 되는 배냇저고리를 직접 만들어준다면 아기에게도, 엄마에게도 좋은 추억거리가 될 것이다. 적은 재료비를 들여 세상에 단 하나밖에 없는 내 아기의 물건을 만들면서 태교도 하고 취미 생활도 하는 일석이조의 효과를 볼 수 있다.

수유용품에는 어떤 것이 있을까요?

1. 수유쿠션
산모에게는 모유를 수유하는 데 안정적이면서 체력소모를 최소화하도록 도와주고, 아기에게는 베고 잠들었을 때 정신적으로 안정감을 가질 수 있도록 합니다. 동시에 수유쿠션은 위생적이면서도 엄마의 품속같이 쾌적한 온도를 제공해줍니다.

2. 수유발판
무릎을 높게 유지하여 등을 기대고 앉는 편안한 자세가 되므로 편안하게 모유 수유를 할 수 있습니다.

3. 수유용 브래지어
수유용 브래지어는 앞트임 형식이라 편리합니다. 원터치 방식으로 쉽게 열리는 것이 좀 더 편하겠죠. 브래지어에 수유패드를 넣을 수 있는 여유가 있거나, 브래지어 자체에 수유패드를 넣을 수 있는 기능이 있는 것이 좋습니다. 수유용 브래지어는 젖이 충분히 고여있는 팽팽한 상태에서 사이즈를 재어 선택해야 합니다. 일반적으로 평소의 브래지어 사이즈보다 한 치수 정도 큰 것을 선택하면 무리가 없습니다.

4. 수유패드
옷에 모유가 누출되는 것을 막기 위하여 브래지어 안에 수유패드를 착용합니다. 손수건을 접거나 흡수성이 뛰어난 헝겊 조각을 바느질하여 직접 만들 수 있습니다. 아구창 예방을 위해 매 수유 시 수유패드를 갈아주고, 뜨거운 물에 세탁하여 재사용합니다. 수유패드 구입 시 다음과 같은 사항을 확인해야 합니다.
- 통풍이 가능하도록 면이나 종이로 만든 패드일 것
- 염료가 엄마의 피부에 자극을 줄 수 있으므로 색이 있는 것보다는 흰색이나 자연색
- 효과적으로 흡수할 수 있는 큰 패드일 것

5. 유두보호기

유두보호기(Nipple Shield)를 사용하는 대부분의 아기들은 우유병 젖꼭지를 사용하는 아기처럼 유두혼동을 일으킵니다. 그 외에 다음의 여러 가지 이유로 유두보호기의 사용을 권장하지 않습니다.

● 아기에게 인공젖꼭지를 느끼게 한다.

● 유관동을 제대로 압박하지 못해 유방의 적절한 배액을 막아서 유방염을 일으킨다.

● 지속적인 사용은 엄마의 유륜의 자극을 감소시켜 모유 공급을 적게 할 수 있다.

입원할 때 준비해야 할 것

아기가 미리 태어날 것이라 예고하고 찾아온다면 아무런 문제가 없을 것이다. 하지만 진통은 예고되는 것이 아니기 때문에 갑자기 진통이 오면 무엇을 챙겨서 병원에 가야 할지 몰라 당황하게 된다.

출산일이 가까워지면 미리 병원에 갈 채비를 해두자. 자연분만은 입원 기간이 2~3일 정도로 길지 않기 때문에 짐도 적다. 하지만 제왕절개를 할 때는 입원 기간이 길어지므로 속옷이나 다른 생필품을 여유 있게 준비하는 것이 좋다.

입원 기간 동안 필요한 물품

- 세면도구 ● 속옷
- 일반적인 입원 용품(병원에 미리 확인하고 준비한다)

퇴원 시 필요한 물품

- 배냇저고리 ● 배냇가운 ● 속싸개 ● 겉싸개 ● 기저귀와 가재 손수건
- 엄마가 입고 갈 옷

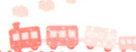

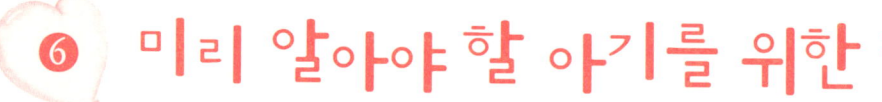

6 미리 알아야 할 아기를 위한 검사

🔴 선천성대사이상 검사

선천성대사이상 질환이란 영양소가 몸속에서 분해되는 과정에 이상이 있는 것이다. 그래서 영양소 결핍이 오고 불필요한 독성 물질이 생겨 아기에게 심각한 영향을 끼치는 선천성 질환으로 뇌, 안구, 간 등의 장기 손상 및 장애를 가져와 사망에 이르기도 한다.

이 병은 증상이 나타난 후에 치료를 시작하면 회복이 어려우므로 일찍 치료해야 정상적으로 자랄 수 있다. 따라서 빨리 발견해 치료를 시작할 수 있도록 생후 1주일 이내에 검사하는 것이 좋다. 검사할 때는 신생아의 발 뒤꿈치에서 약간의 혈액을 채취하기만 하면 된다.

우리나라 사람에게 자주 나타나는 갑상선기능저하증과 페닐케

톤뇨증은 국비가 지원되므로 무료로 치료받을 수 있다. 이 밖에도 최신 장비를 이용하여 40여 종의 선천성대사이상 질환에 대한 선별검사를 시행하는 병원도 있다. 이때 추가 경비는 보호자가 부담한다.

💬 신생아 청력검사

정상적으로 출생한 신생아 1000명 가운데 두세 명 정도가 청력장애를 가지고 태어난다. 최근 선진국에서는 모든 신생아에게 청력검사를 실시하도록 하고 있다. 청력장애가 있는 경우 3개월 이전에 정확하게 진단해 생후 6개월 이전에 치료를 시작해야만 심각한 장애를 예방할 수 있다.

그러므로 출생한 병원에서 청력검사가 가능한지 확인해보고 신청하여야 하며, 만약 검사가 안 되는 경우에는 인근의 다른 병원에서 한 달 이내에 검사를 받도록 한다.

7 산전 모유 수유 교육은 필요한가

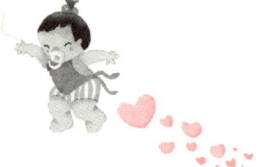

산전 모유 수유 교육의 필요성

많은 엄마들의 경우 아기를 분만하기 전까지 육아와 관련된 경험을 가질 수 없다. 과거 대가족 형태에서는 모유를 먹이는 모습을 자연스럽게 관찰하고 직접 육아에 동참하기도 하며 모유 수유하는 여성들을 역할모델로 자연스럽게 학습하는 기회를 가질 수 있었으나 핵가족화되면서 그런 경험을 하기 어렵게 됐다.

그러다 보니 분만 후 아기를 다루는 것에 대해 자신감을 갖지 못하고 쩔쩔매는 경우가 많다. 아기 다루는 것이 미숙한 상태에서 모유 수유를 잘하게 되기는 쉽지 않다. 그러므로 기회가 있다면 분만 전에 아기를 다루는 것을 익혀두자. 주변을 둘러보고 아기에게 젖을 먹이는 엄마들을 찾아보자. 가까이에서 잘 살펴보고 기회가 된다면 직접 안아보자.

　기억하라. 모유 수유는 실전이다. 단순히 모유 수유가 얼마나 중요하고 어떻게 모유 수유를 시작해야 하는지 이론으로만 배우는 것과 실제로 아기를 어떻게 안아야 하고, 젖을 먹이기 위해 어떻게 자세를 취해야 하는지, 기저귀를 어떻게 갈아주어야 하는지 등을 배우는 것은 다르다.

교육 프로그램의 선택은?

　산전의 모유 수유 교육이 분만 후 모유 수유 실천에 미치는 긍정적인 영향에 대해서는 많은 연구에서 보고되고 있다. 기존의 교육이 엄마에게 모유 수유를 결정하는 것에 영향을 미쳤다면 이제는 실제 모유 수유를 실천하도록 돕는 교육이 필요한 시점이다. 자연스럽게 학습할 기회를 가지지 못했다면 모유 수유 교육 프로그램에 참여하여 좀 더 많은 정보와 지식을 습득하는 것이 좋겠다. 모유 수유의 장점에 대해서는 이미 많은 엄마들이 알고 있다.

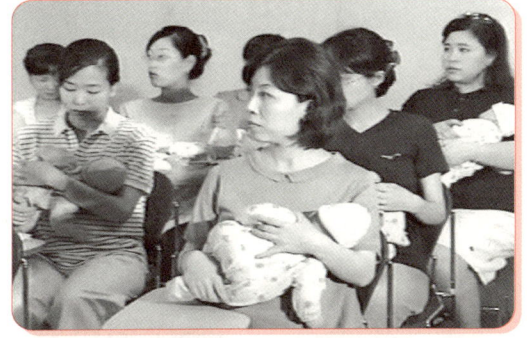

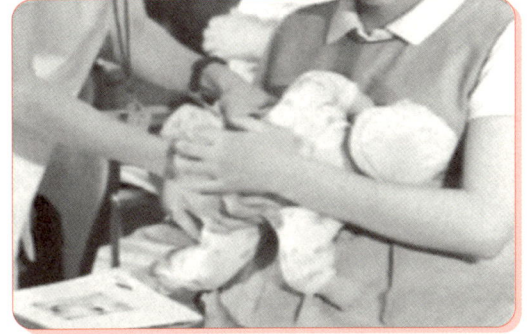

　분만 후 모유 수유를 성공하기 위해 교육이 필요하다고 느낀다면 좀 더 실제적인 접

근을 위한 교육 프로그램을 골라보자. 만약 그러한 기회를 가질 수 없다면 인형을 이용한 실습을 통해 모유 수유를 교육하는 프로그램에 참여하는 것도 좋은 방법이다.

인형을 이용해 아기를 다루는 방법을 배우고 모유 수유 시의 자세를 연습해볼 수 있으며 햄버거 모형을 이용해 아기가 엄마 젖을 어떻게 무는지를 배우고 유방 마사지나 울혈 예방법, 기저귀 가는 방법에서부터 목욕시키는 방법까지 그동안 경험하지 못했던 많은 것을 미리 연습하고 배우는 시간이 필요하다.

엄마라면 누구나 아기를 키울 능력이 있다. 그러나 분만 전까지 한 번도 아기를 안아본 적이 없는 엄마가 얼마나 자신 있게 아기를 돌볼 수 있을지 걱정이 되는 것도 사실이다. 옆에서 도와주는 분들에게 모든 것을 다 의지할 수는 없으며 특히 모유 수유는 엄마만이 할 수 있는 것이다.

아기에게 친근한 병원으로 지정된 많은 병원에서 모유 수유 교육 프로그램을 운영하고 있으며 그 중 엄마의 필요에 맞는 프로그램을 선택하면 된다. 단순히 분만 교육의 일부분으로 간단히 다루어지는 모유 수유가 아닌 좀 더 실제적이고 구체적인 모유 수유 전문 프로그램을 선택하는 것이 좋겠다.

제일병원의 모유 수유 교육 프로그램을 소개하면 다음과 같다.

• 〈제일맘 모유 수유 교육〉 안내

과 정	모유 수유 기본 교육	모유 수유 심화 교육
내용	젖의 생산과 분비, 젖 먹이는 방법, 모자동실 등	인형을 사용한 아기 안는 방법, 모유 수유 자세, 엄마 젖 물리기, 유방 관리, 기저귀 갈기 등
대상	임신 중이거나 분만 후 모유 수유 중인 임산부	
일정	매월 1, 3주 금요일(11시~12시) 매월 2, 4주 월요일(11시~12시)	매월 1, 3주 화요일(11시~12시 30분, 1회)
	* 일정은 사정에 따라 변동 가능, 접수 시 확인	
장소	모아 센터 지하 3층 대강당	
등록	인터넷 접수(교육비 무료, 30명 이내) www.cheilmc.co.kr	인터넷 접수(교육비 1만 원, 20명 이내) www.cheilmc.co.kr
문의	02-2000-7014(모아 센터 1층 주산기 센터) / 02-2000-7019(제일맘 교육실)	

8 젖 먹이기 예습

지금부터는 아기에게 젖을 먹이는 것에 대해 알아보자. "닥치면 하지"라고 생각하기보다 실전에 들어가기 전에 간단하게라도 젖 먹이는 방법을 이해하고 좀 더 철저히 준비해둔다면 모유를 먹이는 것이 그리 어렵지만은 않을 것이다.

 아기의 세 가지 반사

건강한 만삭아는 태어날 대부터 충분한 영양섭취를 할 수 있도록 세 가지 반사를 가지고 있다.

입 벌리는 반사the rooting reflex

아기가 젖꼭지를 찾는 것을 도와주는 반사로 배가 고플 때 무엇인가가 입 주위에 닿으면 그 물체를 향하여 입을 벌리는 반사가 있다. 입술을 건드리는 것이 무엇이든 아기는 그것을 입에 넣으려고 한다. 그것이 엄마 젖꼭지라면 아기는 스스로 입을 크게 벌려 물려 할 것이고 이 상황을 잘 이용한다면 젖 먹이는 것이 그리 어렵지 않다. 그래서 아기에게 젖을 먹이기 전 입 벌리는 반사(헤적이 반사)를

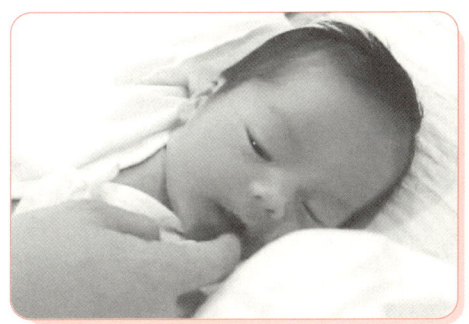
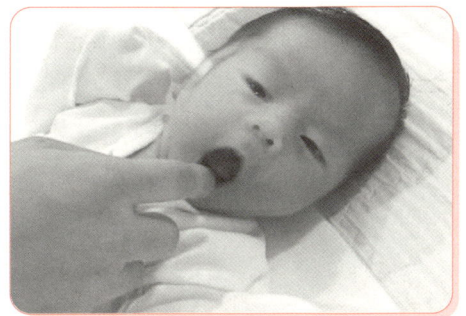

● 아기의 아랫입술을 건드려 배가 고픈지 확인한다.

충분히 자극하는 것이 필요하며 아기가 하품하듯이 최대한 입을 크게 벌릴 때를 잘 이용해 젖을 물리면 된다.

　엄마의 손가락이나 유두로 아기의 입술을 건드려보자. 순식간에 아기는 엄마의 유두를 향해 입을 벌릴 것이다. 아기의 입술이나 볼을 손으로 건드리면 건드리는 물체를 향해 고개를 돌리며 입을 벌린다. 젖을 먹이려 할 때는 볼을 건드리기보다는 아랫입술을 건드려 아기가 입을 위아래로 벌릴 수 있도록 유도하는 것이 바람직하다. 볼을 건드리게 되면 고개가 옆으로 돌아가 유방으로부터 멀어질 수 있기 때문이다.

빠는 반사 the sucking reflex

　어떤 물체가 아기의 입속으로 깊숙이 들어가서 입천장에 닿으면 아기는 그것을 빤다. 이 반사는 태어난 후 처음 2시간 동안 상당히 강하게 나타난다. 그래서 유니세프에서는 아기가 30분 이내에 젖을 빨도록 권장하고 있다.

아기가 얼마나 강하게 빠는지 궁금하다면 엄마의 깨끗한 손가락을 손톱 쪽이 아래로 향하게 해서 입에 한번 넣어보자. 그러면 아기가 가진 빠는 힘이 얼마나 강한지 확실히 알 수 있을 것이다. 어른들이 하는 말을 잘 생각해보라.

"젖 먹던 힘까지 내서 난관을 극복해라."

젖을 먹는다는 것은 아기에게는 생존을 위한 투쟁이다. 열심히 먹을 것이고 먹을 준비도 되어있다. 다만 엄마가 무엇을 어떻게 줄 것이냐가 관건이며 유두혼동을 예방하는 것이 무엇보다 중요하다.

삼키는 반사 the swallowing reflex

아기는 목에 젖이 차면 삼킨다. 엄마들이 간혹 젖을 먹일 때 "왠지 모유가 부족한 것 같아 우유병에 분유를 더 주었더니 다 먹더라"라며 자신의 젖이 부족한 것 같다고 걱정을 한다.

그러나 이것은 젖이 부족해서가 아니라 아기가 가진 또 하나의 반사 때문이다. 우유병을 거꾸로 들어보면 힘들여 빨지 않아도 우유가 저절로 방울방울 떨어지고 아기는 본능적으로 빠는 반사를 이용한다. 그러므로 아기는 자신이 배가 고프지 않아도 목에 젖이 차면 젖을 먹고도 분유를 삼킬 수밖에 없는 것이다.

참고로 아기들의 위는 다음의 표에 있는 정도의 젖만으로도 충분히 포만감을 느낄 수 있다. 모유도 충분히 먹고 분유를 또 먹는다면 아기의 위가 얼마나 부담스러울지 한번쯤 생각해보아야 할

연령	신생아	1개월	6개월	1년(돌)	2년
위 용적	1~12ml	약 90ml	약 160ml	300ml	600~700ml

것이다.

아기에게는 기본적으로 젖을 찾을 수 있는 반사가 있고 물체가 입천장에 닿으면 빨 수 있는 반사와 목에 음식물이 차면 삼키는 반사가 있다. 하지만 젖을 찾은 다음 무는 동작은 반사가 아니라 학습에 의해 이루어지는 것이므로 엄마가 아기를 직접 안고 젖 먹이는 연습을 반복적으로 해야만 젖꼭지를 잘 물 수 있게 된다. 학습의 최대 효과는 반복적인 연습을 통해서 나타난다.

유두혼동

분만 후 처음 빨았던 것이 엄마 젖꼭지였던 아기는 대부분이 엄마 젖을 찾아 무는 데 어려움이 없으나 처음 몇 차례 어떤 이유에서든 우유병을 빨았던 아기는 엄마 젖꼭지를 찾아 무는 데 어려움을 겪는 경우가 많다. 이것이 유두혼동이며, 분만 후 아직 회복이 되지 않은 엄마들이 아기에게 젖을 물리는 것에 부담감을 느껴도 빨리 모유 수유를 시도해야 하는 이유가 여기에 있다.

유두혼동이 있는 아기는 엄마의 젖을 입과 혀로 밀어내거나 울고 보채며 우유병을 빨 때처럼 엄마 젖을 빨아 유두가 아프다. 아기는 엄마의 젖꼭지를 깨물려고는 하지만 빨아먹으려 하지 않으며 혹은 젖을 빨기는 하지만 방법이 적절하지 못해서 유두에 상처를 만들거나 젖을 조금밖에 먹지 못한다.

왜 유두혼동이 올까요?

우유병을 빠는 것과 엄마 젖꼭지를 빠는 것은 기본 원리부터가 다릅니다. 분유를 타서 병을 거꾸로 들어보면 분유가 뚝뚝 떨어지는 것을 볼 수 있습니다. 그렇기 때문에 아기가 우유병을 물었을 때는 힘들이지 않고 분유를 먹을 수 있는 것입니다. 젖을 빠는 것은 우유병을 빠는 것에 비해 60배 정도 힘이 듭니다. 그냥 거꾸로 들어주기만 해도 저절로 분유가 입안으로 흘러 들어가고, 분유가 목에 차면 아기는 이를 삼킬 수밖에 없습니다. 그렇기 때문에 아기가 원하지 않아도 많은 양을 먹게 되고 매번 먹는 양이 같다고 해서 소화하는 시간이 같은 것은 아니기 때문에 오히려 아기가 더 많이 배고파있거나 덜 배고파있는 것에 적절히 대응하지 못하는 부분이 있습니다.

태어난 지 얼마 안 된 아기들은 흐르는 젖의 정도와 빠는 양상이 다르면 적응할 수 있는 능력이 떨어집니다.

우유병과 달리 엄마 젖은 아기가 빠는 만큼만 나옵니다. 아기의 혀로 유두를 감아 유두와 유륜을 힘껏 잡아당기면 젖이 나오고 그제서야 목에 젖이 차 삼킬 수 있게 됩니다. 한 번 빨고 한 번 삼키는 것이 아니라 몇 번 빨아서 목에 젖이 충분히 차면 한 번 삼키는 패턴을 가지게 됩니다. 아기는 태어나서 처음 빨게 되는 것을 각인합니다. 분만 후 처음에 우유병을 물었던 아기와 엄마 젖을 물었던 아기의 차이가 여기서부터 나타나는 것입니다. 일단 분만 후 엄마 젖꼭지를 물었던 아기는 다음에도 쉽게 엄마 젖을 찾아 무는 데 비해 우유병을 물었던 아기는 엄마 젖꼭지를 잘 물지도 못할뿐더러 아예 입을 잘 벌리지 않거나 젖꼭지를 물었다가도 빨지 않고 금방 울며 보채게 되는 것입니다.

아기의 95퍼센트가 출생 후 첫 3~4주 안에 인공 젖꼭지를 주면 유두혼동을 일으킨다. 단지 한두 번 우유병을 빨았을 뿐인데도 유두혼동을 일으킬 수 있다. 일단 3~4주 동안 모유 수유가 잘 이루어지면 유두혼동은 잘 생기지 않는다.

가끔은 엄마 젖꼭지와 우유병 모두를 무리 없이 빠는 아기가 있지만 이런 경우는 흔하지 않다. 대부분의 아기들은 몇 번 고생 끝에 젖을 물었다가도 우유병을 한두 번 물리고 나면 다시 엄마 젖꼭지를 물지 않으려고 한다. 이것이 유두혼동으로, 모유 수유에 실패하는 원인 가운데 하나이다. 그러므로 아기가 엄마 젖꼭지와 우유병 사이에서 혼동을 일으키지 않도록 처음부터 엄마 젖을 물리는 것이 좋다.

🐷 아기는 어떻게 젖을 물까요?

아직까지 아무것에도 익숙하지 않은 아기가 스스로 젖을 잘 무는 경우도 있지만 아직은 스스로 몸을 가누지 못하기 때문에 엄마의 도움이 필요하다. 엄마가 아기에게 젖을 잘 물리는 것은 생각만큼 쉬운 일이 아니다. 그러므로 아기의 입장에서 아기가 어떻게 엄마 젖을 물어야 하는지를 생각해볼 필요가 있다.

우리가 햄버거 먹을 때를 한번 생각해보자. 엄마의 유방은 젓가락이나 숟가락처럼 뾰족하고 길게 생긴 것이 아니다. 임신과 출산으로 인해 더 둥글고 커져있기 때문에 이를 아기에게 주어진 커다

란 햄버거라고 생각하자. 엄마가 햄버거를 먹을 때 어떻게 입에 넣었는지 생각해보면 아기에게도 그렇게 먹이면 되겠다는 생각이 들것이다.

먼저 입 모양에 따라 옆으로 납작하게 살짝 눌러준다. 그리고 입을 최대한 크게 벌린 다음 햄버거의 아랫부분을 먼저 아랫입술에 올려놓고 나머지 부분을 입안으로 밀어넣으면 된다.

그림에서 보듯이 엄마의 유방을 햄버거라고 생각한다면 아기의 아랫입술과 엄마 유륜의 아랫부분이 먼저 닿게 된다. 그러나 실제로 아기가 천천히 유방을 입에 무는 것은 아니므로 엄마가 아기에게 젖을 먹이면서 충분히 관찰하고 참고하기 바란다.

아기가 자신의 입에 충분한 양의 유륜을 넣기 위해서는 엄마의 가슴을 정면으로 바라보는 자세여야 한다. 엄마와 아기가 자세만 제대로 잡고 있다면 유두와 유륜의 많은 부분은 아기의 입에 꽉 차게 된다. 아기의 혀는 젖을 빠는 중에 유두와 유방조직을 감고 있어야 한다.

유두의 끝은 빠는 힘과 압박에 의해 입천장의 연구개 쪽으로 당

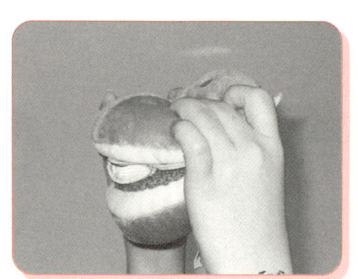
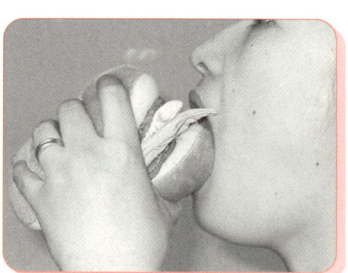
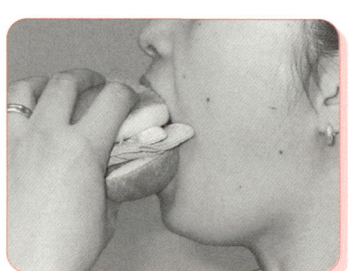

겨진다. 이는 순간적으로 압
박할 뿐이므로 젖 먹이기가
끝났을 때 유두가 평평하거
나 눌려있는 것처럼 보여서
는 안 된다.

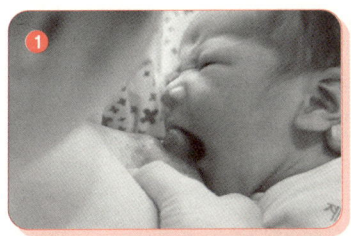

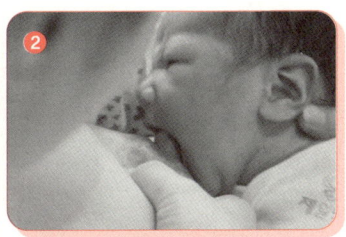

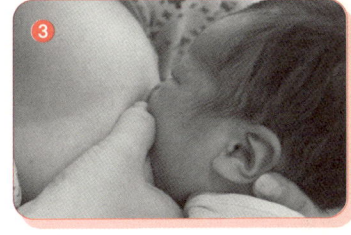

만약 수유가 끝난 후 유두
가 납작하게 눌려있거나 하
얗게 혈액순환이 안 된 것처
럼 보인다면 아기가 제대로
빨고 있었는지 의심해보아야
한다.

❶ 아기는 입을 크게 벌립니다. 유두는 아
기의 입천장을 향하거나 코 쪽을 향하여
들려 있습니다.
❷ 아기의 아랫입술과 유륜의 아랫부분이
먼저 닿고 아기의 머리는 자연스럽게
엄마의 유방 쪽으로 옵니다.
❸ 아기는 젖을 빨기 시작합니다.

● 엄마 젖을 무는 과정

🐤 아기와 유방의 접촉

유방의 구조에서도 살펴보았듯이 아기가 모유를 먹기 위해 입안
에 넣어야 하는 부분은 유두와 유륜이다. 사람에 따라 유륜이 넓은
사람, 유륜이 좁은 사람이 있겠지만 아기가 입을 한껏 벌리고 최대
한 유방조직을 입에 많이 넣어야 효과적으로 젖을 빨 수 있다. 아
기가 엄마의 유방을 충분히 입에 넣었다면 아기의 입 모양은 그림
과 같이 K자 모양을 이루게 된다. 엄마의 유방과는 완전히 밀착되
어 있고 아기의 턱은 엄마의 유방에 닿아있거나 최대한 가까이 있
어야 한다. 만약 아기가 제대로 물고 있는지 확인하고 싶다면 물고

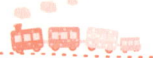

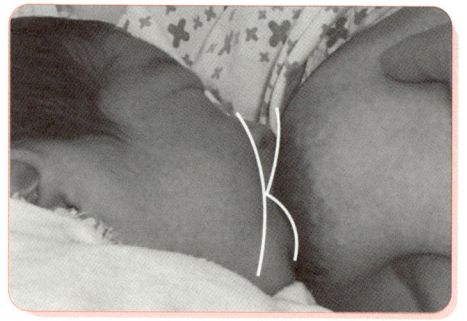 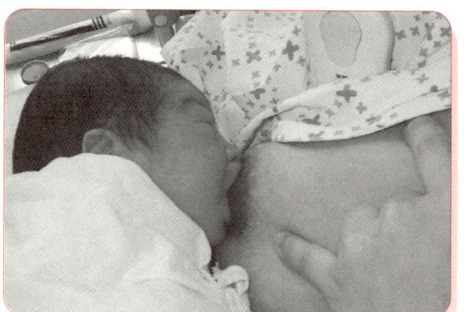

● 젖 물고 있는 아기의 입모양을 확인한다.

있는 유방의 아래쪽을 옆에서 살짝 손으로 눌러볼 수 있다. 그러나
잘못하면 오히려 아기의 입에 물려있는 유방이 밖으로 빠져나올
수 있으므로 조심해야 한다.

🐷 빠는 주기

아기의 빨기는 유두가 아기의 입천장을 자극하는 것에서부터 시
작된다. 그렇기 때문에 유관동(유륜)은 아기의 입에 충분히 물려있
어야 한다. 아기의 혀를 따라서 압박과 연동 운동이 구강의 뒤쪽으
로 진행된다. 그러면 유관동이 압박되고 젖이 흐르게 된다. 아기는
목 뒤에 젖이 가득 찼을 때 삼킨다. 이 주기는 약 1초에 걸쳐 이루
어지며 빨고─빨고─빨아서 한 번 삼킬 만큼 젖이 목에 차면 삼키
는 리듬을 갖게 된다.

아기가 젖을 처음 빨기 시작할 때는 배가 고프기 때문에 굉장히

자주 빨고 삼키는 반응을 보인다. 대부분의 아기는 2분 이내에 먹을 양의 50퍼센트, 4분 이내에 80퍼센트를 먹는다.

　물론 아기의 빠는 힘은 먹고자 하는 욕구에 따라 차이가 있다. 젖을 물자마자 배가 고파 힘껏 먹고 나면 그 뒤부터는 좀 더 여유를 가지고 리드미컬하게 젖을 먹는다. 처음보다는 좀 더 천천히 빨고-빨고-삼키고-쉬기를 반복한다.

　어떤 때는 자면서 먹기도 하고 놀면서 먹는다는 느낌도 가질 수 있다. 그러나 아기는 엄마 젖을 먹고자 하는 욕구를 만족하기 위해서만 빠는 것이 아니므로 엄마에게 여유가 있다면 좀 더 충분히 젖을 물려주는 것이 좋다. 신생아는 평균적으로 양쪽 합해서 20~40분 정도 젖을 빤다.

🐤 젖을 물리기 전에 꼭 확인하세요!

　배가 고프지도 않은 신생아에게 무작정 젖을 물린다고 해서 젖을 잘 먹지는 않을 것이다. 뿐만 아니라 배가 고프다고 하더라도 기저귀가 젖어있거나 자세가 불편하면 아기는 제대로 빨지 못하고 충분히 먹을 수 없게 된다. 그러므로 젖을 물리기 전에 꼭 다음의 사항을 확인하자.

🥄 배가 고픈지 확인하기

아기도 어른과 마찬가지로 먹고 싶을 때 먹고 싶은 만큼 먹어야 만족감이 가장 크다. 그러므로 젖을 물리기 전에 아기가 배고파하는지 알아야 한다. 특히 엄마 시간에 따라 아기의 식사시간을 조정하지 말고 아기 스스로 먹을 때가 되었는지 먼저 확인하자.

아기는 얕은 수면 주기에서부터 울기 전 단계까지가 적당히 배고픈 때이다. 얕은 수면 주기에 있는 아기는 눈을 감고 있어도 꼼지락거리며 팔다리를 움직이고 눈은 감고 있어도 눈동자를 이리저리 굴리는 모양을 보인다. 또 배가 고프면 입술을 혀로 핥거나 쩝쩝 소리를 내며 빤다. 손가락을 입으로 가져가 입에 넣고 빨거나 눈을 뜨고 쳐다본다. 이럴 때 엄마가 손가락으로 입술을 건드리면 건드리는 물체를 향해 입을 벌린다. 이러한 반응을 보이는 것은 아기가 먹을 때가 되었다는 신호이므로 무심히 지나치지 말자. 늘 아기를 유심히 관찰해 적당한 때에 먹이도록 한다.

아기의 배고픈 신호는 한참 지속된다. 꼼지락거리다가 다시 잠이 들고 금방 깨어서는 또다시 입을 움찍거리며 얼굴을 찡그리다가도 다시 잠이 들고, 이러한 반응을 한참을 반복하고 나서는 더 이상 참을 수 없다는 듯 운다. 아기가 일단 울기 시작하면 진정하기 쉽지 않으며 특히 초산에 아직 아기 다루기가 익숙하지 않은 엄마는 우는 아기를 달래기에 쩔쩔매고 젖 먹일 때를 놓치고 만다.

아기의 배고픈 반응은 79페이지 '배고픈 반응 확인하기'에서 좀더 자세히 다루어진다.

🔖 기저귀 확인하기

배가 고파 엄마 젖을 먹고 싶은데 기저귀가 젖어있으면 아기는 불편함을 느껴 먹는 것에 집중하지 못한다. 그러므로 젖을 먹이기 전 기저귀가 젖었는지 꼭 확인하자. 아기도 어른과 마찬가지다. 최상의 상태에서 젖을 먹을 수 있도록 꼼꼼하게 체크하자. 간혹은 먹다가도 기저귀를 적시지만 아기가 특별히 불편해하지 않으면 젖 먹기가 끝난 후 갈아준다. 중간에 아기가 이유 없이 젖을 빨지 않으며 불편해하는 것 같으면 기저귀를 확인하고 갈아주자. 기저귀 가는 방법은 81페이지 '기저귀 확인하기'에서 그림으로 설명하고 있다.

🔖 손 씻기

옛날에는 삼칠일이라 해서 분만 후 아기를 감염으로부터 보호하기 위해 외부인의 출입을 통제했다. 아기는 기본적인 면역체계가 형성되어있지 않으므로 감염으로부터 보호해주어야 한다. 무엇보다 감염 예방에 가장 좋은 것은 많은 아기들을 한 방에 모아두지 않고 모자동실을 통해 따로 엄마와 함께 두는 것이다.

아기를 다룰 때는 손을 잘 씻어야 한다. 매번 아기를 만질 때마다 손을 씻는 것도 쉬운 일은 아니므로 시중에 있는 손 소독제를 이용하는 것도 좋다. 뭐니 뭐니 해도 아기를 다루는 사람은 위생 상태를 항상 청결히하고 손 씻기를 잘해야 한다.

손을 씻을 때는 비누 거품을 충분히 내어 구석구석을 깨끗이 비벼 닦는데 손톱 밑이나 엄지손가락, 손가락 사이사이를 깨끗이 씻도록

한다. 좀 더 자세한 것은 81페이지 '손 씻기'에서 확인할 수 있다.

수유 자세

아기를 다룰 때 기본은 아기가 아직 목과 허리를 가누지 못한다
는 점을 이해하고 잘 받쳐주어야 한다는 것이다. 아기는 항상 아기
를 안고 있는 사람의 몸에 붙여 안아야 하는데 특히 아기를 양손으
로 받쳐 들고 흔드는 경우 낙상의 위험이 있으므로 주의해야 한다.
아기는 흔들어주는 것을 좋아하는데 안고 걷는 것은 아기를 흔들어
주는 것과 같은 효과가 있다.

아기를 세워 안기 위해서는 머리를 반드시 잘 받쳐주어 아기의
목이 흔들리지 않도록 해야 한다. 그림과 같이 엄마의 엄지와 검지
나 중지를 이용해 아기의 귀 뒤쪽으로 손을 넣어 잡는다. 새끼손가
락 쪽은 아기의 등을, 검지손가락 쪽은 아기의 머리를 받치게 되어

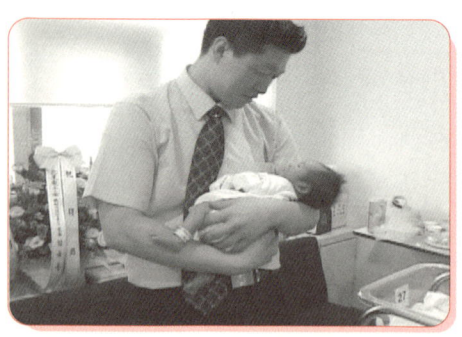
● 아기를 몸에 붙여 안은 자세

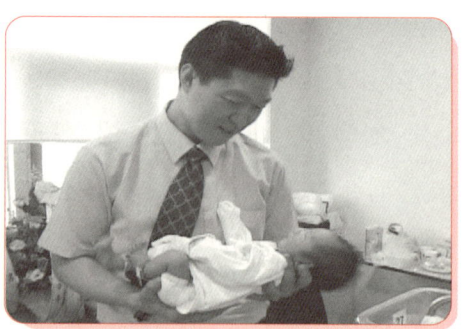
● 아기를 손으로만 안고 흔드는 경우(×)

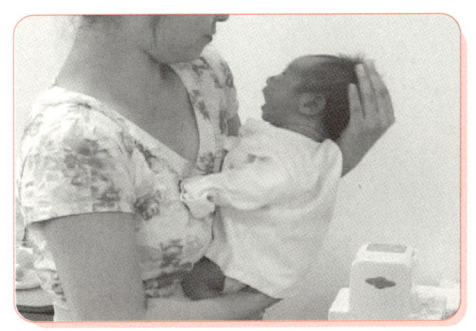

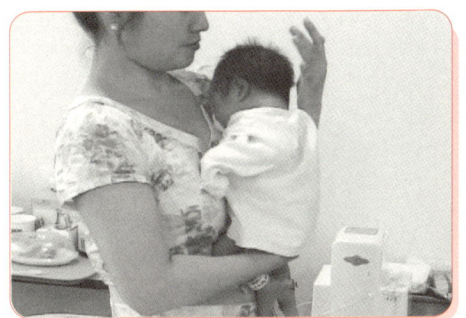

● 손바닥을 이용해 아기의 머리를 받치고 있는 자세 ● 아기의 머리가 앞으로 쏠린 경우(×)

엄마의 손으로 아기의 머리를 조정할 수 있다. 그러지 않고 손바닥 전체를 편 상태에서 아기의 머리를 받치고 아기를 세우게 되면 머리가 앞으로 푹 떨어지게 되고 아기의 목에 손상을 줄 수 있다.

기본적으로 수유 자세는 네 가지 정도로 구분할 수 있다. 물론 가장 좋은 자세는 엄마와 아기가 모두 편안하게 느끼는 자세다. 어느 정도 시간이 흘러 아기를 다루기가 익숙해지면 교과서적인 자세에 구애받을 필요는 없다. 단지 처음에 아기 다루는 것이 익숙하지 않을 때는 도움이 되므로 알아두도록 하자.

안고 먹이는 자세

모유 수유 시 가장 많이 사용하는 방법은, 엄마의 팔꿈치 안쪽으로 아기의 머리를 받치고 팔뚝으로 아기의 등을 지지해 자연스럽게 아기의 엉덩이나 허벅지를 잡고 수유하는 방법이다. 아직 아기 다루는 것이 익숙하지 않아 엄마의 팔꿈치 안쪽으로 아기의 머리를 제대로 가누지 못할 수 있으므로 주의한다.

손 바꿔 안고 먹이는 자세

안고 먹이는 자세에서 팔만 바꿔 안는 자세이다. 왼쪽 유방을 물리기 위해 아기의 머리를 왼쪽 가슴 앞에 두고 오른쪽 팔로 아기의 머리를 감싸 안고 반대쪽 손으로 밑을 받쳐주며 먹이는 자세이다.

옆구리에 끼는 자세

이 방법은 제왕절개수술을 한 경우 수술 부위가 아파 아기를 앞으로 안기 어려운 시기, 또는 아기 몸무게가 적을 때 많이 이용한다. 아기를 엄마의 겨드랑이 밑으로 데려와 안고 먹이는 자세로, 아기의 밑에 담요를 말거나 쿠션을 이용해 받쳐주어야 한다. 그런 다음 엄마는 아기를 안고 편안히 뒤로 기대어 먹이면 된다.

누워 먹이는 자세

밤에 나란히 누워 자다 깼을 때 사용하기 편한 자세로 엄마와 아기가 서로 마주 본 채로 옆으로 돌아누워 먹이는 방법이다. 아기의 등뒤에 수건을 말아 놓아두면 아기의 몸이 돌아가지 않는다. 엄마도 옆으로 눕기가 힘들면 담요 등을 말아 등뒤에 대는 것이 좋다. 아기의 입 앞에 엄마의 유두가 오도록 자세만 잡아주면 쉽게 수유할 수 있다.

이 모든 자세에서 기본은 엄마와 아기가 편안해야 한다는 것이다. 아직 몸을 가누기가 힘든 엄마는 쿠션이나 베개를 다리 밑, 어깨 뒤, 허리 뒤, 아기의 아래, 팔꿈치 밑에 받쳐 좀 더 편안한 자세를 취한다.

수유 자세는 83페이지 '젖 먹이기'에서 그림으로 자세히 설명되어있다.

초기 수유 시 엄마들이 몸살을 앓는 경우가 있다. 이럴 때는 좋은 수유 자세를 취하면 엄마도 편안해지고 아기도 좀 더 효과적으로 엄마 젖을 먹을 수 있다.

유두 관리

많은 엄마들이 약간 편평하거나 작은 유두에 민감하게 반응한다. 그래서 미리부터 젖을 먹일 수 없다고 포기하는 경우가 많은데 편평유두나 작은 유두는 문제가 되지 않는다. 왜냐하면 임신으로 유방은 좀 더 풍만해지고 분만 후에는 젖이 붓기 때문에 유두는 임신 전과 달리 더욱 커지고 튀어나오기 때문이다.

유방의 유륜에는 젖꼭지와 유륜을 부드러운 상태로 유지하고 항균작용을 하는 유성액체를 분비하는 몽고메리선이 있다. 임신 중에는 몽고메리선이 커져서 뾰루지처럼 보이기도 한다. 임신 중이나 분만 후에도 유두를 비누로 씻을 필요는 없다. 유두를 비누로 씻으면 몽고메리선에서 나오는 유성액체를 제거하여 유두나 유륜을 마르게 하거나 갈라지게 하는 원인이 될 수 있다. 그러므로 매일 샤워 시에 따뜻한 물로 청결히 해주는 것이 가장 바람직한 유방 관리법이다. 물론 유방을 제외한 부위를 비누칠하고 흐르는 비눗물이 유방에 닿는 것은 상관없다. 유방에 직접 비누칠을 하거나 타월로 비벼 닦지 않도록 하면 된다.

함몰유두의 교정은 분만 직후부터 한다. 진성함몰유두인 경우는 아주 극히 드물다. 대부분이 편평유두를 함몰유두로 잘못 알고 있는 경우가 많은데 진성함몰유두는 평상시에는 튀어나와 있다가도 건드리거나 자극하면 안으로 쏙 들어간다.

평상시에는 편평하거나 함몰된 듯 보이지만 손가락으로 건드리거나 추워지면 유두가 딱딱해지고 튀어나오는 것은 편평유두로, 젖을 먹이는 데 전혀 문제가 없다. 다만 편평유두는 우유병과 혼동을 일으키기 쉬우므로 초기 젖 먹이기에 신경을 써야 한다(유두혼동 참조).

젖이 너무 불어 있으면 아기가 유두와 유륜을 잡아 늘이기 힘들어지므로 울혈 예방에 유의해야 한다. 어떠한 유두를 가졌든 초기에 아기가 엄마 젖꼭지를 익히면 쉽게 젖을 먹일 수 있으므로 지나치게 걱정하지는 말자.

또한 임신 중에는 브래지어를 가급적 착용하지 않는 것이 좋다. 우리나라의 많은 엄마들의 유두는 짧거나 작거나 납작한데, 타이트한 브래지어가 유두를 더욱 누르기 때문이다.

분만 전 유방 관리는 어떻게 하나요?

● 샤워 중에 유두, 유륜은 비누칠을 하지 않는다

유륜에서 분비되는 오일을 제거하여 유두가 좀 더 건조해지고 상처가 생기기 쉽습니다. 비눗물이 흐르는 정도는 상관없고 가능하면 흐르는 물로만 씻어내도록 합니다.

● 브래지어는 면 제품을 사용한다

가급적 브래지어는 착용하지 않는 것이 좋지만, 필요하다면 유방의 변화에 대비하여 사이즈를 선택하며 와이어가 있는 것은 피합니다. 와이어가 유관을 눌러 젖의 흐름을 방해할 수 있기 때문입니다.

● 편평유두, 함몰유두 교정

브래지어 안에 착용하는 교정기와 주사기를 이용한 교정법, 호프만식 마사지법이 있지만 효과에 대해서는 의견이 분분합니다.

● 호프만식 마사지

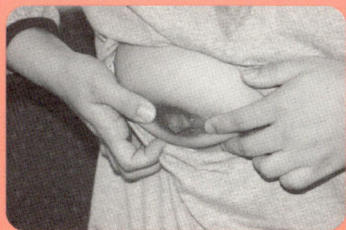 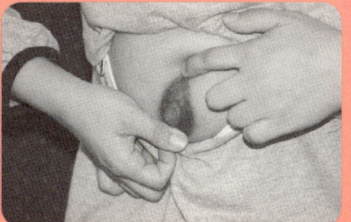

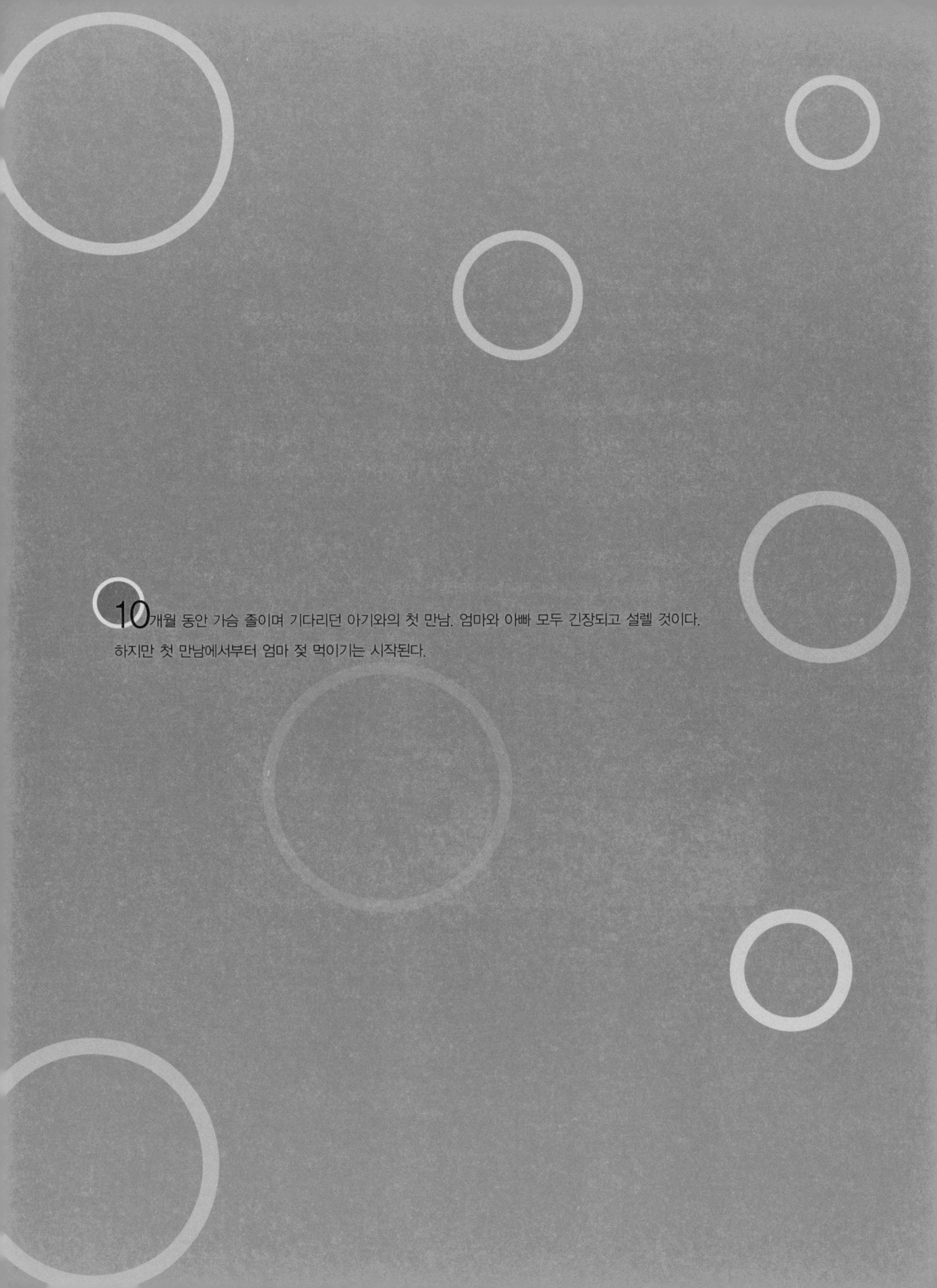

10개월 동안 가슴 졸이며 기다리던 아기와의 첫 만남. 엄마와 아빠 모두 긴장되고 설렐 것이다. 하지만 첫 만남에서부터 엄마 젖 먹이기는 시작된다.

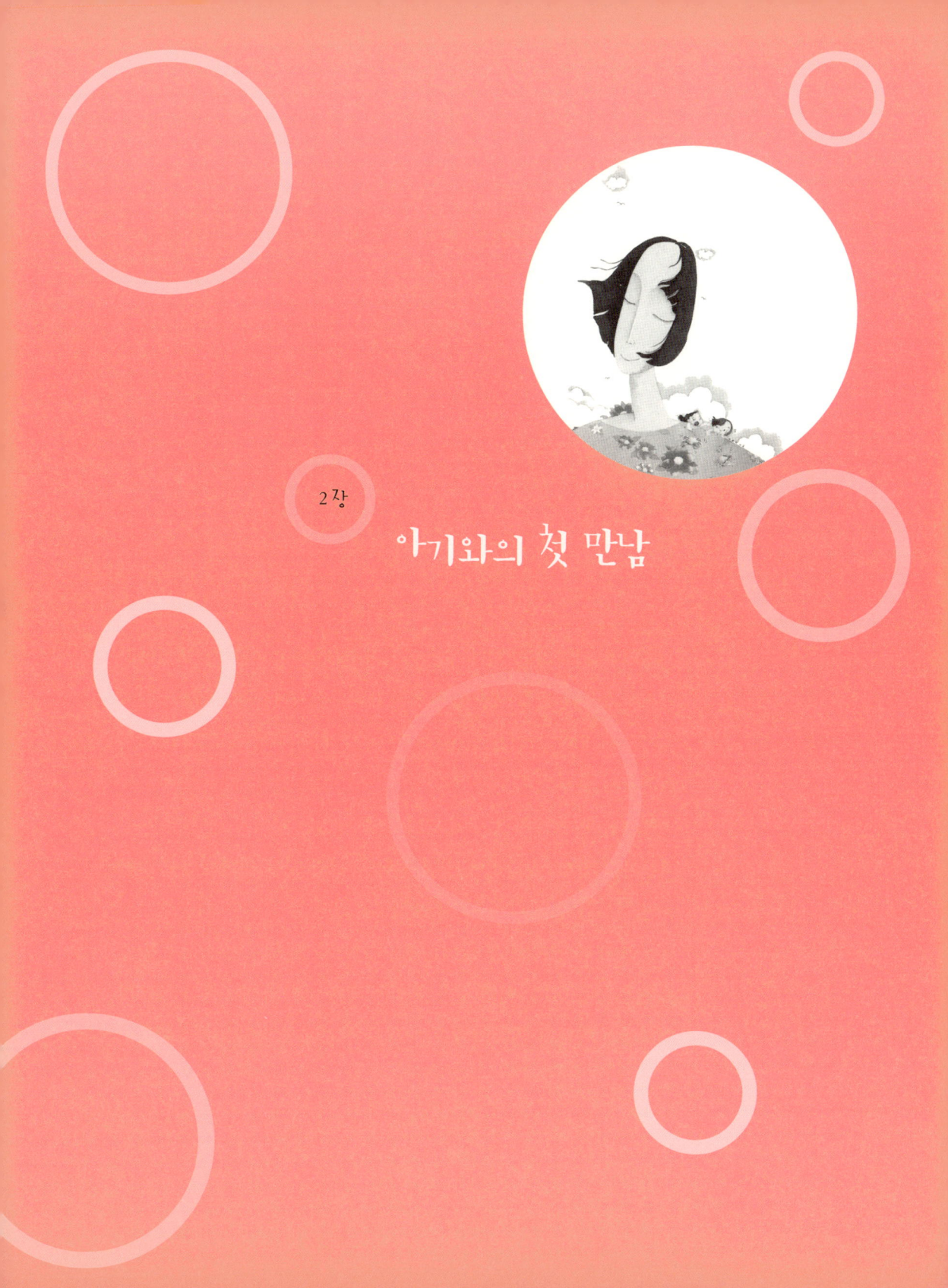

2장

아기와의 첫 만남

첫째 날

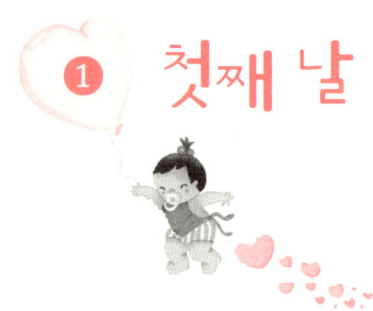

분만실에서의 첫 만남

드디어 기다리고 기다리던 아기가 태어났다. 아기가 태어나면 먼저 입속 내용물을 깨끗이 제거하고 체온을 떨어뜨리지 않기 위해 아기 몸에 있는 물기를 닦는 등 필요한 조치를 취한다. 그러고 나서 엄마와의 첫 만남이 이루어진다.

태어난 후 첫 1시간 내에 엄마 젖을 물었던 아기가 엄마 젖을 잘 먹는다고 한다. 분만실에서 첫 만남을 가진 다음 엄마는 2~3시간 동안 회복한 후에 다시 아기를 만날 수 있다.

분만 직후 엄마 젖을 물리는 것이 앞으로 젖 먹이기에서 무척 중요한 역할을 한다. 이때 젖을 물리는 것은 아기의 배고픔을 채우기 위해서가 아니라 엄마의 유두 모양을 아기에게 각인시키기 위함이다. 오래 빨리는 것이 중요한 것이 아니므로 잠시 젖을 물렸다가 아기 처치를 위해 아기는 신생아실로 가게 된다.

아기는 출생 후 30분에서 1시간 이내에 가장 빨고 싶은 욕구가 강하므로 출산 후 젖을 한번 빨게 하고 관찰 시간이 지나고 나서부터 아기가 직접 먹을 수 있는 상황이면 이때부터는 엄마 젖을 물려야 한다. 물론 이때 어떠한 이유로 아기가 직접 엄마 젖을 먹을 수 없는 상태에 있을 수 있으므로 직접 아기가 먹지 못하는 상황에서는 마사지와 젖 짜기를 통해 젖 양을 유지하고 짜낸 젖은 보관했다가 아기가 먹을 수 있을 때 먹이도록 간호사와 상의하고 젖 짜는 방법 등을 배워놓도록 한다.

🟥 신생아실에서

아기는 분만실에서 엄마와의 첫 만남을 가진 다음 신생아실로 간다. 신생아실에서 아기는 우선 전반적인 진찰을 받고, 체온 유지를 위해 보온을 한다. 관찰 시간 동안 아기에게 특별한 문제가 없으면 분만 시 묻은 양수, 태지 등을 닦아내기 위해 부분 목욕을 하고 엄마를 만날 준비를 한다.

이때부터 엄마의 의지가 중요하다. 엄마 젖 외에 아무것도 물리지 않도록 하기 위해서 출산 후 아기를 엄마 병실로 데려오거나 수유실에서 젖을 먹인다. 분만 전에 미리 엄마와 아빠는 모유 수유에 대해 충분히 의논을 하고 모유 수유를 할 것임을 신생아실에 알려야 한다. 그래야만 아기가 우유병을 빨 기회가 없어지고 엄마 젖을 온전히 빨 수 있게 되는 것이다.

엄마와 아기의 첫 수유

10개월 동안 엄마의 뱃속에서 무언의 사랑을 나누어온 아기. 출산의 감격과 함께 조금은 낯설게 느껴질 수 있는데, 그것은 당연한 과정이다. 우리 아기의 첫 모습은 생각처럼 깨끗하고 예쁜 모습이 아닐 수 있기 때문이다. 처음 만나는 아기라 엄마도 당황스럽겠지만 점점 익숙해지므로 너무 걱정하지 않아도 된다.

출생 첫날은 엄마가 힘든 만큼 아기도 힘들다. 아기도 출생 과정으로 인한 스트레스, 출생 후의 낯선 환경, 신체검진이나 목욕 등으로 많이 피곤하다. 그러므로 가능하면 안정감을 느낄 수 있도록 엄마의 곁에 두고 젖 먹이기를 시도하는 것이 좋다. 특히 병원에 있는 동안 여러 가지로 젖 먹이기를 시도해보고 잘되지 않을 때는 병원 직원의 도움을 받는 것이 좋다.

초보 엄마에게는 젖을 물리고 아기를 안는 것이 결코 쉽지만은 않은 일이다. 아기는 아기 나름대로 낯설고 엄마는 엄마 나름대로 서툰 시기이다. 이 시기에 여러 가지를 시도해보면서 아기와 엄마 모두에게 가장 편안한 자세를 찾는 것이 좋다.

젖은 얼마나 자주 먹여야 하나요?

엄마가 아기에게 가장 좋은 것을 충분히 먹이고 싶어하는 것은 당연한 욕심이다. 그러다 보니 아기의 요구와는 상관 없이 엄마의 시계로 수유를 하는 경우가 아주 많다. 또는 아기 수유 간격을 규칙적으로 하는 것이 습관 형성에 도움이 된다는 속설에 따라 정확한 시간에 표준량을 수유하기도 한다.

하지만 아기의 수유는 아기의 요구에 따라 아기가 원할 때 원하는 만큼 먹이는 것이 가장 이상적이다. 옛말에 "우는 아기 젖 준다"라는 말이 있는데 그것은 수유의 기본 원칙에 가장 맞지 않는 말이라고 할 수 있다. 아기에게 울음은 배고픔을 알리는 최후의 수단으로, 그전에 이미 여러 가지 방법으로 엄마에게 배가 고프다는 신호를 보낸다. 엄마가 그 표현을 잘 이해하고 아기의 요구에 빠르게 대응하는 것이 가장 좋은 수유 방법일 것이다.

아기가 원하면 언제든지 젖 먹이기를 시도하자. 이때에는 적어도 한쪽 유방에서 10~15분 정도씩 양쪽 유방을 모두 빨리도록 한다. 분만 초기 젖 양을 늘리고 아기가 충분히 먹도록 하기 위해 양쪽 젖을 번갈아 먹이는 것이 좋다. 그러나 한쪽 유방만으로도 아기가 충분히 먹고 잠을 잔다면 굳이 양쪽을 번갈아가며 먹여야 한다고 생각할 필요는 없다.

태어난 후 며칠 동안 아기들은 거의 온종일 잠을 잔다. 만약 아기가 마지막 수유 후 4시간이 지나도 젖을 먹지 않는다면 포대기를 풀고 등을 문지르면서 말을 걸어보자. 팔다리를 쭉쭉 펴주는 등의 자극을 주어 아기를 깨우면 아기는 젖 먹는 것에 관심을 보일 것이다. 출생 후 초기에는 아기가 먹고자 하는 반응을 스스로 보이지 않더라도 3~4시간을 넘기지 않고 젖을 먹이는 시도를 하는 것이 좋다.

자주 먹지 않는 것이 기질적인 문제가 아니라면 아기는 하루에 적어도 8회 이상 젖을 먹어야 한다. 매번 먹는 시간은 차이가 있으며, 어떤 때는 1시간 만에 또 어떤 때는 3~4시간 만에 먹을 수 있다. 하지만 하루 평균 적어도 8회 이상, 보통은 열 번에서 열두 번 정도 먹고 밤 동안은 적어도 1회 이상 먹는 것이 신생아 때는 정상이다.

아기의 젖 먹는 패턴은 집중적이다. 대부분의 아기들이 오전 시간보다는 오후 시간에 더 자주 먹게 되는데 이것이 엄마를 힘들게 한다. 엄마들은 낮에 활동하고 밤에 자야 하는 생활리듬을 가지고 있지만 아직 '때'라는 것이 없는 아기들은 배고프면 먹고 잠들고 다시 배가 고파 깨고 하는 과정을 반복하며, 낮 동안에는 드문드문 먹다가 밤에 자주 먹으려 하고, 이것이 연장되어 새벽까지 내내 먹으려 하기도 한다.

분만 초기 적어도 한 달 정도는 엄마의 생활리듬을 아기에게 맞추자. 아기가 먹고 잠이 든다면 엄마도 옆에서 같이 자는 것이다. 아기가 자는 동안을 이용해 집안일이나 다른 일을 계획하고 있다면 엄마가 몸조리하는 기간 동안은 미루어두자. 당장 급한 일이 아니라면 다른 사람의 도움을 받거나 나중으로 미루어두는 것이 좋겠다.

아기가 어느 정도 젖 빨기를 잘하게 되는 한 달 정도면 엄마와 아기가 적응하게 되고 엄마는 아기의 울음소리만 들어도 아기가 무엇을 원하는지 파악할 수 있게 된다. 아기를 파악하는 것은 매우 중요한 일이다. 엄마가 아기를 잘 알고 있다면 육아나 모유 수유는 훨씬 쉬워진다.

출산 첫 날에는 젖이 얼마나 나오나요?

출산일 당일에는 아기가 하루 종일 빨아도 50cc 정도밖에 나오지가 않습니다. 하지만 아기는 그것만 먹어도 충분합니다. 그러나 아기가 빨지 못하는 경우에 손이나 유축기로 짜는 경우 양은 더 적을 수 있습니다.

엄마 젖 외에는 주지 마세요!

신생아는 정상적으로 초유 외에 다른 것을 원하지 않는다. 오히려 보충 수유(물이나 분유)는 해로울 수 있다. 이로 인해 아기가 젖에 흥미를 잃을 수 있고, 필요한 만큼의 젖을 먹일 수 없게 될지도 모른다.

보충 수유를 위해서 우유병으로 먹이는 것은 입을 크게 벌리려는 아기의 본능적인 노력을 줄인다. 또한 아기가 입에 단단한 우유병 꼭지가 느껴질 때까지 젖 빨기를 기다리도록 습관화시키고 혀를 앞으로 밀도록 만든다. 이는 엄마 젖을 먹는 아기가 해야 하는 일과 반대되는 것이어서 젖 빠는 것을 더욱 어렵게 만들 수 있다. 고무 젖꼭지를 접해본 아기는 엄마의 부드럽고 짧은 유두를 기억하지 못하여 젖을 빠는 것이 아주 어렵게 된다. 우유병을 빨았던 아기는 엄마 젖을 빨면 실망한다. 우유병처럼 모유가 유방에서 빠르게 흐르지 않기 때문이다.

또 신생아에게 많은 양의 물을 주는 것은 위험하다. 왜냐하면 아기의 몸은 물을 빠르게 배설할 수 없고, 많은 양의 물은 몸의 나트륨 수준을 낮출 수 있기 때문이다. 또한 체온을 낮추고 발작 등의 합병증을 일으킬 수 있다.

출생 후 첫 몇 주 동안 아기는 엄마의 도움 없이 쉽게 젖을 물 수 있도록 근육이 충분히 발달되지 않아 도움을 요구한다. 이럴 때는 안고 먹이는 자세보다는 팔 바꿔 안고 먹이는 자세나 옆구리에 끼는 자세를 취하는 것이 더 좋을 수 있다(젖 먹이는 자세 참조). 병원에 있을 때 모자동실을 하며 종일 아기와 함께 있는 것이 젖 먹이기에 가장 효과적인 방법이다.

젖이 돌지 않았는데 빈 젖이라도 물려야 하나요?

빈 젖이란 없습니다.

젖은 임신 말기부터 만들어지고 출생 직후부터 분비되며, 아기가 빨기 시작하면서 젖 양이 증가합니다. 젖이 붓기 시작한 뒤에야 물리기 시작하면 울혈을 초래할 수 있습니다. 젖 생산은 수요와 공급의 원리에 기초하여 아기들이 젖을 빠는 빈도와 효율성에 의해 결정됩니다.

어떤 엄마들은 사실상 젖 공급에 문제가 없음에도 자신의 젖이 충분하지 않다고 생각합니다. 아기들이 보내는 허위 경보로 인해 오해를 하는 것인데, 아기들이 보내오는 경보에도 엄마들의 젖 공급에는 문제가 없다는 것을 알아야 합니다.

허위 경보에 대한 자세한 것은 128페이지 '집에서의 첫 3일'을 참고하세요.

젖 먹이기 전 꼭 확인할 것

배고픈 반응 확인하기

아기에게 젖을 먹일 때는 가장 먼저 배가 고픈지 확인해야 한다. 분유를 먹이는 것처럼 어른들이 정해놓은 시간에만 먹어야 한다면 아기는 배가 고파도 참아야 하고 배가 불러도 먹어야 한다. 다시 말해 아기 자신의 욕구에 따라 먹기를 충족할 수 없게 되므로 불만 족스러워할 것이다. 그러므로 아기가 배가 고픈지 아는 것이 중요하다.

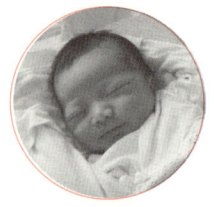
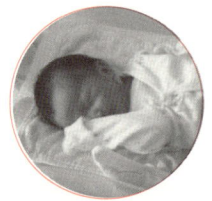
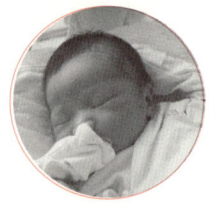
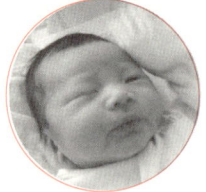
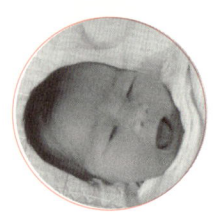

대부분의 아기들이 다음과 같은 행동을 하면 배가 고픈 신호라고 생각하면 된다.

- 눈은 감고 있어도 몸을 꼼지락거리며 움직인다.
- 손가락을 입으로 가져간다.
- 손가락을 넣고 빤다.
- 쩝쩝거리는 소리를 내며 자기 입술을 빤다.
- 완전히 잠이 깨어 눈을 뜨고 있다.
- 운다.

아기가 잘 먹지 않으려 해요. 어떻게 깨우면 되나요?

- 얕은 수면 주기(아기가 꼼지락거리고 눈은 감고 있어도 눈꺼풀 아래로 눈동자를 굴리며 입술을 움직인다)에 있을 때 깨우기를 시도한다.
- 아기는 시력이 약해 빛이 너무 밝으면 오히려 눈을 감아버리게 되므로 방은 너무 밝지 않게 한다.
- 아기를 싸고 있는 포대기를 느슨하게 하거나 벗긴다.
- 아기에게 말을 건네고 눈을 맞춘다.
- 아기를 세워 안는다.
- 방이 더우면 아기는 더욱 빠는 것이 느려지므로 시원하게 해준다.

기저귀 확인하기

앞서 잠깐 설명했듯이 젖을 먹기 전 아기는 편안한 상태여야 한
다. 울고 있다면 먼저 달래주어야 하고 기저귀가 젖어있다면 기저
귀를 먼저 갈아주어야 한다. 아기가 보송보송하고 편안한 상태에서
엄마에게 안겨야 젖 먹는 것에 집중할 수 있기 때문이다.

●기저귀 갈기

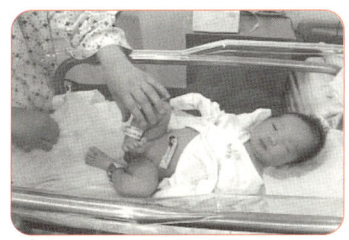

❶ 기저귀를 열어 배변 여부를 확인한다.

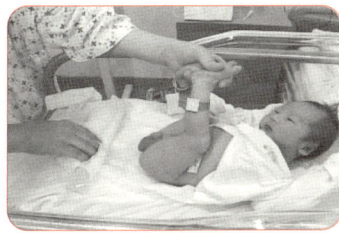

❷ 젖은 기저귀를 제거하고 물수건으로 닦
는다.

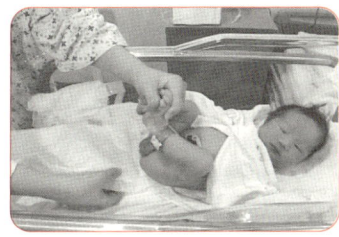

❸ 새 기저귀를 준비한다.

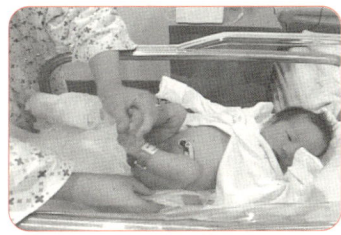

❹ 엉덩이를 살짝 들어 새 기저귀를 깐다.

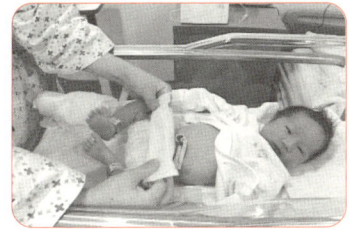

❺ 배꼽이 덮이지 않도록 기저귀를 접는다.

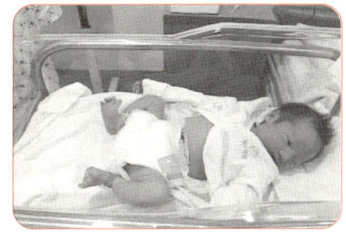

❻ 여유있게 접착한다.

손 씻기

아기를 다루기 전에는 항상 손을 깨끗이 씻는 것이 좋다. 감염 예
방의 기본은 손 씻기이다. 그러므로 아기를 다루는 엄마나 아빠, 아
기를 돌보는 사람 또는 다른 가족들도 손 씻기를 잘해야 한다. 특히

기저귀를 만지고 나서나 다른 가사일 후에는 더욱 신경을 써야 한다.

손 씻기는 이런 순서로 하는 것이 좋다. 우선 손과 손목에 착용한 부속물(반지, 팔지, 시계 등)을 뺀다. 그리고 손, 손목, 팔뚝 및 팔꿈치, 손가락 사이와 손톱 밑까지 깨끗이 씻는다. 비누 혹은 항균 용액을 이용해 씻는다. 흐르는 깨끗한 물에 팔꿈치까지 닦는다. 팔뚝을 말리기 전에 깨끗한 수건이나 종이 수건으로 잘 닦은 다음 말린다.

하루에도 몇 번씩 손을 제대로 씻기란 쉽지 않으며 엄마가 거동이 불편할 때라면 손 소독제를 이용하는 것도 방법이 될 수 있다. 깨끗한 수건을 따뜻한 물에 적셔 닦아주어도 된다. 그러나 하루 중 몇 번은, 특히 외출하고 돌아온 후, 청소 후, 더러운 것을 만지고 난 후, 화장실에 다녀온 후에는 꼭 제대로 손을 씻어주어야 한다.

● 아기를 만지기 전 손 씻기

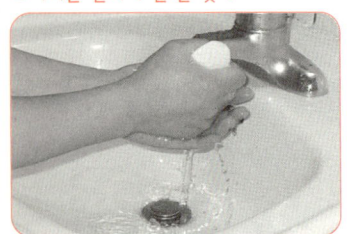

❶ 손을 비비면서 비누칠을 한다.

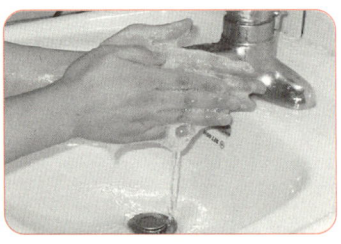

❷ 거품을 내면서 손바닥을 씻는다.

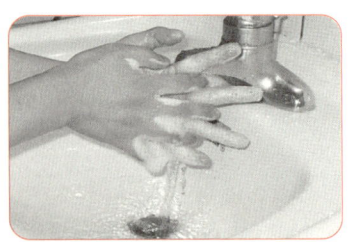

❸ 손등이랑 손가락 사이를 씻는다.

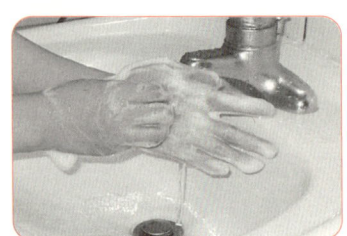

❹ 손톱 사이를 씻는다.

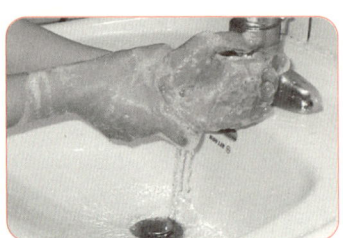

❺ 손목을 씻는다.

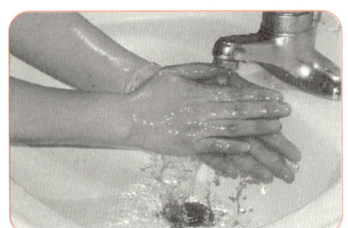

❻ 비눗기를 씻어낸다.

🐟 젖 먹이기

엄마는 하루에도 여러 차례 아기를 안고 젖을 먹인다. 많은 초보 엄마들이 아기를 처음 안게 되면 자세를 잘 유지하지 못해 몸살이 나거나 여기저기 아픈 곳이 생겼다고 얘기하는 경우가 많다.

젖 먹이기의 기본은 엄마가 편안해야 아기도 편하다는 것이다. 그러므로 아기를 안기 위해 엄마가 아기 쪽으로 가는 것이 아니라 아기가 엄마 쪽으로 와야 한다. 어떤 근육도 긴장하지 않고 편안하게 자세를 취하는 것이 중요하다.

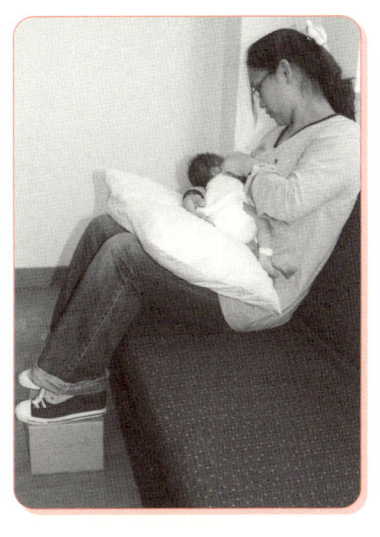

그러기 위해서는 수유쿠션이나 일반 쿠션, 베개 등을 활용하도록 한다. 만약 의자나 소파에 앉아서 젖을 먹인다면 다리는 엉덩이보다 약간 높은 상태가 좋다. 그러기 위해 낮은 의자에 앉거나 발판을 이용한다. 무릎이 엉덩이보다 낮으면 다리와 아기 사이를 지지해주는 쿠션이 자꾸 아래로 흘러내리기 때문이다. 무릎이 조금 높은 상태에서는 쿠션이 아기를 엄마 쪽으로 좀 더 밀착시키는 효과를 가질 수 있다.

많은 초보 엄마들에게서 아기를 처음 안을 때 머리와 다리만 붙들고 아기의 허리는 엄마의 다리 사이로 구부러져 있는 모양을 쉽게 볼 수 있는데 아기가 엄마 젖을 잘 먹기 위해서는 등이 쭉 펴져있어

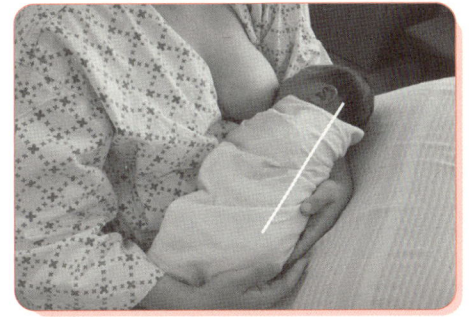

● 아기가 등을 펴고 있는 올바른 자세

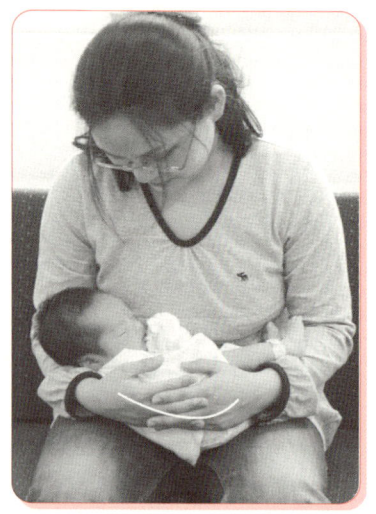

●아기 등이 구부러진 바람직하지 않은 자세

야 한다. 어른들도 음료를 더 잘 마시기 위해 목을 뒤로 살짝 젖히는 것처럼 아기도 목이 쭉 펴져야 먹기 쉽고 등이 구부러지면 목도 구부러져 젖을 먹기가 어려워진다. 아기를 안고 있는 자세에서 아기의 귀, 어깨, 엉덩이는 일직선을 그려야 한다.

출생 후 첫 몇 일 동안은 아기도 젖 빨기에 익숙하지 않고 엄마도 아기를 안는 것이 편안하지 않기 때문에 수유 자세가 무척 중요하다. 그러나 시간이 지나 젖 물기가 수월해지면 수유 자세로 인한 문제는 생기지 않을 것이다.

수유의 기본 자세는 크게 네 가지가 있다.

안고 먹이는 자세

가장 흔하게 이용하는 자세이다.

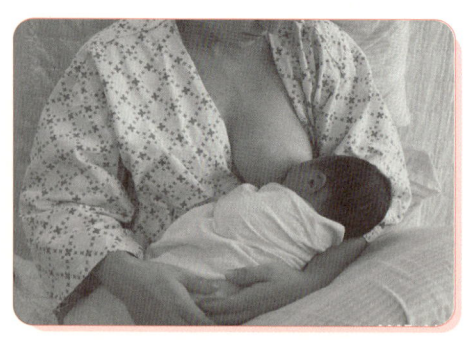

●안고 먹이는 자세

- 엄마는 편하게 앉는다. 이때 등뒤나 허리에 쿠션을 받치면 좋다. 아기의 머리는 엄마의 팔꿈치 안쪽으로 받쳐주고 아기의 등은 팔뚝으로 지지하면서 자연스럽게 손이 아기의 엉덩이나 아기의 허벅지에 놓이게 한다.
- 아기의 배와 엄마의 배가 마주 닿아 아기의 얼굴이 엄마의 유방을 정면으로 보게 한다.
- 아기의 허리가 엄마의 팔 밑으로 빠지지 않도록 안고 아기의

무릎은 엄마 쪽으로 가까이 당겨 아기가 옆으로 누운 자세를
취하게 한다.

- 아기가 편안하게 엄마에게 안겨있다면 아기의 귀, 어깨, 엉덩
  이는 일직선을 이루게 된다. 아기가 포대기에 싸여있다면 상
  관없으나 팔이 나와있는 상태라면 아기의 아래쪽 팔은 엄마의
  겨드랑이 사이에 들어와있어야 한다.

옆구리에 끼는 자세

이 자세는 다음과 같은 경우 아주 유용하다. 제
왕절개 수술 후 아기를 배에 놓기가 꺼려질 때, 아
기가 유방을 잘 물고 있는지 보고자 할 때, 미숙아
나 저체중아와 같이 아기가 작을 때, 쌍둥이에게
동시에 수유할 때 등이다.

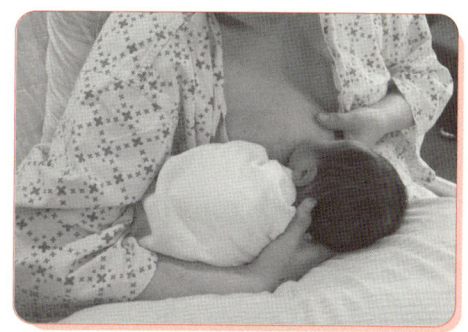

- 엄마는 편하게 등을 기댄 상태에서 아기를 옆
  구리 쪽으로 안는다. 이때 모습은 마치 베개를
  옆구리에 낀 모습과 비슷하다. 아기의 아래에
  는 쿠션이나 베개를 놓아 엄마가 팔에 힘을 주
  지 않아도 아기가 떨어지지 않도록 한다.
- 엄마는 손으로 아기의 머리를 받쳐 엄마의 유
  방 쪽으로 향하게 한다.

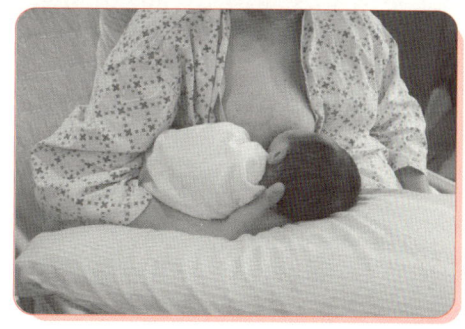

●옆구리에 끼는 자세

수유 중 엄마의 팔목에 무리가 오는 것 같으면 손목 아래를 수건 같은 것으로 받쳐주면 된다. 이 자세로 수유를 하면 엄마는 머리를 뒤로 기대어 쉴 수도 있다. 제왕절개한 산모들에게 유용할 뿐 아니라 젖 먹는 법을 잘 모르거나 엄마가 졸릴 때도 유용하다.

수유를 할 때는 한가지 자세만 고집하기보다 필요에 따라 수유 자세를 바꿔주는 것이 좋다. 유관을 360도 다 이용하지는 못한다 하더라도 자세를 바꿔줌에 따라 좀 더 많은 유관을 이용해 아기가 젖을 먹을 수 있기 때문이다.

팔 바꿔 안고 먹이는 자세

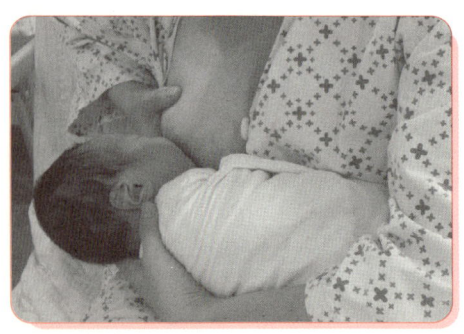

●팔 바꿔 안고 먹이는 자세

대부분의 엄마들은 안고 먹이는 자세를 이용한다. 하지만 아기를 다루는 것이 익숙하지 않은 상태에서 아기의 머리가 자꾸 흔들리는 것을 경험하게 되고 이로 인해 엄마의 어깨가 많이 긴장하게 되어 이 자세를 몇 번 하고 난 후에는 어깨 통증을 호소하는 경우도 있다. 이때는 안고 먹이는 자세를 약간 변형한 팔 바꿔 안고 먹이는 자세가 좀 더 편하다. 이는 머리를 잘 지지해주어야 하는 아기에게 특히 좋은 방법이다.

● 등 뒤에 쿠션을 놓고 팔로 아기를 안은 다음 똑바로 앉는다. 아기가 젖을 찾는 데 관심을 갖게 하고 엄마가 아기를 살피기 쉽도록 아기의 포대기는 풀어주는 것이 좋다.

- 아기가 엄마의 유방 위치에 있도록 하기 위해 무릎 위에 베개를 한두 개 올려놓는다. 아기를 옆으로 눕히고 아기의 가슴과 배가 엄마의 몸에 닿도록 옆으로 눕혀 안는다.
- 안고 먹이는 자세에서처럼 팔꿈치가 굽혀진 부분에 아기의 머리를 놓는 것이 아니라 반대 팔로 아기를 지지한다. 이때 엄마의 손은 아기의 머리 아래쪽과 목, 어깨를 받쳐주게 된다.

아기의 입이 아니라 코가 엄마의 유두 앞에 오도록 한다. 이런 위치에서 아기는 유두에서 먼 뒷 부분까지 아래턱으로 빨 수 있게 되므로 유륜을 더욱 많이 이용하게 된다. 이 상태에서 엄마가 왼쪽 젖을 빨리려 한다면 왼쪽 손으로 유방을 잡아주고 아기는 오른쪽 손으로 안는다.

누워 먹이는 자세

누워 먹이는 자세는 제왕절개 수술 후 기운이 없거나 지쳐있을 때, 앉기가 불편할 때, 타인의 도움을 받아 아기가 유방을 물게 할 필요가 있을 때, 아기가 졸려서 엄마 젖 먹기를 꺼려하거나 아주 오랫동안 먹으려 할 때, 또는 밤에 유용하다.

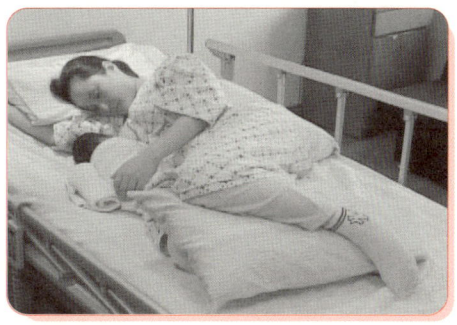

●누워 먹이는 자세

- 엄마와 아기가 서로를 마주 본 상태에서 눕는다. 엄마가 먼저 누워 머리 위, 어깨 뒤, 무릎 사이 또는 허벅지

사이에 베개나 쿠션을 끼워놓고 아기를 가슴 쪽으로 데려와 안는다.

- 아기도 역시 반쯤 돌아 누운 자세로 엄마와 마주 본다.
- 엄마는 편안하게 아기를 팔베개하거나 또는 머리 쪽으로 팔을 둘 수 있다. 엄마의 유방 위치에 아기의 얼굴이 오도록 높이를 맞춰주면 된다.
- 이때 아기의 몸이 돌아갈 수 있으므로 수건 같은 것을 말아 아기의 뒤에 놓아준다. 많은 엄마들이 수면 중에 편하게 이용할 수 있으며 쉬고 싶을 때 좋은 방법이다. 일반적으로 가슴이 조금 더 크고 늘어진 엄마에게 더욱 편안한 자세이며 다리 사이에 베개를 하나 끼워놓음으로써 복부 긴장을 완화시켜주어 제왕절개한 산모들의 복부 불편감을 줄여줄 수 있다.

아기에게 젖 물리기

편안한 자세를 잡고 앉은 후 아기를 안는다

젖을 물리려면 아기는 엄마의 유방을 정면으로 보아야 한다. 보통 아기들이 분유를 먹을 때는 엄마에게 안겨 하늘을 보고 먹는다. 그러나 젖을 먹는 아기는 분유를 먹는 아기처럼 하늘을 보게 되면 무척 불편하다. 목을 비틀어야 하고 유방에 밀착되지 않아 굉장히 불편한 자세가 되는 것이다. 그러므로 젖을 먹일 때는 아기와 엄마 배가 마주하도록 안고 아기의 상체는 약간 머리 쪽을 올려 안는다.

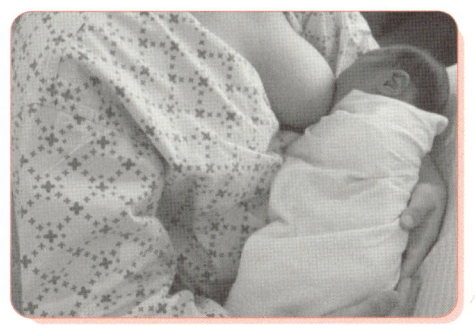

●젖 먹일 때 아기 안기

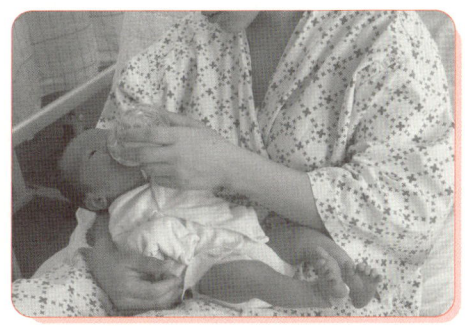

● 우유병으로 먹일 때 아기 안기

예쁜 아기 모습을 보고 싶어도 젖 먹을 때만은 참도록 하자. 아기는
소화기도 짧고 위장 구조상 먹은 것을 잘 토해낼 수 있기 때문에 먹
일 때도 상체를 약간 세워 안아 음식이 아래로 흐를 수 있도록 하는
것이 좋다.

유방을 잡아준다

엄마는 유방을 그림과 같이 잡아준다. 이때 담배를 잡는 것처럼
유방을 받쳐주면 유륜 부위가 충분히 노출되지 않고 손가락에 걸

려 아기의 입에 충분히 유
륜을 물리지 못하게 된다.
그래서 C자형으로 유방을
잡는 것을 권장한다. 유방
이 크고 늘어져 아기가 먹
는 동안 계속 받쳐주어야

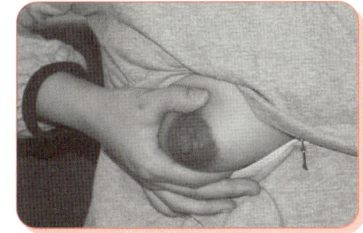

● C자형 유방 잡기

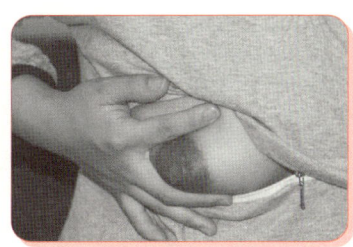

● 담배 잡기형 유방 잡기(×)

하는 것이 아니라면 아기가 젖을 빨기 시작하면 손은 놓아도 된다.

아기가 입을 크게 벌리도록 자극한다

대부분의 엄마들은 아기가 배가 고파 칭얼거리면 급한 마음에 제대로 입을 벌리지도 않았는데 억지로 밀어 넣듯이 젖을 먹이는 경우가 있다. 그러나 이때는 아기의 혀에 유두가 걸려 깊숙이 유방을 물지 못하고 아기가 유두 앞을 자꾸 건드려 상처가 생기기 쉽고 유두가 쓰리고 아프다. 또한 아기도 젖을 효과적으로 먹지 못한다.

그러므로 아기가 충분히 입을 벌릴 수 있도록 유두나 엄마의 손가락으로 아기의 아랫입술을 살살 건드려준다. 그러면 아기는 반사적으로 입을 크게 벌리며 젖을 입에 물려고 한다. 다시 말해 입 벌리는 반사를 충분히 자극하는 것이다. 이때 입 모양은 하품하듯이 크게 벌어지며 약 140도 정도 벌어진다. 만약 너무 세게 유두를 아기에게 비비면 오히려 그로 인해 상처가 심화될 수 있으므로 주의

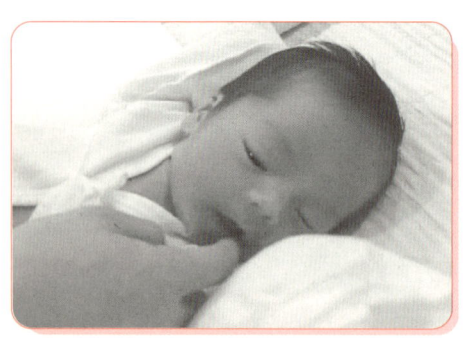

● 손가락으로 아랫입술을 건드린다.

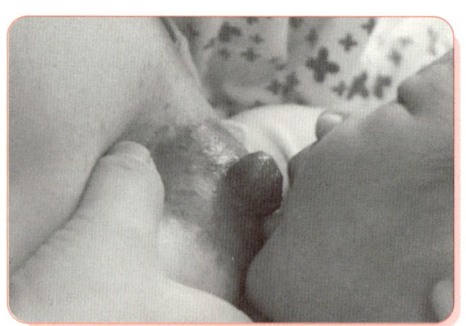

● 유두로 입술을 건드린다.

한다.

　엄마는 아기가 입을 크게 벌리도록 하기 위해 다른 신호를 가르칠 수도 있다. 아기의 입술을 건드리며 "입 벌려"라고 말하고 엄마의 입을 크게 벌리는 것이다. 이렇게 하면 아기는 "입 벌려"라는 말을 엄마의 입을 크게 벌리는 것으로 연관시키는 것을 배울 수 있으며 젖으로 보상해주면 이는 더욱 강화된다.

🐤 아기를 밀착시킨 자세 유지하기

　아기가 입을 크게 벌리면 엄마는 아기가 입안 깊숙이 유륜까지 젖을 물 수 있도록 한 다음 재빨리 엄마의 가슴 쪽으로 당겨준다. 아기가 입을 크게 벌릴 때 아기는 엄마의 유두 앞에 입을 두기보다 코를 두는 것이 좋다. 또는 아기의 입천장 쪽을 향해 유두가 약간 세워져있는 것이 좋다. 그러면 아기의 혀에 유두가 얹히게 되고 아기는 많은 부분의 유륜을 충분히 입에 넣을 수 있게 된다.

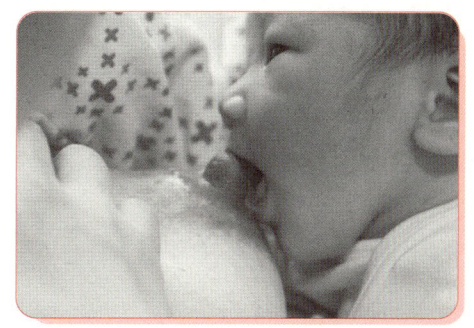

● 아기의 코 앞에 유두가 오게 한다.

　많은 초보 엄마들이 처음 젖을 먹일 때 흔히 하는 실수는 아기가 엄마 쪽으로 오도록 안는 것이 아니라 엄마가 아기 쪽으로 몸을 기울이는 것이다.

　이런 자세를 취하면 엄마의 허리나 어깨에 무리가 간다. 그래서 몇 번 수유를 시도하고 난 후 몸살이 나거나 허리나 어깨가 아파 젖

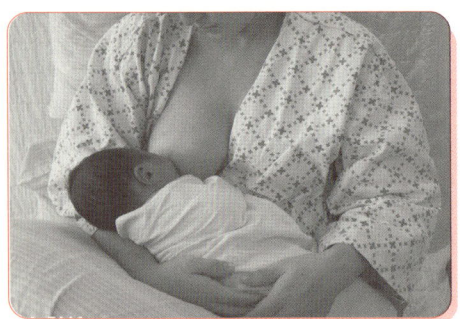

● 아기를 편안히 안고 먹이는 자세

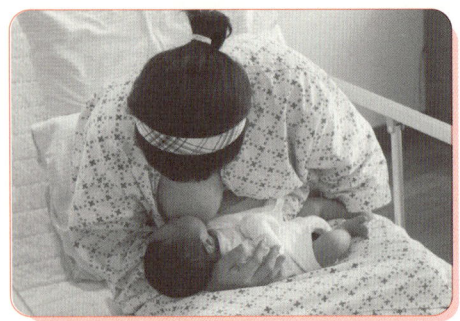

● 엄마가 몸을 숙여 젖을 먹이는 경우(×)

을 먹일 수 없다면서 포기하기도 한다.

엄마가 편안해야 아기도 편안하게 생각한다는 것을 믿고 일단 엄마가 편안한 자세를 잡은 다음 아기를 엄마 쪽으로 당겨 안는 것이 좋다.

아기의 입술이 크게 하품하듯이 벌려져 아기가 유륜의 위쪽보다 아랫부분을 더 많이 물고 있고 엄마도 편안하다면 아기가 유방을 잘 물고 있는 것이다.

엄마들이 흔히 하는 실수로는 다음과 같은 것들이 있다.

- 아기의 코보다 입을 유두에 가져간다.
- 아기의 입이 크게 벌어지기도 전에 아기를 가슴으로 잡아당긴다.
- 아기를 재빠르게 당기지 않는다.
- 아기가 유방을 잘 물기 전에 유방을 놓아버린다.

제대로 안고 있으면 아기는 머리를 약간 위로 들고 엄마를 바라보는 자세가 된다. 이때 아래턱은 엄마의 유방에 닿아있고 코는 유방에 닿아있을 수도, 떨어져있을 수도 있다.

아기의 코가 유방에 닿아있다고 해서 아기가 숨을 못 쉬거나 하는 일은 없다. 콧등 아랫부분에 움푹 패인 부분이 있어 아기가 숨을 쉬는 것에는 아무 문제 없다. 그러나 엄마가 보기에 아기가 힘들어 하는 것 같다면 엄지손가락으로 살짝 윗부분을 눌러주면 된다. 그러나 유방을 지나치게 잡아당기면 유륜조직이 아기의 입 밖으로 빠져나올 수 있으므로 주의한다.

엄마가 아기 무게를 한 팔로만 지탱하면 몸에 무리가 올 수 있다. 아기의 몸무게는 처음 안을 때와 그 상태가 지속될 때 느껴지는 무게감이 확실히 다르다. 그러므로 엄마는 베개, 쿠션 등을 충분히 활용하여 좀 더 편하게 오래 앉아있을 수 있도록 하는 것이 좋다.

아기를 안고 있는 팔 밑에도 쿠션을 넣어주면 엄마가 팔에 힘을 풀고 있어도 아기는 엄마와 밀착된 상태를 유지할 수 있다.

🍼 아기의 젖 빨기

처음 젖을 물리기 시작할 때 아기의 빠는 힘 때문에 오는 약간의 유두동통은 누구나 경험하게 되며 보통 1~2주 사이에 좋아진다. 아기가 처음 젖을 물기 시작할 때는 불편하다가도 아기의 빨기가 지속되면서 점차 편안해지는 것이 정상이다. 약간의 상처가 생겼다 하더라도 초기 며칠이 지나고 아기가 제대로 빨게 되면 유두는 다시 회복하며 점점 좋아진다.

그러나 출산 후 더욱 예민해져있는 유두가 아기의 잘못된 빨기로 인해 깨진 듯이 아프거나 피가 날 수도 있다. 유두열상의 대부분의 이유는 잘못된 빨기에 의한 것이므로 아기가 제대로 잘 빨고 있는지 확인해야 한다.

유두에 상처가 있다면 젖을 충분히 먹이고 난 후 남은 젖을 조금 짜서 유두와 유륜에 충분히 적셔준다. 그리고 잠시 공기 중에 노출시킨 후 속옷을 입는다. 상처가 난 유두는 유즙을 발라 건조시키는 것만으로도 충분히 상처가 치유될 수 있기 때문이다. 대신 건조시킨다고 해서 헤어 드라이어나 선풍기 바람을 이용해서는 안 된다. 유두를 공기 중에 노출시키는 것은 중요하며 많은 엄마들이 수유패드를 브래지어 속에 넣고 사용하는데 수유패드가 축축하게 젖어있는 것은 상처가 있는 유두에 좋지 않다. 그로 인해 감염되고 문제가 생길 수 있다.

아기에게 수유하는 동안 엄마는 삼키는 소리를 들을 수 있어야 한다. 매번 삼키는 소리를 들을 수 있는 것은 아니지만 말이다. 어떤 아기들은 꿀꺽꿀꺽 넘기는 소리가 소란스럽고 어떤 아기들은 매우 조용할 수 있다. 중요한 것은 아기가 젖을 먹는 동안 혀 차는 소리가 나지 않아야 한다는 것이다. 보통 아기가 올바르게 젖을 빨고 있다면 혀 차는 소리가 들리지 않는 것이 정상이다.

우유 먹는 아기들은 "쩝쩝쩝……", "쪽쪽쪽……" 하지만 젖 먹는 아기들은 "오물오물오물…… 꿀꺽"이다.

다음은 아기가 젖을 제대로 물고 있다는 증거이다.

- 아기의 몸이 엄마를 향해있고 아기가 입속 가득히 젖을 물고 있다.

- 아기의 턱 끝이 엄마의 유방에 닿아있거나 가까이 있고 아기 코는 살짝 유방에 닿아있을 수 있다.
- 유방을 물면 아기의 입술은 밖으로 내밀어져있고 힘을 빼고 있다.
- 아기의 혀가 엄마의 유방 아래를 감싸고 있다.

엄마에 따라 젖 사출 반응이 강한 경우 아기가 젖을 빠는 동안 또는 젖을 물리기 전에 바늘로 콕콕 찌르는 느낌이나 찌릿찌릿한 느낌, 또는 젖이 짜지는 듯한 느낌이 강하게 나기도 한다. 이런 반응들은 모두 정상적인 것으로, 시간이 지나면서 느끼는 강도가 약해진다.

엄마의 젖이 사출되면 다음과 같은 증후들이 나타날 수 있다.

- 분만 후 처음 며칠 동안의 자궁수축과 혈류의 증가
- 핀으로 콕콕 찌르는 듯한 통증(그러나 어떤 여성들은 전혀 느끼지 않기도 한다)
- 꿀꺽꿀꺽 삼키기
- 아기의 입 한쪽에 젖이 보인다.
- 엄마가 편안함을 느낀다.
- 아기의 빨고 삼키는 양상이 빨리 빨고 삼키는 것에서 천천히 오래 빨고-빨고-삼키는 양상으로 변한다.

수유 끝내기

수유를 끝내는 가장 이상적인 시기는 아기가 유두를 스스로 놓을 때까지 기다리는 것이다. 아기는 빨고 싶은 만큼 충분한 시간 동안 젖을 먹어야 한다. 아기는 빨고 있는 젖을 놓거나 또는 가볍게 깨워도 더 이상 젖을 빨지 않음으로 해서 젖 먹기를 끝내는 신호를 보내온다.

이때는 아기를 가볍게 안아 일으켜 등을 한두 번 쓸어준 다음 다른 쪽 젖을 마저 물려본다. 젖 빨기를 계속한다면 더욱 충분히 젖을 물려주고 만약 더 이상 젖 빨기를 하지 않는다면 젖 먹이기를 끝낸다.

많은 아기들이 젖을 빨지는 않으면서 유두를 빼려고 하면 꼭 물

젖을 먹일 때는 양쪽 젖을 다 빨게 하나요?

일반적으로는 한번 먹일 때 한쪽 유방을 충분히 빨린 다음 아기가 자거나 빨지 않으면 잠시 세워 안아준 다음 반대편 유방을 물려보는 것이 좋습니다. 아기가 다시 먹기 시작하면 더 먹이면 되고 그대로 잠이 들어 깨지 않는다면 그만 먹이면 됩니다. 다음번에 먹일 때는 아까 안 먹은 쪽 혹은 덜 먹은 쪽 유방을 먼저 먹입니다. 초기에는 젖 양을 늘리기 위해 양쪽 젖을 충분히 빨려야 하지만 젖 양이 늘어나고 아기가 잘 빤다면 아기가 먹는 대로 맡기면 됩니다.

고 놓지 않아 유두손상이 생기거나 아픔을 겪는 경우가 있다. 오래 물고 있다고 계속 젖을 잘 빠는 것이 아니므로 아기가 적당히 배가 부르다고 판단되고 엄마가 힘이 든다면 아기를 엄마에게서 떼어놓을 필요는 있다. 그러나 굳이 아기를 떼어놓기보다 아기와 함께 편안한 자세로 같이 자는 것도 좋은 방법이다. 그러다 보면 아기는 자연스럽게 엄마로부터 떨어진다.

아기의 빨기를 멈추게 하고 유방을 빼는 방법은 다음과 같다.

● 아기의 입에서 유방 배기

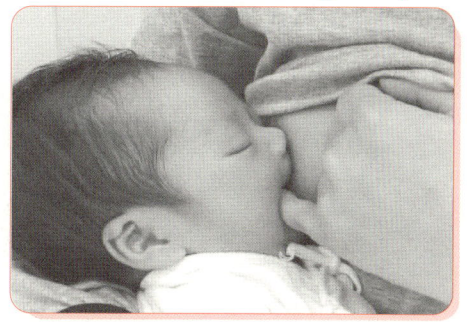

❶ 손가락을 아기의 입에 끼우거나

- 아기 입 안 한쪽으로 손가락을 넣어 입을 벌리게 한다.
- 아기의 턱을 아래로 당긴다.
- 아기의 입 근처에 닿아있는 유방을 살짝 누른다.

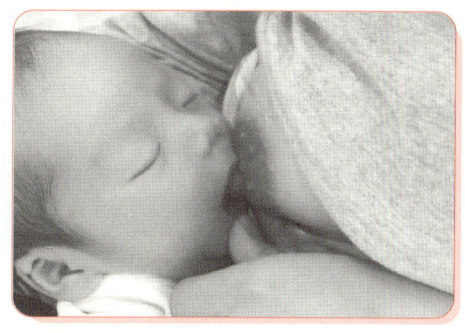

❷ 아기의 아래턱을 밀어내어 입을 벌리게 한 후 유방을 빼낸다.

아기는 잠깐 놓친 유두를 아쉬워하며 칭얼대게 되는데 그때 엄마는 아기를 가슴에 포근히 안아 트림을 시키는 모양으로 등을 쓸어주면서 진정시켜준다. 만약 아기가 계속 젖을 물고 있기를 강하게 원하고 엄마가 힘들지 않다면 아기의 만족감이나 안정감을 위해 시간을 할애하는 것도 좋다. 이때는 좀 더 편안한 자세를 취해준다.

엄마 젖은 아기에게 영양학적으로 우수할 뿐만 아니라 젖을 먹는 동안의 스킨십은 아기와 엄마의 애착 형성을 위해서도 무척 중요하다. 또한 이로 인해 정서적으로 아기를 안정시킬 수 있다.

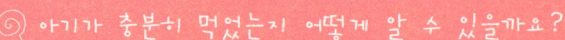 트림 시키기

엄마 젖을 먹는 아기들은 분유를 먹는 아기들과 달리 트림을 꼭 시켜주어야 하는 것은 아니다. 하지만 아직 아기의 소화기관이 짧고 역류를 막아주는 문이 완성되어있지 않아서 젖을 잘 게워내는 아기들은 트림을 시켜주는 것이 좋다.

아기를 트림 시킬 때는 아기의 몸을 세워주어 음식물이 좀 더 아

아기가 충분히 먹었는지 어떻게 알 수 있을까요?

아기가 잘 먹었다는 증거는 다음과 같습니다.
- 빨고 삼키는 간격이 길어진다.
- 입에 힘이 자연스럽게 빠진다.
- 빠는 것을 스스로 멈춘다.
- 젖에서 자연스럽게 떨어진다.
- 입의 움직임이나 찾기 반사가 없어진다.
- 근육의 긴장도가 떨어지고 팔을 자연스럽게 편다.
- 아기가 안정되어 보이거나 스스로 잠이 든다.

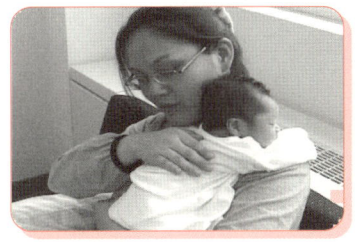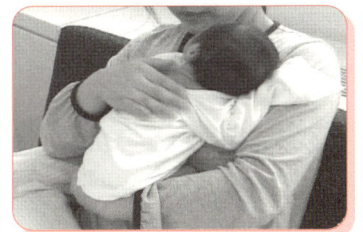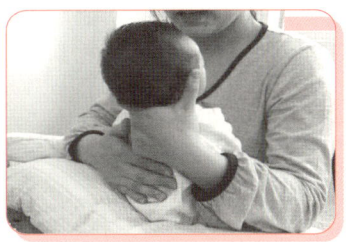

●트림 시키는 방법

래로 내려가도록 도와주면 된다. 아기를 엄마의 어깨 위까지 올려
서 아기의 상체가 엄마의 어깨에 걸쳐지게 하고 한 손은 아기의 엉
덩이를 받치고 다른 손은 아기의 등을 쓰다듬거나 토닥거려주거나,
가슴 앞에 안고 머리를 가슴에 기대게 한 뒤 엄마가 상체를 약간만
뒤로 젖혀주거나, 또는 아기를 엄마의 무릎 위에 앉히는 자세로 머
리를 받치고 등을 쓸어준다. 아기가 트림을 하지 않더라고 불편해
하지 않는다면 눕혀주고 잠시 아기의 상태를 관찰한다.

❤ 정상 분만을 한 엄마의 젖 먹이기

분만 후 처음 며칠이 젖 먹이기에 가장 중요한 시기이며 아기가
태어난 직후부터 젖 먹이기를 시작하는 것이 좋다. 모자동실이 가
능한 병원이라면('아기에게 친근한 병원' 참조) 신생아실에서의 초기
관찰 시간이 지나고 나면 아기를 데리고 와서 젖 먹이기를 시작하
는 것이 좋다. 이는 엄마와 아기의 애착 형성에 무척 중요하다.

엄마 젖만 먹는 아기는 생후 만 하루 동안 대변 한 번, 소변 한 번

정도만 봐도 괜찮다.

　엄마는 앉아서 젖을 먹일 때 회음부가 많이 아플 수 있으므로 회음 방석을 사용하는 것이 좋다. 필요 시 진통제를 복용해도 된다. 젖 먹일 때 어깨나 손목 등에 힘을 주지 않도록 쿠션이나 베개 등을 준비하는 것도 좋다.

　아기가 젖을 빨게 되면 옥시토신이 분비되고 이 호르몬은 엄마의 자궁수축에 도움을 준다. 젖을 먹이는 동안 분비물이 많이 흐르는 것을 느낄 수 있는데 자궁 안에 고여있는 분비물이 배출되는 것이며 그만큼 자궁수축이 잘되고 있다는 증거다(산후 몸의 변화에 대해서는 140페이지 '엄마의 위생관리'를 참조).

🐦 제왕절개 수술을 받은 경우

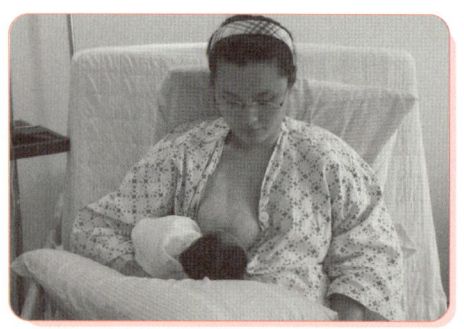

●옆구리에 끼워 먹이면 배가 덜 불편하다.

　수술로 아기를 낳아도 젖 먹이는 것에는 문제가 없다. 수술 시 사용하는 마취약이나 항생제는 젖 먹이기에 전혀 문제가 되지 않으므로 모유를 먹여도 된다. 아기에게 아무런 문제도 없다면 젖 먹이는 것을 망설일 이유가 없다. 오히려 젖 먹이는 것을 일찍 시작하는 것이 자궁수축과 출혈 예방에 좋다.

　제왕절개 시에도 수술 후 수술실에서 바로 젖 먹이는 것을 시도하는 것이 바람직하다. 그렇게 하기 위해서는 미리 주치의와 마취 방법에 대해 의논을 하고 가능하면 전신 마취보다는 하반신 마취를 부탁하도록 한다. 물론 수술을 했기 때문에 젖을 먹이는 데 다소 불편함이 있을 것이다. 제왕절개한 엄마는 앉아서 젖을 먹이는 것이 많이 불편하므로 누워 먹이는 것이 좋다. 돌아눕기 편하도록 침대의 난간을 올려놓는다. 등과 무릎 사이에 베개를 놓으면 자세를 잡는 데 도움이 된다. 앉아서 젖을 먹일 때는 옆구리에 끼워 먹이는 자세를 취하면 배가 덜 아프다.

제왕절개 분만 후 항생제를 사용하는데도
젖을 먹일 수 있나요?

수술 후 통증 완화에 사용되는 약이나 항생제는 아기에게 영향을 주지 않는 것으로 밝혀졌습니다. 또한 초유는 양이 적기 때문에 엄마 젖을 통해 아기가 먹게 되는 양도 아주 적은 양입니다. 이는 초유의 여러 가지 장점에 비한다면 아주 미미한 것이라 할 수 있습니다. 즉 수술을 했다고 젖을 먹이지 못할 이유는 없습니다.

출산 첫날의 산후조리는 이렇게

- 아기에게 젖을 먹이는 것을 제외하고는 충분한 휴식을 취해 출산으로 인한 피로에서 회복할 수 있도록 돕습니다. 가능하면 아기는 빨리 병실로 데려와서 모유 수유를 시작합니다.
- 조기 보행은 분만 수시간 후부터 권장됩니다. 조기 보행은 방광 합병증 및 변비를 감소시키며 더욱 중요한 것은 정맥혈전증 및 폐전색증과 같은 분만 후의 심한 합병증의 위험성을 감소시킵니다. 단 분만 후 첫 보행은 어지러워 실신할 수 있기 때문에 부축이 필요합니다.
- 음식은 부드럽고 따뜻한 소화하기 쉬운 음식을 골라 먹습니다.
- 분만 후 가능한 한 빨리 소변을 봅니다.
- 오로 처리와 함께 출혈에 주의합니다.
- 병원 내부를 간단히 움직이거나 침상 내에서 손과 발을 움직여 혈액순환을 돕습니다.

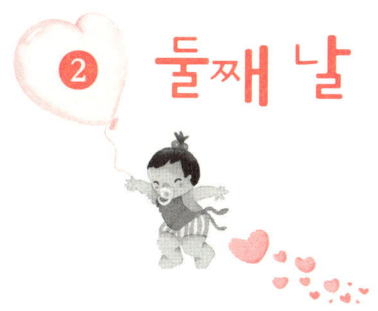

❷ 둘째 날

    엄마와 아기가 만난 지 만 하루가 지났다. 둘째 날이 되면 엄마와 아기가 서로 편안하게 젖을 먹일 수 있는 최적의 자세를 찾게 된다. 여러 가지 자세를 시도해보면 내가, 그리고 우리 아기가 가장 편안하게 생각하는 자세를 알 수 있을 것이다.

    매일의 수유 방식은 아기마다 다르다. 아이들 각자의 방식도 날마다 바뀌며 아기가 자람에 따라 변화한다. 젖 빨기를 잘하는 건강한 아기는 자연스럽게 자신의 수유 패턴에 적응해갈 것이다. 그러므로 엄마는 시계를 보고 수유하는 것이 아니고, 아기를 관찰하여 적절하게 젖을 먹여야 한다.

    수유가 잘 이루어지고 있다면 24시간 이내에 1~2회 이상의 소변과 적어도 1회 이상의 태변을 보아야 한다. 만약 태변과 소변을 보지 않는다면 더 자주, 충분히 젖을 주어야 한다. 가능하면 자주,

아기가 원할 때마다 젖을 먹이는 것이 좋다.

출생 후 하루 동안 아기는 때때로 점액을 게워내거나 종종 구역질을 한다. 어떤 아기들은 적은 양의 초유를 게워낸다. 아기가 태어난 첫 주 동안 찻숟가락으로 한두 개 정도의 양을 게워내는 것은 정상이다.

아기들은 젖을 먹은 직후 딸꾹질을 하기도 하는데, 이럴 때 아기에게 물이나 다른 어떤 것도 줄 필요가 없다. 아기들은 딸꾹질로 힘들어하지 않으므로 멈출 때까지 기다리면 된다.

엄마는 2시간마다 계속 젖을 먹이게 되므로 많이 피곤할 수 있다. 따라서 낮이라도 아기가 잘 때 같이 잠을 자면서 틈틈이 휴식을 취하는 것이 좋다. 엄마도 아기의 생활 패턴에 맞추어가는 것이다. 간혹 아기들은 수유 후 4시간이 지나도 먹으려 하지 않고 잠만 자기도 하는데 이럴 때는 깨워서 먹여야 한다.

유두 통증이 있는 경우에는 젖을 먹인 후 바로 옷을 걸치거나 속옷을 입지 않는다. 젖을 짜서 유두에 바른 후 공기 중에 노출시키는 것이 유두의 통증을 덜어준다. 유즙에는 유두의 상처 회복을 도와주는 성분이 있다. 또한 수유패드를 사용할 때는 자주 교환해주도록 한다.

제왕절개를 한 엄마는 둘째 날부터 침상에서 가볍게 운동을 시작하며, 앉아서 수유를 시도할 수 있다.

🐳 유방의 충만감

유방이 더 커지고 무거워지면서 팽팽한 느낌과 함께 충만감이 드는 것이 정상이다. 모유량이 증가하며 엄마의 몸이 아기를 위한 준비를 하는 시기다. 이러한 느낌은 사람마다 달라 대부분 2~3일째에 많이 느끼지만 1주일쯤 되었을 때 느끼는 경우도 있다.

🔍 젖 먹이는 건 너무 피곤해요!

아기가 젖을 먹는 동안 엄마는 굉장히 졸립다고 느낄 수 있습니다. 많은 엄마들이 "내가 젖 먹이는 것 때문에 피곤해서 그런가?"라고 생각하며 젖을 먹이는 일은 힘들다고 단정하는 경우가 있습니다. 하지만 젖을 먹이는 동안 졸음이 쏟아지는 것은 엄마의 몸에서 분비되는 프로락틴이라는 호르몬 때문입니다.

아기가 젖을 빨면 프로락틴이 증가합니다. 이 프로락틴은 엄마 몸의 근육 긴장도를 낮춰주고 엄마는 점점 졸리게 됩니다. 그래서 많은 엄마들은 모유 수유로 인해 피곤하다고 생각하고 잠을 잘 자지 못하는 것이 모유 수유 때문이라고 생각하지만 연구에 의하면 모유 수유를 하는 엄마들이 분유를 먹이는 엄마보다 숙면 시간이 긴 것으로 나타났습니다.

수유하는 동안 졸리면 아기가 먹는 동안 엄마는 뒤로 기대어 편안히 가벼운 잠을 청할 수도 있습니다. 혹은 아기가 먹는 동안 엄마는 책을 읽거나 음악을 듣는 등 앉아서 할 수 있는 다른 일들을 할 수 있습니다. 그렇다고 해서 젖을 먹는 아기를 무시하고 완전히 다른 곳에 정신을 쏟아서는 안 됩니다. 단지 조금의 여유를 가질 수 있다는 이야기이므로 아기에 대한 긴장감은 늦추지 맙시다.

아기가 젖을 잘 먹으면 대개 1개월 이내에 꽉 찬 느낌은 가라앉는다. 꽉 찬 느낌이 가라앉은 후에도 젖 양은 충분하며, 유방은 초기보다는 훨씬 부드럽게 느껴질 것이다.

많은 엄마들이 유방의 꽉 찬 느낌을 울혈로 생각하는데 그렇지 않다. 울혈은 충만감을 느낄 때 아기가 제대로 젖을 먹어주지 못하면 진행되는 것이다.

충만감은 아기가 효과적으로 젖을 먹으면 가라앉았다가 다시 꽉 차는 느낌이 반복된다. 이때는 아기에게 먹이기 전 약간의 마사지를 하는 것이 도움이 되며, 아기가 잘 먹는다면 특별히 마사지를 하지 않아도 된다.

마사지가 꼭 필요한가?

아기가 젖을 잘 빨고 젖 분비도 잘된다면 꼭 마사지를 하지 않아도 된다. 마사지를 하는 목적은 젖의 흐름을 좋게 하여 아기가 잘 먹게 하거나 젖이 잘 짜지도록 돕기 위함이다. 그렇기 때문에 아기가 먹는 데 문제가 없고 젖이 잘 나오는 상태라면 굳이 마사지를 할 필요는 없는 것이다. 그러나 아기가 젖을 빨 수 없거나 잘 빨지 못할 때는 마사지가 도움이 된다. 아기에게 젖을 먹이기 직전 온습포로 잠시 동안 마사지를 하면 유방이 더워져 유관을 확장시켜주고, 유관동에 젖이 잘 모이도록 도와준다.

그러나 꼭 마사지를 해야만 젖을 먹일 수 있는 것은 아니다. 또한 마사지를 할 때 너무 뜨거운 수건을 사용하는 것은 좋지 않다. 지나치게 뜨거운 물수건을 사용하면 예민한 유방에 수포가 생기는 경우도 종종 있으므로 주의한다.

많은 엄마들이 마사지는 열심히 하면서 젖을 비우지 않는 잘못을 범하기도 한다. 마사지 후에는 아기에게 충분히 젖을 먹여 젖을 비워야 한다. 그런데 아기에게 젖은 물리지 않고 마사지만 열심히 하면 젖이 불어 울혈을 가속화시킨다.

마사지는 아기에게 좀 더 젖을 잘 먹이기 위한 방법이다. 젖 먹이는 기본은 아기에게 자주 젖을 물려 충분히 먹도록 하는 것이다.

아기에게 젖 공급을 원활하게 하기 위해 마사지를 한다면 다음과 같은 방법으로 하는 것이 좋다.

유방 마사지

유방 마사지의 원칙은 없다. 먼저 미지근한 물수건으로 유두를 피한 나머지 유방에 5분 정도 덮어준다.

유방 가장자리에서 유두 방향을 향해 손가락으로 원을 그리며 가볍게 마사지를 한다. 몇 초간 한곳을 원을 그리며 마사지한 다

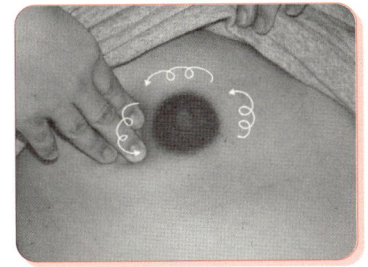
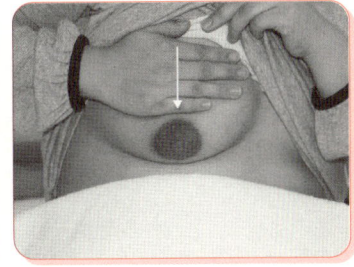

●유방 마사지 방법

음 계속 위치를 옮겨가며 마사지를 한다. 유륜 주위도 나선형으로 마사지한다.

그리고 유방 가장자리에서 유두 방향으로 쓰다듬어준다.

유방 관리는 이렇게 해요!

처음으로 젖 먹이기를 준비하는 엄마들은 "젖 먹일 때 유방을 어떻게 소독해야 하나요?"라는 질문을 심심찮게 한다. 젖 먹이기 전 유방 관리는 특별한 것이 없다. 평소 유방과 유두를 깨끗한 물로 씻어내는 것만으로도 충분하다. 오히려 젖 먹이기 전에 매번 유두를 씻는 것은 유두를 보호하는 오일을 제거하게 되므로 좋지 않다. 특히 첫 젖 먹이기의 경우에는 유두에서 나는 고유의 냄새를 제거하게 되어 젖 먹이기를 더 어렵게 만든다. 그러나 꼭 씻어야 한다면 유두 주변을 물수건으로 가볍게 닦아주는 정도가 좋다.

목욕 시에도 유두 주위에는 비누나 알코올 등 자극성 있는 물질의 사용을 피하고 피부용 크림도 사용해서는 안 된다. 일반 크림이나 연고는 젖 먹이기 전에 닦아내야 하기 때문에 이때 유두의 오일도 함께 제거된다. 그러면 유두가 더욱 건조하고 무르게 되어 유두 통증을 일으킬 수 있다. 젖을 먹일 때 유두에 통증이 있다면 젖 먹이는 자세를 바꾸는 것이 좋다.

젖이 붓지 않아요

어떤 엄마들의 경우에는 아직까지 유방에 별다른 변화가 없을 수도 있다. 남들에게 들은 것처럼 찌릿찌릿하거나 젖이 붓는 느낌도 없고 유방이 변화하는 모습을 확인할 수 없다고 해서 빈 젖이라고 생각하거나 젖이 나오지 않는다고 생각하는 것은 금물이다.

젖은 아기가 빨아야 나오는 것이고 초유란 굉장히 양이 적다. 아직까지는 젖이 늘어나는 시기이므로 열심히 아기에게 빨려야 한다는 것만 생각하자. 사람에 따라서는 벌써부터 눈에 띄게 젖이 많다고 생각하는 경우도 있지만 대부분 젖이 부족하다고 느끼는 시기다.

태변을 봤어요

아기가 출생 후 1~2일 사이에 처음 배설하는 암록색의 변을 태변이라고 하며 배내똥이라고도 한다. 암록색에 끈적끈적하고 냄새가 없다. 건강한 신생아는 90퍼센트가 출생 후 24시간 이내에, 98퍼센트가 36시간 이내에 태변을 본다.

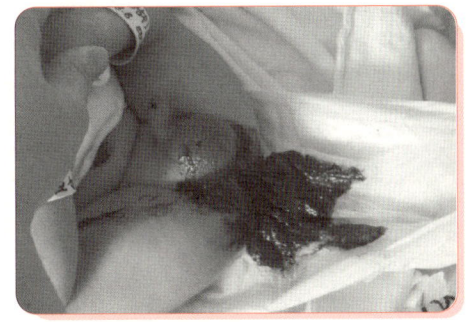

●정상적인 태변

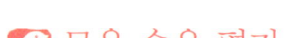 모유 수유 평가

이제 제법 아기가 빠는 것 같은데 정말 내가 잘하고 있는지, 아기가 잘 먹고 있는지 궁금하게 생각될 것이다. 아직은 아기의 기저귀나 체중 증가로 잘 먹고 있는지를 판단하기 어려운 시기이고 그래서 더욱 조바심이 난다. 원할 때마다 열심히 먹이고 있다고 생각되지만 아기는 자꾸 부족한 듯 젖을 찾는 것 같거나 또는 잠만 잔다고 느껴진다. 아직 엄마 스스로 잘하고 있다는 확신을 가지기 어려운 때이니 모유 수유를 평가할 수 있는 방법이 필요하다. 아래의 표는 엄마 스스로 또는 의료인이 모유 수유 상태를 평가하는 데 사용된다. 이 문항들로 엄마 스스로 모유 수유를 평가해볼 수 있다.

By Jensen D, Wallace S, Kelsay P.(1994) JOGNN .

	0점	1점	2점
유방과의 접촉		• 아기의 입은 유방을 잘 물고 있고 • 빨기를 여러 차례 자극해야 하고 • 오직 유두 끝만 물고 유관동이 충분히 물리지 않았다.	• 아기의 입은 유관동을 만족스럽게 물었고 • 유륜 위에 혀가 놓여있고 • 입술은 밖으로 뒤집어져있고 • 턱과 관자놀이가 잘 움직이고 • 보조개가 생기지 않고 • 적당히 흡입하고 • 리드미컬한 빨기가 유지되고 • 10초에 6~7번의 빨기가 이루어진다.
삼키는 소리	• 안 들린다	• 아주 드물게 들리고 보통은 자극을 주었을 때만 들린다.	• 짧게 삼키는 소리가 들리고 • 효과적으로 숨을 내쉬고 • 아기의 삼키기는 몇 번의 빨기 다음에 있다(몇 번 빨고 한 번 삼킨다).

유두 형태	• 함몰	• 편평하거나 납작하다.	• 돌출되고 자극 후에는 밖으로 튀어나온다.
만족감	• 유방이 단단하고 • 울혈되어 탄력이 없고 • 긴장되어있고 • 매우 붉어 보이거나 열상, 출혈, 큰 물집, 또는 멍든 것 같은 모양을 하고 있다.	• 적당하게 유연하고 • 유방을 충분히 물었을 때 탄력 있게 잡아당겨지고 • 유방 상처, 약간의 불그스름함이 있다.	• 유방조직은 부드럽고 탄력적 • 불그스름함, 상처, 물집, 출혈, 또는 열상의 증상이 없고 • 엄마의 상태는 편안하다.
도움	• 수유가 힘들어 전반적으로 도움이 필요하다.	• 먹일 때 자세와 젖 물기에 도움이 필요하다.	• 도움 없이도 엄마 스스로 아기를 가슴으로 데려와 자세를 잡을 수 있다.

● 만약 5~7점의 점수가 나왔다면 비교적 잘하고 있다고, 8~10점이라면 아주 잘하고 있다고 평가할 수 있다.

출산 2일째 산후조리는 이렇게

● 모유 수유의 성공 여부는 분만 후 첫 일주일 동안 얼마나 관리를 잘하느냐에 따라 상당히 많이 좌우됩니다. 출산 후 첫 몇 일 동안 나오는 젖은 초유라 하여 매우 적은 양의 젖이 분비되지만 아기는 그 적은 양으로도 충분한 영양공급을 받을 수 있기 때문에 양에는 상관없이 아기의 요구에 맞게 잦은 모유 수유를 실시하는 것이 좋습니다. 아기가 너무 오래 잘 때는 아기를 깨워 수유를 합니다. 이 시기에 젖 양이 적다고 분유를 먹이기 시작하면 모유 수유는 성공하기 어렵습니다.

● 몸을 일으킬 수 있으므로 오로 처치를 직접 할 수 있습니다. 일어날 때 벌떡 일어나는 것을 삼갑니다.

- 하루 2~3회 좌욕을 시작합니다. 출산(자연분만) 후 회음부의 상처와 질 등에 염증이 생기는 것을 방지하기 위해서는 자주 좌욕을 하는 것이 좋습니다. 또 치질이 있을 경우에도 효과적입니다.
- 회음부 청결에 신경을 씁니다.
- 영양가 높은 식사를 합니다.
- 걷기 등의 쉬운 산욕 체조를 시작합니다.

③ 셋째 날

자연분만을 한 경우는 퇴원을 준비하는 시기다. 아기는 병원에서 퇴원하기 전 황달 검사, 신생아 청각 선별 검사, 선천성 대사이상 선별 검사 등 필요한 검사를 하고 소아과 의사의 진찰을 받은 후 퇴원한다. 퇴원 시에는 다음 예약 일, 선별 검사 결과 확인 방법, 예방 접종 일정 등을 확인하는 것이 좋다.

젖이 불었어요

출산 후 2~3일 정도가 지나면 젖이 붓는다고 느끼지만 실제로 젖은 분만 후 지속적으로 늘고 있는 상태이다. 다만 분만 직후부터 아기가 잘 빨아주어 젖을 비워주었다면 젖이 불어있다는 느낌에 비해 불편감은 크지 않을 것이다. 그러나 반대로 아기가 제대로 잘 먹어주지 않았거나 자주 먹을 기회가 없었다면 젖은 정체되어 불편감은 더욱 심해질 것이다. 이때는 지속적으로 자주 먹이는 것이 가장 중요하다. 물론 밤에도 계속 젖을 주어야 한다. 아기를 데리고 집에 온 며칠 동안 엄마는 힘들다고 느낄 것이다. 이 시기에는 되도록이면 자신과 아기를 돌보는 것에만 신경을 쓰는 것이 좋다.

아기를 낳고 어느 정도 회복이 되었더라도 엄마가 아기에 대해 알고 젖 먹이는 방법을 배우는 것은 매우 중요한 일이다. 쉬면서 안정을 찾고 즐거운 환경을 만드는 것은 불안이나 걱정을 예방하는 데 도움이 된다. 또 잘 먹기 위해 노력하되 식욕이 떨어졌다고 걱정할 필요는 없다. 출산 후 첫 2주 동안은 정상적인 현상이다.

제왕절개 산모는 보통 이날부터 식사를 시작하고 침대에서 나와 걷는 운동을 시작한다. 식사를 하면서 운동을 제대로 하지 않으면 장 운동이 잘 되지 않아 배에 가스가 차게 된다. 이럴 경우 가스가 수술 부위를 자극해 통증이 심해질 수 있으므로 어지럼증에 주의하면서 운동을 해야 한다.

아기가 젖만 물리면 자려고 해요.
이럴 때는 깨워서 먹여야 하나요?

신생아기에는 하루 8~12회 정도 먹어야 하며 최소 여덟 번 이상은 먹어야 하는데 만약 아기가 4시간 이상 잠을 자거나 젖을 물고 바로 잠이 들 때는 깨워서 젖을 먹여야 합니다. 졸린 아기를 깨우기 위해서는 방이 더울 경우 창문을 열어 환기를 시키고 양말을 벗기는 등 시원한 환경을 만들고 기저귀를 갈아주는 것이 좋습니다.

- 아기의 손, 발을 부드럽게 만져준다.
- 팔, 다리를 쭉쭉 펴준다.
- 아기의 입술 위에 젖을 짜준다.
- 아기의 등을 문지르거나 토닥거려준다.
- 아기의 기저귀를 확인한다.

유두 통증

엄마 젖을 물리면 초기에는 유두에 통증을 느끼게 되지만 아기가 먹는 동안 그 느낌은 점점 사라지고 편안해져야 한다. 그러나 젖을 먹이는 동안 계속 유두에 통증이 있다면 아기와의 접촉에 문제가 있는 것이다. 그때는 엄마와 아기의 자세를 확인하고 효과적인 자세로 젖을 먹여야 한다. 이것만으로도 유두 통증을 해결할 수 있다.

그러나 엄마의 유방이 너무 불어 아기의 입이 자꾸 유방에서 미끄러지기도 하므로 엄마의 유방이 너무 불지 않도록 아기에게 자주 먹이는 것이 좋다. 이 밖에도 아기의 설소대가 너무 짧아 혀를 제대로 내밀지 못할 수 있으므로 꼼꼼하게 확인한다.

젖의 원활한 공급을 위해 젖을 먹이기 전에 온습포로 유관을 확장시켜주거나 유두가 덜 아픈 쪽의 유방부터 먹이는 것이 좋다. 대신 통증이 있다고 해서 젖 먹이는 횟수를 줄여서는 안 된다. 가끔은 아기가 젖을 물고 있는 상태에서 젖꼭지를 빼내려다 아기가 꽉 물어 상처가 생기는 경우도 있으므로 아기의 입에서 젖꼭지를 빼내려 할 때는 조심해야 한다.

유두 통증을 치료하기 위해서는 젖을 먹인 후 유즙을 유두와 유륜까지 충분히 적신 다음 공기 중에 유두를 노출시켜주자. 상처가 있다고 해서 연고를 사용하면 젖 먹이는 횟수가 줄어들 수 있고, 연고를 닦아내야 하므로 오히려 상처가 심해질 수 있다. 예전에는 실리콘 유두 보호기를 사용하도록 했지만 아기가 유두 혼동을 느끼기도 하고 젖의 양을 감소시키며 위생상의 위험이 있어 권장되지 않는다. 사용하더라도 유두 통증이 심한 동안 단기간만 사용한다.

가끔은 모유 수유 중에 유방에 날카롭고 찌르는 듯한 통증이 있다고 말하는 경우가 있는데 이는 강한 사출 때문이라고 생각할 수 있다.

💬 젖 먹기를 거부해요!

아기가 젖을 잘 물지 않거나 젖을 잘 먹지 못하는 경우가 있다. 그 원인은 시기별로 다를 수 있다. 아기가 태어난 지 1주일 이내에 젖을 잘 물지 않으면 다음을 의심해보아야 한다.

젖 물리는 자세에는 문제가 없는지, 아기와의 접촉은 잘되고 있는지, 출생 후 치료나 투약에 문제는 없는지, 출생 시 손상이 있었던 것은 아닌지, 혹은 다른 질병(코막힘, 아구창 등)이 있는 것은 아닌지를 꼼꼼하게 따져본다.

아기가 지나치게 젖 먹기를 거부하거나 엄마가 안는 것을 싫어하면 엄마는 당황하게 된다. 엄마는 그럴수록 억지로 젖을 먹이려고 하는데 그러면 아기가 더 강한 거부감을 보인다. 이런 일이 반복되면 엄마는 더욱더 좌절감을 갖게 되고 "왜 우리 아기는 나를 싫어할까?"라며 걱정한다.

하지만 아기가 젖 먹기를 싫어하는 것은 엄마에게 문제가 있는 것이 아니라 아기에게 문제가 있는 것이다. 따라서 주위의 도움과 엄마의 노력, 인내심으로 얼마든지 젖 먹이기에 성공할 수 있다는 것을 기억하자.

아기를 안거나 만지면 심하게 보채는 경우 엄마와 아기가 편안하게 젖을 먹을 수 있는 방법을 찾아보는 것이 좋다. 우선 모든 원인을 엄마 탓으로 돌리면 안 된다. 이럴 때 아기는 엄마뿐 아니라 다른 가족이 안아도 심하게 보챌 것이다. 그리고 이런 아기들은 쉽게 흥분할 수 있으므로 아기 주변을 조용하게 하고, 불은 너무 밝지 않게 한다.

젖을 먹이지 않을 때에도 아기를 요람 자세로 자주 안아주어 서서히 젖 먹이기 자세처럼 안아본다. 요람식 자세뿐 아니라 여러 가지 자세로 아기를 안아주어 아기가 편안해하는 자세를 찾는다.

아기가 엄마의 젖과 친해질 수 있도록 실제로 젖을 먹지 않더라도 아기가 엄마 젖 주위에서 좋아하는 대로 하도록 내버려 둔다. 이런 노력을 하면서 2~3주 정도 지나면 아기들은 차차 젖을 잘 먹게 된다.

아기의 배변

아기가 젖을 잘 먹었다면 소변 기저귀는 하루 서너 장 정도를 적시게 되고 대변은 최소 3회 이상 본다. 젖을 먹은 아기들이 묽은 변

을 보는 것은 정상이며 좀 더 많은 횟수의 대변을 보거나 기저귀마
다 소량의 대변을 묻히는 것도 정상이다. 물 같은 변이 매번 기저귀
를 흠뻑 적시지만 않으면 걱정하지 않아도 된다.

변을 자주 보는 것은 아기의 항문이 자극을 많이 받는다는 것이
다. 이때는 흐르는 물로 씻겨주고 공기 중에 노출시켜 말려주는 것
이 좋다.

아기 변은 이렇게 변화합니다

- **태변** : 아기가 생후 첫 몇 일 동안 보는 거무
  스름하고 진득한 변을 태변이라고 합니다.
  이는 아기가 태어나기 전부터 지니고 있던
  변이지요.

- **이행변** : 변의 모습은 첫 1주일 동안 계속 변
  화하며 이것을 이행변이라고 합니다. 비교적
  묽고 점액을 포함하는 녹황색 변으로, 생후
  3~5일 사이에 배출됩니다.

- **정상변** : 생후 5일 후부터는 아기의 영양 상
  태에 따라 정상변을 보기 시작하며 젖을 먹
  이게 되면 난황색의 풀과 같은 변을 배출합
  니다. 몽글몽글하며 참외 씨처럼 보이는 것
  도 있습니다.

만약 아기가 물 같은 변을 기저귀에 흠뻑 적시거나 제대로 먹지 못하며, 하루 2회 미만의 변을 보아 탈수가 걱정될 때는 다음의 증상이 없는지 확인한다. 이러한 증상을 나타낼 때는 소아과 의사와 상담하는 것이 좋다.

- 아기가 힘이 없어 보이며 무기력하다.
- 울음소리가 약하다.
- 피부의 탄력성이 떨어진다(살짝 피부를 집어보면 빨리 원래대로 돌아가지 않고 잡힌 상태로 오래 머물러있다).
- 입과 눈이 건조하다.
- 머리의 대천문(숨구멍)이 움푹 들어가있거나 눌려있다.
- 소변 배설이 감소했다(출생 3일 이후 소변 기저귀가 세 장 이하).
- 아기에게 열이 있다(37.5~38도 이상으로 지속되는 열).

🍞 아기의 딸꾹질

딸꾹질은 횡격막 신경이 자극을 받아 발생한다. 과학적인 근거로는 기온이 변화할 때 하게 된다는 것뿐이다. 신생아들에게서는 젖을 먹고 난 후 위가 늘어났을 때 가장 많이 발생하며, 조금 추울 때도 나타난다. 아직 신경과 근육이 미성숙하기 때문인 것으로 알려져있으며 아이가 건강치 못하다거나 어떤 특별한 질환 때문에 생기는 경우는 거의 없다.

보통 딸꾹질은 1~2분 정도 지나면 자연스럽게 멈춘다. 아주 당연하고 자연스러운 생리적 현상이므로 애써 멈추게 할 필요는 없다. 시간이 지나면 딸꾹질은 저절로 멈춘다.

아기가 우유를 먹고 트림을 하고 딸꾹질을 하는 것은 아기에게 흔한 증상이므로 자주 한다고 해서 소화기 계통의 이상을 의심할 필요는 없다. 대개는 자연스럽게 멈추므로 아기가 힘들어하지 않는다면 그대로 내버려두어도 좋다.

🐷 생리적 황달

이 시기에 나타나는 황달을 신생아 황달 또는 생리적 황달이라고 한다. 신생아 황달은 거의 모든 신생아에게 나타나며 일반적으로 생후 2~3일경에 나타나서, 4~5일에 가장 심해지고, 7~10일이 지나면 저절로 없어진다.

간혹 젖을 먹는 아기 중 엄마 젖을 충분히 먹지 못하는 경우에 황달이 더 심하게 나타날 수 있다. 이것을 조기 모유 황달이라고 하는데 이것 때문에 엄마 젖을 먹는 모든 아기들의 황달이 더 심해진다고 오해하는 경우가 있지만 절대 그렇지 않다. 오히려 젖을 자주, 충분히 먹여주면 태변의 배출을 도와 신생아 황달을 예방하는 데 도움이 될 수 있다. 혹시 아기가 황달 치료를 받는다 해도 모유 수유는 지속할 수 있으므로 의사, 간호사와 충분히 상의하고 도움을 받도록 하자.

신생아 황달은 얼굴에서부터 시작되어 차차 몸 쪽으로 진행된다. 얼굴뿐 아니라 몸통까지 노랗게 보이면 황달 검사를 해보는 것이 좋다. 가슴이나 등 부분을 손가락으로 살짝 눌러보아 노랗게 보이면 황달을 의심해볼 수 있다.

모유를 먹는 아기들 중에서 생리적 황달이 지나가는 시기부터 나타나 오래 계속되는 모유 황달과 생리적 황달은 다른 것임을 알아야 한다(160페이지 '모유 황달' 참조).

생리적 체중감소

태어나서 처음 몇 일간은 출생 당시 몸무게의 7퍼센트 이내로 줄어든다. 이것이 흔히 '물이 빠진다' 또는 '생리적 체중 감소'라고 하는 현상이다. 아기가 출생 후 태변과 소변을 배설하고 젖은 몸이 마르고 땀으로 수분이 빠져나가면서 체중이 감소한다. 그런데 태어나서 첫 며칠간은 엄마 젖이 충분히 나오지 않기 때문에 아기가 필요한 만큼의 에너지를 섭취하지 못하여 체중이 감소하게 된다. 대부분의 아기들이 겪는 생리적 현상이므로 '생리적 체중감소'라고 부른다. 엄마 젖을 먹는 아기들은 대개 10일에서 2주 사이에 태어날 때의 몸무게를 회복하게 된다. 엄마 젖이 부족하여 체중이 늘지 않았다고 오해하여 다른 식품을 보충하는 일은 없어야 한다.

🔴 유방울혈이란

유방에 혈액과 임파액의 공급이 증가하고 그 결과 유방이 더욱 가득 차고 무거워지는 충만감은 정상이나, 충만해진 젖을 아기가 제때 먹어주지 못하면 울혈이 생긴다.

울혈이 생기면 유방은 아프고 단단하며 열감을 느끼고 반짝이는 것처럼 보인다. 젖몸살이라고 해서 실제 섭씨 38도 이상의 고온과 근육통을 경험하기도 한다. 보통은 분만 후 4~5일 사이에 많이 발생하고 잘 관리하면 24~48시간 이내에 좋아진다.

유방울혈은 예방이 중요하며 이미 울혈이 시작되었다면 되도록 빨리 관리해서 문제가 생기지 않도록 해야 한다. 울혈은 유관을 막히게 하거나 심하면 젖 공급을 감소시키기도 한다. 울혈의 예방법은 다음과 같다.

- 생후 1시간 이내에 젖을 물린다.
- 아기가 원할 때마다 수시로 젖을 먹인다.
- 엄마와 아기가 한 방을 사용한다.
- 수유 시 아기와 엄마의 자세가 올바른지 확인한다(83페이지 '젖먹이기'의 수유 자세 설명 참조).

울혈은 이렇게 관리하도록 하자.

- 유륜을 부드럽게 하기 위해 젖을 먹이기 전 잠시 동안 온습포를 댄다.
- 유륜이 딱딱하다면 젖을 먹이기 직전 약간 짜내어 부드럽게 해준다.
- 충분히 먹인 후에도 꽉 찬 느낌이 있다면 불편하지 않을 정도로만 젖을 짜낸다.
- 충분히 젖을 먹인 후에는 찬 습포를 대거나 냉장고에 시원하게 넣어둔 생 양배추 잎을 유두 부분만 구멍을 내어 유방에 덮는다.
- 아기에게 젖을 충분히 자주 먹인다.

울혈의 관리 · 온냉 요법의 적용

일반적으로 유방 마사지를 할 때 유방의 상태에 상관없이 따뜻한 물수건을 사용하는 경우가 많다. 그러나 유방을 따뜻하게 해주는 것과 차갑게 해주는 것은 차이가 있다.

따뜻한 물수건은 유관을 확장시켜주고 젖이 잘 흐르도록 하는 효과가 있으므로 아기에게 젖을 물리기 직전이나 짜내기 직전에 이용한다.

반대로 차가운 물수건은 유관을 수축시키고 진정시키는 효과가 있으므로 유방 통증이 심하거나 젖양이 많아 젖을 먹이고 나서도 불편감이 심할 때 사용한다.

따라서 유방울혈이 되었을 때 유방을 따뜻하게 해주는 열 요법
은 오히려 울혈을 더 악화시킬 수 있으므로 주의한다.

겨드랑이에서 몽우리가 만져져요

유선의 발달로 인해 유방울혈과 함께 겨드랑이에 젖 몽우리가 생길 수 있습니다.
이는 젖이 생성되는 동안에 유방에 혈액과 림프액이 더 많아지기 때문으로 대부분
은 정상적인 과정이며 아기에게 충분히 먹이는 것만으로도 저절로 없어집니다. 엄
마는 정상적으로 유방이 덩어리지는 것과 정상적이지 않을 때를 구별할 수 있어야
하는데 이는 수유 후 유방의 크기가 작아졌는지 그렇지 않은지를 관찰하면 알 수
있습니다. 덩어리의 크기가 줄어들지 않거나 오히려 커지면 의사를 만나 상담해보
시기 바랍니다.

병원에 있는 동안 꼭 해야 해요

첫 수유는 모유 수유로

가능한 가장 빠른 시간에 아기와 함께 있으면서 모유 수유를 시
도합니다. 아기의 상태에 따라 피치 못할 경우도 있겠으나 먹을 수
있는 아기라면 엄마 젖을 물림으로써 아기가 엄마 젖꼭지의 모양을
각인할 수 있도록 하는 것은 앞으로 모유 수유를 지속하는 데 매우
중요합니다. 엄마의 몸 상태 또한 고려되어야 하지만 이유 없이 고
열이 있거나 병적 이유가 아니라면 단순히 엄마가 힘들어서 아기와

의 첫 대면을 지연시키는 것은 바람직하지 않습니다.

🌹 24시간 모자동실

아기를 엄마 옆에 가까이 두고 아기가 보내는 신호에 익숙해질 수 있도록 해야 합니다. 아기를 관찰하여 배고픈 신호(79페이지 '배고픈 반응 확인하기' 참조)를 보내오는 것을 놓치지 말고 아기가 배고파하는 것이 파악되었다면 신속하게 대응하여 아기에게 젖을 물립니다. 무엇을 필요로할 때 말하지 않아도 엄마가 알아서 제공해준다면 아기는 엄마와의 관계에서 신뢰를 형성하게 됩니다.

모자동실이 엄마 몸에 무리를 준다고 생각하지만 오히려 모유 수유를 함으로써 엄마에게 주는 여러 가지 잇점이 있습니다. 여러 명이 입원해있는 병실에서는 아기가 울면 다른 엄마들의 휴식을 방해할까 염려하여 모자동실을 꺼리는 경우도 있으나 오히려 분만 초기에는 아기는 많은 시간 잠이 들어있으므로 걱정하지 않아도 됩니다. 올바른 수유 자세로 아기가 적당히 배고플 때 젖을 주게 되면 오히려 아기를 더욱 안정시켜 아기를 돌보는 일이 더욱 쉬워집니다.

🌹 옳은 자세로 물리기

모유 수유를 위한 다양한 자세는 병원에 입원한 동안 직원의 도움을 받아 배워둡시다. 일반적으로 앉아서 먹이는 것만을 생각하지만 실제로 누워서 먹이는 것이 가장 편하며 앉아서 먹이더라도 좀 더 등을 기댈 수 있다면 엄마가 더욱 편하게 오래 수유할 수 있습니다. 책에서 소개된 자세뿐 아니라 본인이 좀 더 편안하게 느낄 수 있도록 변형해보는 것도 좋습니다(83페이지 '젖 먹이기'의 수유 자세 설명 참조).

젖 이외의 다른 것 먹이지 않기

초기 며칠 동안 규칙적인 보충은 필요하지 않습니다. 모유 수유에 방해가 될 수 있고 엄마와 아기의 건강에 방해가 될 수 있기 때문입니다. 젖을 자주, 제한 없이 주는 것은 엄마와 아기에게 모두 건강상 유익합니다. 아기가 필요로하는 초유를 제공할 수 있고 유방울혈을 예방할 수 있으며 엄마의 자궁수축을 도와 출혈의 가능성을 줄이고 신생아 황달을 예방할 수도 있습니다. 또한 모유의 양이 더 빨리 증가하도록 돕습니다.

출산 3일째 산후 조리는 이렇게

- 출산 2~3일째 유두동통이 생기기 쉽습니다. 하지만 대부분 일시적인 현상으로 젖 물리기를 올바른 자세로 하면 2~3일 내로 없어집니다. 유두동통이 생기면 젖 물리는 자세가 올바른지, 아기가 바르게 젖을 빠는지 꼭 체크해봅시다.
- 자연분만한 경우 병원에서 퇴원합니다.
- 몸의 회복을 위해 걷기를 많이 합니다.
- 퇴원한 경우라도 탕 목욕은 하지 않는 것이 좋습니다. 함부로 물에 들어가면 회음부의 절개 부분 및 자궁에 염증이 생길 수 있습니다.
- 빈혈이 심할 경우 의사와 상담하는 것이 좋습니다.

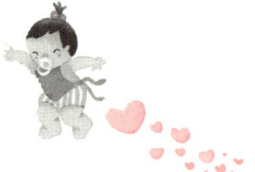 ④ 집에서의 첫 3일

정상 분만을 한 엄마는 대부분 출산 후 병원에서 3일이 지나면 퇴원을 한다. 이때부터 젖 먹이기가 점차 안정되면서 아기 나름대로 수유 리듬이 생긴다. 이 시기에는 굳이 시간을 정해서 먹이기보

보충 수유는 어떤 때에 하나요?

- 엄마나 아기에게 질병이 있어 완전 모유 수유가 곤란한 경우
- 24시간 이상 아기가 삼키지 못하는 경우
- 아기에게 탈수증상이 보이는 경우
- 엄마의 유선조직이 불충분한 경우 (유방 수술)
- 생리적 체중감소가 7~10퍼센트 이상일 때

다는 아기가 먹고 싶어할 때마다 젖을 물려주는 것이 좋다. 만약 젖
먹이는 것에 보충이 필요한 경우에는 유두혼동을 피하기 위해 우유
병보다는 컵이나 스푼을 사용하는 것이 좋다.

컵 수유

컵으로 먹이면 우유병보다 아기의 섭취량을 더
잘 조절할 수 있으며, 컵으로 먹이는 경우에도 아
기는 혀 운동을 하는 것으로 밝혀졌다. 컵 수유를
할 때에는 작은 컵이나, 유리잔 혹은 유연한 그릇
이 좋다.

컵 수유를 위해 알아두어야 할 것은 다음과 같다.

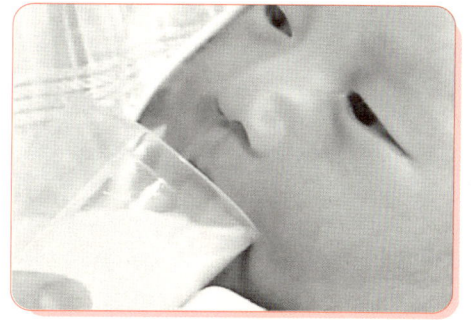

● 유두혼동을 피하기 위해 우유병보
다는 컵이나 스푼을 이용한다.

- 아기가 깨어있는 상태임을 확인한다.
- 아기가 손으로 컵을 건드리지 않도록 팔을 잘 싸준다.
- 옷에 흘리지 않도록 턱받이 등으로 받쳐준다.
- 아기를 똑바로 앉힌다.
- 컵은 반 정도 채운다.
- 컵을 아기의 입으로 가져간 다음 입을 열면 컵을 약간 기울여
  아기의 입술에 닿게 한다.
- 아기가 원할 때 먹이고, 원하지 않을 때 수유를 끝내면 된다.
- 어떤 아기는 삼키는 사이에 컵을 뒤로 기울여주는 것을 좋아

하고, 어떤 아기는 컵으로 먹을 때 혀를 내밀며, 그렇지 않은
경우도 있다.

아기가 우유병을 빨고 난 후 엄마 젖을 빨지 않으려고 해요.
어떻게 하면 좋을까요?

생후 3~4주 내에 엄마 젖 외에 노리개 젖꼭지나 우유병을 빨면 유두혼동이 생길
수 있습니다. 그러므로 이 시기에는 엄마 젖 외에 다른 것은 물리지 않아야 합니다.
만약 아기가 유두혼동(55페이지 '유두혼동' 참고)을 보이면 엄마들은 아기가 다시
잘 수유할 때까지 인공 젖꼭지 사용을 중단하고 컵이나 숟가락 등으로 보충해주면
서 엄마 젖을 계속 주는 것이 좋습니다. 수유 보충기를 통해 아기에게 젖 공급을 지
속하면서도 아기에게 직접 젖을 빨리는 방법도 있습니다.

아기가 인공 젖꼭지를 빨아왔다면 이를 통해 혀를 밀어내는 것이나 유두 깨무는 것
을 배웠을 수 있습니다. 이런 경우 엄마가 아기에게 올바르게 혀를 사용하도록 가
르치는 동안은 엄마 젖만 줄 것을 당부합니다.

혀 내밀기를 하는 아기들이나 뺨이 오목하게 들어가거나 혀 차는 소리를 내며 젖을
빠는 아기라면 젖을 물리기 전에 다음과 같이 '혀 누르기' 운동을 시도해볼 수 있
습니다.

- 깨끗한 집게손가락을 뒤집어서(손톱은 짧게) 손톱이 아래쪽으로 향하도록 아기 입
  에 손가락을 물리고 아기의 혀를 가볍게 누른다.
- 아기가 손가락을 빠는 동안 30초 정도 그대로 둔다.
- 손가락을 다시 뒤집어 아기 입에서 빼내면서 혀를 눌러준다.
- 아기에게 젖을 물리기 전에 이 방법을 여러 번 반복한다.

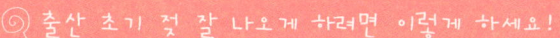

- 자주 먹인다.
- 아기가 제대로 젖을 물었는지 확인한다.
- 양쪽 유방을 모두 먹이고 효과적으로 오랫동안 먹인다.
- 젖을 바꿔 물린다.
- 유방 마사지를 해준다.
- 인공 젖꼭지는 사용하지 않는다.
- 엄마 자신을 잘 돌보아 피곤하지 않도록 한다.

효과적으로 젖을 먹은 아기의 표현

젖을 먹이는 엄마들의 고민 가운데 하나는 아기가 얼마나 잘 먹었는지 알 수가 없다는 것이다. 항상 젖이 부족하다고 느끼는 엄마들이 많으며 실제로 모유 수유에 실패하는 원인으로 젖 양의 부족을 꼽는 사람도 많다. 젖 양이 부족한 것 같아 분유를 같이 먹이다 보면 빨기 쉬운 우유병에 적응되어 우유병을 선호하게 된다. 그만큼 젖을 덜 먹게 되므로 젖의 분비는 더욱더 줄어든다.

엄마들은 너무 짧은 시간에 젖 양이 부족하다 판단하지 말자. 모유를 먹이면서 아기가 소변이나 대변을 잘 보고 체중이 정상적으로 증가하고 있다면 결코 젖이 부족한 것이 아니다.

1일	2일	3일	5일	14일
50cc	190cc	400cc	700cc	1100cc

아기는 젖을 먹는 동안 1000cc 이상 먹지는 않는다. 1000cc 정도를 먹는 아기라면 이미 고형식을 먹고 있을 것이기 때문이다.

분유를 먹이는 경우라면 우유병에 있는 눈금으로 "우리 아기가 이렇게나 잘 먹었구나" 하며 안심할 수 있을 텐데 젖을 먹이는 경우엔 잘 먹었는지 알 수가 없다. 그래서 모유가 왠지 부족한 것 같아 분유를 더 먹이는 식으로 보충을 하다가 나중에는 분유 양이 늘면서 혼합 수유에서 분유 수유로 바뀌는 경우를 흔히 볼 수 있다.

아기의 체중이 정상적으로 증가하고 대소변을 잘 본다면 절대 모유가 부족한 것이 아니므로 걱정하지 말자!

젖 부족에 대한 엄마들의 오해

많은 엄마들이 사실상 젖 공급에 아무런 문제가 없음에도 자신의 젖이 충분하지 않다고 생각합니다. 아기의 체중이 정상적으로 늘고 있고 대소변을 잘 보고 있다면 다음과 같은 신호가 있더라도 젖이 부족한 것이 아니므로 걱정하지 말고 엄마는 계속 모유 수유를 해야 합니다.

● 아기가 젖을 너무 자주 먹는다

모든 아기들은 빨려는 강한 욕구와 엄마와 접촉하고 싶은 욕구를 가지고 있습니다. 만약 아기가 효과적으로 젖을 잘 빨고 있다면 자주 젖을 먹는 것은 오히려 아기가 충분한 젖을 먹고 있다는 뜻입니다.

● 아기가 젖을 먹고 한 시간도 안 되어 배고파하는 것 같다

엄마의 젖은 소화가 빨리 되기 때문에 분유에 비해 소화하는 데 걸리는 시간이 짧으므로 자주 먹어야 합니다. 그리고 매번 소화하는 데 걸리는 시간은 다르므로 한두 번 먹는 것으로 판단할 것이 아니라 하루 종일 몇 번을 먹고 있는지를 아는 것이 중요합니다.

● 아기가 칭얼댄다

많은 아기들이 종종 칭얼대는 시간이 있고 그때그때 다르지요. 여기에는 많은 원인이 있지만 뚜렷한 이유 없이도 칭얼댈 수 있습니다. 오히려 너무 잘 자고 조용한 아기들은 체중 증가가 느리게 나타날 수 있습니다.

● 젖이 전혀 새지 않는다

젖이 새는 것은 엄마의 젖 양과는 상관이 없습니다.

● 유방이 불어있지 않고 말랑말랑하다

엄마의 젖 공급이 아기가 필요로하는 양만큼 조정되었을 때 나타나는 현상입니다. 이는 유방이 적응되었음을 의미하며 분만 초기의 젖이 붓는 느낌이나 울혈은 보통 수주 이내에 사라집니다. 젖이 불어 나타나는 충만감은 엄마마다 다르기 때문에 비교할 수 없습니다.

● 젖 배출이나 사출반사를 느끼지 못한다

어떤 엄마들은 사출반사를 전혀 느끼지 못하기도 합니다. 모든 엄마들이 사출반사를 느끼는 것은 아니므로 아기의 빠는 패턴이 처음에는 빨리 빨고 삼키다가 천천히 오래 빨고 삼키는 패턴으로 변화했다면 걱정하지 않아도 됩니다.

● **젖을 먹은 후에도 아기가 우유병을 빤다**
아기들은 빠는 본능을 가지고 있기 때문에 배가 불러도 우유병을 빨며, 우유병의 경우는 아기가 원하지 않아도 흘러나오기 때문에 우유병을 비우는 아기를 보며 엄마들이 많은 혼란을 겪는 것이 사실입니다. 그러나 우유병을 비운다고 해서 반드시 충분히 먹지 못한 것은 아니므로 엄마의 의심으로 아기에게 젖을 먹인 후에도 습관적으로 우유병을 주는 일은 하지 않도록 합니다.

● **젖을 짜보면 양이 적다**
젖 짜기는 유축기의 짜내는 능력이나 엄마의 기술에 따라 양이 다르며 엄마가 짜낼 수 있는 젖의 양은 실제의 젖 공급과 일치하는 것은 아닙니다.

 ## 이러한 대소변은 정상이에요!

이 시기에 아기는 태변에서 정상변으로 진행되는 이행변을 본다. 이행변은 녹색과 노란색의 중간색을 띤다. 아기에 따라서는 물기가 조금 많은 변을 볼 수 있으나 엄마 젖을 먹는 경우에는 그것이 정상이다(119페이지 사진 참조).

아기마다 변을 보는 횟수는 차이가 있을 수 있으나 일반적으로 대변은 하루 3~4회, 소변은 6~8회 정도 본다. 때에 따라서는 하루에 7~8회 이상 변을 볼 수도 있는데, 아기의 상태가 전반적으로 괜찮고 잘 먹으며 물 같은 심한 설사가 아니라면 시간이 지나면서 점차 나아지므로 걱정하지 않아도 된다.

　그렇다면 설사를 하는 아기는 모유 수유를 해서는 안 되는 것일까? 절대 그렇지 않다. 위장계 감염에 대한 가장 좋은 치료법은 모유를 먹이는 것이다.

| 젖 먹는 아기의 정상 배설 |

출생일	소변 기저귀	대변 기저귀
첫째 날	1~2회	1회
둘째 날	2~3회	2회
셋째 날	3~4회	최소 2회
넷째 날	4~5회	최소 3회
다섯째 날	4~5회	최소 3회
6일 이상	최소 6회	최소 4회

아기의 엉덩이가 짓물렀어요.
이럴 때는 어떻게 해야 하나요?

엄마 젖을 먹는 아기는 변의 횟수가 잦아질 수 있습니다. 그러다 보면 기저귀 발진이 생길 수 있습니다. 기저귀 발진이 있을 때는 이렇게 관리하세요.

- 아기가 대변을 본 후 흐르는 물로 씻고 잘 말려준다.
- 기저귀를 자주 열어 환기를 시켜준다.
- 종이 기저귀보다는 천 기저귀를 쓰는 것이 좋다.
- 진물이 날 정도로 진행이 되면 병원을 찾아 연고 등을 처방받는다.

기저귀를 갈 때마다 파우더를 발라주어야 하나요?

파우더를 엉덩이에 뿌려주는 것은 권하지 않습니다. 파우더가 아기의 땀이나 소변과 엉겨서 아기의 피부가 더 짓무를 수 있습니다.
엉덩이 부분은 깨끗이 씻고 건조하게 유지해주는 것이 가장 좋습니다.

가성월경

여자 아기는 기저귀에 피 같은 분비물이 묻어 나오는 경우가 있다. 이것은 태내에 있을 때 엄마로부터 받던 에스트로겐이 출생 후 사라지기 때문에 생길 수 있는 생리적인 현상으로 '가성월경'이라고 한다. 간혹 점액성의 분비물이 나오는 경우도 있는데, 대개는 문제가 없으며 시간이 지나면 저절로 없어진다.

때때로 오줌 싼 기저귀가 불그스레하게 물든 경우가 있는데, 이 것은 신생아의 오줌 속에 많이 들어있는 요산염 때문에 나타나는 현상이므로 걱정하지 않아도 된다.

조기 모유 황달은 엄마 탓

젖을 제대로 먹지 못한 아기는 이 시기에 황달이 심해질 수 있다. 생리적 황달이 제일 심할 때이기도 하지만, 엄마 젖을 충분히 먹지 못한 아기는 태변 배설이 늦어지면서 황달이 더 심해진다. 이것을 조기 모유 황달이라고 하는데 엄마 젖 자체 때문에 생기는 모유 황달과는 달리 엄마 젖의 양이 충분하지 않아서 생기는 것이므로 더 자주 많이 젖을 주어야 한다(160페이지 '모유 황달' 참조).

이 무렵 젖을 먹는 아기에게 물이나 포도당액을 보충하는 것은 젖의 섭취를 감소시켜 오히려 황달 수치를 높일 수 있다. 그러므로 출생 후 되도록 빨리 젖 먹이기를 시작하고, 하루 10회 이상 젖을 먹이며, 엄마와 같은 방에서 지내면서 밤에도 젖을 먹이는 것이 조기 모유 황달을 예방하는 데 도움이 된다. 심한 경우 광선 치료가 필요하다.

이 시기에 보이는 황달을 모유 황달이라고 생각하여 모유를 중단하고 조제분유를 일시적으로 먹이는 것은 꼭 피해야 한다. 황달이 모유 탓도 아니며, 아기가 엄마 젖을 빠는 것이 익숙해지기도 전에 우유병을 빨려 유두혼동을 일으키는 원인이 되기 때문이다.

🔴 배꼽 소독

제대가 어느 정도 말라가면서 조금 이른 아기들은 이때부터 배꼽이 떨어지기 시작한다. 일반적으로 배꼽은 1~2주 정도면 떨어진다.

배꼽은 잘 말리는 것이 무엇보다 중요하므로 기저귀가 배꼽을 덮지 않도록 하고, 땀이 찰 만큼 덥지 않게 한다. 배꼽이 떨어진 후에는 통목욕이 가능하며, 분비물 없이 깨끗이 아물 때까지 소독을 계속해준다.

배꼽이 떨어진 후 흐르는 정도의 분비물이 있거나 쌀알 크기 정도의 군살(육아종)이 자라거나, 냄새가 심한 경우에는 병원에서 진

젖에서 피가 나오는데 모유 수유를 할 수 있나요?

유두가 아프지도 않고 다친 적도 없는데 분만 후 젖을 먹이려고 하니 피가 섞여 나오는 경우 엄마들은 혹시나 큰 병은 아닌지 갑작스러운 현상에 놀라게 됩니다. 이는 임신 후반이나 분만 후 1~2주 사이에 나타날 수 있는 현상으로, 대개 모세혈관이나 유관 내 유두종이 터져서 생기는 것으로 크게 걱정하지 않아도 됩니다. 일단 의사에게 알리고 대개는 2주 정도면 아무 처치 없이도 저절로 사라집니다. 만약 2주일 후에도 사라지지 않는다면 의사와 상담해보아야 합니다.

료를 받는 것이 좋다. 되도록 배꼽이 떨어지기 전에는 부분 목욕을
시키는 것이 좋다.

어떤 기저귀를 쓰는 것이 좋을까요?

누구는 천 기저귀를 쓰라고 하고, 누구는 종이 기저귀를 써도 괜찮다고 합니다. 어떤 기저귀를 쓰는 것이 좋은지 종류별로 비교해봅시다.

	장점	단점
천 기저귀	• 통풍이 잘된다. • 여러 번 다시 쓸 수 있기 때문에 경제적이다. • 쓰레기 발생량이 적다.	• 사용과 세탁이 번거롭다.
일회용 기저귀	• 여행이나 외출 등 세탁이 용이하지 않은 경우에 편리하게 쓸 수 있다. • 위생적이고 흡수력이 좋다.	• 통풍이 잘 되지 않는다. • 무게에 비해 부피가 크다. • 비싸다. • 쓰레기 발생량이 많아 환경오염의 원인이 된다.

신생아 때는 천 기저귀가 좋으며, 부드럽고 흡습성이 좋은 순면 제품을 선택합니다. 자주 갈아주지 않으면 엉덩이가 짓무를 수 있으므로 넉넉하게 준비해 자주 갈아줘야 합니다(하루에 보통 15개에서 20개 정도). 환경과 아기의 피부 건강을 위해 번거

롭더라도 집에서는 천 기저귀를 쓰고 외출 시에만 일회용 기저귀를 쓰는 것이 좋겠지요.

기저귀 채울 때는 다음과 같은 사항을 주의해야 합니다.

● **남자 아기**

남자 아기는 엉덩이를 닦을 때 먼저 항문에서부터 생식기 쪽으로 닦아낸 다음 생식기의 뒤쪽과 주름의 안쪽, 샅타구니 부분을 닦습니다. 기저귀를 채울 때는 앞쪽을 두텁게 해서 채웁니다.

● **여자 아기**

여자 아기는 요도의 사이가 짧아 세균감염이 쉬우므로 엉덩이를 닦을 때에도 반드시 생식기 쪽에서 항문 쪽으로 닦아주어야 합니다. 기저귀를 채울 때는 엉덩이 쪽을 두텁게 해서 채웁니다.

섭취량·배설량 일지를 만들어 엄마가 아기의 먹고 배설하는 양을 체크하는 것이 좋습니다.

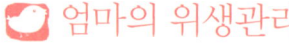 엄마의 위생관리

목욕

아기를 낳은 뒤에도 가벼운 양치질이나 세수 등은 해도 된다. 샤워나 머리 감기는 퇴원 후 바로 해도 괜찮지만, 욕조에서 하는 탕목욕은 4주 후쯤부터 한다. 또한 3~4개월이 될 때까지는 대중탕이나 찜질방은 가지 않는 것이 좋다. 제왕절개로 아기를 낳은 경우에

는 퇴원하는 날 실밥을 제거하므로 최소한 2일 후 샤워를 하도록
한다.

오로

아기를 낳고 3~5일 정도는 생리 양이 많은 날 정도의 오로가 나
오다가 점차 양이 줄어든다. 오로의 기간은 보통 4~6주간 계속되
며 개인차가 있다. 양이 너무 많거나 8주 이상 지속 시에는 병원을
찾는 것이 좋다.

활동

가벼운 산책이나 운동, 일상생활은 가능하다. 그러나 무리한 활
동과 무거운 물건을 드는 것은 피하는 것이 좋다. 조이는 옷은 입지
말고, 상처 부위는 통풍이 잘되도록 자주 건조시켜준다.

출산 후 이런 증상을 보이면 한 달이 되지 않았더라도 진료를 받
아야 한다.

- 38도 이상의 고열이 날 때
- 생리 양 이상의 출혈이 있을 때
- 상처가 벌어지거나 열 감이 있을 때
- 질 분비물에서 썩은 냄새 같은 냄새가 날 때

🐳 신생아 방은 이런 곳이 좋아요!

📣 온도 : 24℃ 전후

신생아의 방은 24℃ 전후로 유지하는 것이 좋다. 신생아는 스스로 체온을 조절하는 능력이 충분히 발달되지 않아 주변 온도에 따라 체온이 변한다. 너무 춥거나 너무 더워도 아기에게 불쾌감을 주므로 적당한 온도를 유지하는 것이 좋다. 아기가 땀을 많이 흘릴 때는 수건을 깔아 땀 흡수를 도와준다.

📣 습도 : 40~60퍼센트 정도

계절마다 약간씩 차이가 있으나 너무 건조하거나 습하지 않도록 하는 것이 좋다. 가습기를 틀 경우에는 매일 청소를 해 청결하게 유지한다. 더러운 가습기는 오히려 아기에게 해롭다. 가습기가 없다면 빨래를 널어두는 것도 좋은 방법이다. 습기가 아기에게 직접 가도록 하는 것은 좋지 않으므로 아기가 눕지 않는 다른 곳을 향하도록 한다.

📣 햇빛이 잘 드는 곳

생후 3개월까지는 직사광선을 피하는 것이 좋다. 빛이 너무 밝으면 아기가 울 수도 있으므로 가능한 한 전등 빛이나 햇빛이 아기 눈에 직접 들어가지 않도록 한다.

환기가 잘되며 조용한 곳

공기를 탁하게 하지 않기 위해 걸레질로만 청소하고, 아기 방에서 담배를 피워서는 안 된다. 아기 방은 불필요한 사람의 출입을 삼간다.

옷

아기는 땀과 분비물이 많고 체온조절이 어려우므로 흡습성이 좋고 촉감이 부드러운 것, 통기성과 보온성이 좋고 세탁에 잘 견디는 순면 제품이 좋다. 입고 벗기 편하고 활동에 방해가 되지 않도록 여유가 있고 움직이기 쉬운 옷을 고르도록 한다.

침구

침구는 요, 시트, 모포, 이불이 기본이다. 요는 너무 푹신하지 않은 것으로 하여 질식을 예방하고, 아기는 배로 숨을 쉬므로 무거운 이불은 피한다. 그리고 베개 대신 면 수건을 얇게 깔아준다. 너무 덥게 하면 땀띠가 생기므로 주의한다.

우는 아기는 이렇게 달래주세요

아기의 유일한 의사표현은 바로 울음이다. 어떤 아기는 하루에 5시간 정도 울기도 한다. 우는 이유의 대부분은 배고픔 때문이지만 불편하거나 외롭거나 지루할 때도 운다.

하지만 아기가 무엇 때문에 우는지 알아내는 것보다 우는 것에 바로 응해주는 것이 중요하다. 계속 울도록 내버려 두면 점점 더 울음을 달래기가 힘들어지기 때문이다. 울 때마다 바로 응해주면 버릇이 나빠지지 않을까 하는 걱정으로 그냥 울도록 두는 경우가 있는데 결코 바람직하지 않다. 아기가 무슨 이유로 울든지 간에 종종 안아줌으로써 느끼는 안도감을 가장 필요로한다는 것을 알아야 한다.

그렇다면 아기는 배고플 때가 아니라면 어떠한 이유로 울까?

너무 더워서

영아는 체온 조절 능력이 발달되어있지 않기 때문에 몸이 쉽게 더워진다. 아기가 더운지 추운지를 알려면 목 뒤를 만져보면 된다. 땀이 나거나 하면 옷을 벗겨주거나 이불을 젖혀준다. 보통 어른은 얇은 티셔츠 하나로 적당하게 느끼는데, 아기들은 어떻게 해주는가? 배냇저고리, 겉저고리, 속싸개, 이불 등으로 꽁꽁 쌀 필요는 없다. 즉 어른이 입고 있는 옷의 두께 정도로 입혀주고 이불 하나를 덮어주는 정도면 아기도 기분 좋게 느낀다.

속이 불편해서

젖을 먹다가 공기가 들어가면 속이 불편할 수 있다. 아기를 앞으로 안고 등을 부드럽게 문질러준다.

144

외로워서

대부분 아기들은 사람이 안 보이면 싫어한다. 계속 옆에 붙어있을 수가 없을 때는 큰소리로 아기에게 말을 걸어 안정감을 주는 것도 도움이 된다.

불안해서

영아 때는 빠는 것으로 불안감을 달랠 수가 있다. 아기에게 엄마의 빈 젖이라도 충분히 빨려서 심리적 안정감을 느낄 수 있게 해준다.

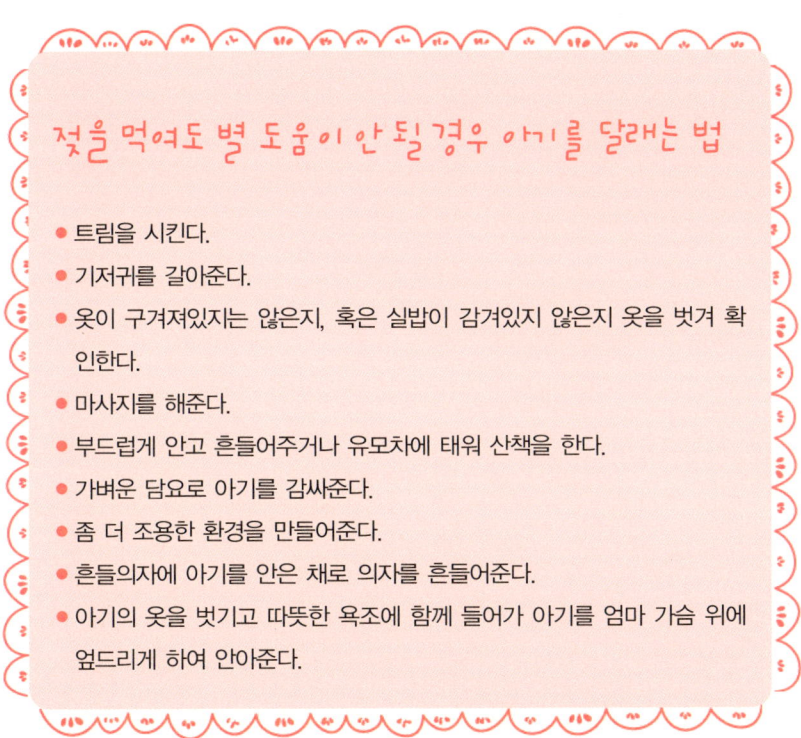

젖을 먹여도 별 도움이 안 될 경우 아기를 달래는 법

- 트림을 시킨다.
- 기저귀를 갈아준다.
- 옷이 구겨져있지는 않은지, 혹은 실밥이 감겨있지 않은지 옷을 벗겨 확인한다.
- 마사지를 해준다.
- 부드럽게 안고 흔들어주거나 유모차에 태워 산책을 한다.
- 가벼운 담요로 아기를 감싸준다.
- 좀 더 조용한 환경을 만들어준다.
- 흔들의자에 아기를 안은 채로 의자를 흔들어준다.
- 아기의 옷을 벗기고 따뜻한 욕조에 함께 들어가 아기를 엄마 가슴 위에 엎드리게 하여 안아준다.

🎲 지루해서

아기도 뭔가 즐거운 일을 원할 때가 있다. 아주 갓난아기라도 모 빌이나 작은 장난감을 주면 금방 울음을 그치기도 한다.

🎲 너무 흥분돼서

너무 부산스럽거나 처음 보는 사람이 많아서 우는 경우 포대기 로 잘 싸서 조용한 방으로 가 살살 안고 흔들어준다.

🐷 젖 먹이는 엄마의 영양 섭취

우리나라 산모들은 아기를 분만하고 나면 "평소 못 해본 호강 을 다 해본다"라고 한다. 가져다주는 밥상을 하루에도 네다섯 번 씩 먹어야 하고 중간중간 간식도 먹는다. 따끈따끈한 방에서 몸을 보온하고 젖을 먹이는 것 외에는 아무것도 하지 않는다. 평소에는 먹어보지도 못한 맛난 것도 많이 먹을 수 있다. 관절이나 몸에 무 리가 간다고 해서 아기를 안는 것조차 조심시키는 경우도 있다.

산모가 출산 후 영양가 있는 음식을 먹어야 하는 것은 당연하다. 그러나 먹기 싫어도 먹어야 한다면 그 음식이 제대로 소화나 될까? 산모를 위한다고는 하지만 평소 먹어보지 않은 음식을 먹다가 설사 병이 나는 경우도 종종 있다.

분만 후 산모의 영양 섭취는 일반적인 기준에서 적용하는 것이 좋다. 건강한 성인 남녀에게도 너무 맵고 짜거나 자극적인 음식, 카페인이 다량 함유된 음식, 알코올 섭취는 좋지 않다. 따라서 산모도 이와 같은 음식은 주의해야 하며 산모 스스로 입맛이 당기거나 먹고 싶은 것을 먹는 것이 좋다.

또한 영양가 있는 음식을 먹되 주의해야 할 점이 몇 가지 있다.

배가 고플 때 먹는다

"아무리 좋은 평양 감사도 저 싫으면 못한다"라는 말이 있듯 산모도 배가 고파 먹고 싶은 욕구가 있을 때 먹어야 한다. 먹고 싶지 않은데 억지로 먹고 배탈이 나거나 소화가 되지 않는다면 무척 불편할 것이다.

정상적인 성인 여성의 하루 권장량은 2000kcal 정도이며 수유부의 경우는 400~500kcal 정도만 더 섭취하면 된다. 그러므로 아기에게 젖을 먹이고 있으므로 더 많이 먹어야만 한다는 생각은 버리자. 엄마가 조금 덜 먹는다고 해서 아기에게 먹이는 젖에 문제가 생기는 것은 아니다. 영양실조만 아니면 걱정할 것이 없으므로 배고플 때 먹도록 하자.

대부분의 엄마들은 젖을 먹이면서 더 배가 고프다고 느낀다. 그것은 단지 젖을 먹이는 것만으로도 하루 500kcal가 소비되기 때문이다. 그래서 젖을 먹이는 것이 체중조절에 효과가 있는 것이다. 그러나 젖을 먹이면서 아기를 위해 본인이 먹고 싶은 것을 과하게 먹으면 체중이 감소하기는 힘들다.

영양가 있는 음식을 먹는다

하나를 먹더라도 단백질이 풍부하고 비타민 C, 철분, 칼슘이 많은 음식을 선택해서 먹는다. 몸의 회복을 위해서는 단백질과 적당한 탄수화물 섭취가 필수다. 임신과 분만으로 빈혈이 생길 수 있는데 임신 중과 출산 후에도 철분의 보충이 필요하다. 철분이 많은 음식으로는 살코기, 간, 콩팥, 계란 노른자, 생선류, 푸른 잎 채소, 과일, 굴, 완두콩 등이 있다.

여자는 임신과 분만뿐 아니라 나이가 들어가면서 꾸준히 신경을 써야 하는 영양소가 있는데, 바로 '칼슘'이다. 골다공증을 예방하기 위해서도 칼슘은 지속적으로 보충해주어야 한다. 칼슘이 많은 음식으로는 우유, 아이스크림, 치즈, 뱅어포, 멸치, 시금치, 무청, 케일 등이 있다. 비타민 C는 철분의 흡수를 돕기 때문에 많이 섭취하는 것이 좋다. 그러므로 신선한 과일과 야채를 많이 먹도록 한다. 반대로 철분은 카페인에 의해 흡수에 방해를 받게 되므로 카페인이 많은 음료는 절제하는 것이 좋다. 카페인은 커피에만 있는 것이 아니므로 자주 먹는 음료라도 카페인이 있는지 확인하는 것이 좋다.

젖 먹이는 엄마가 피해야 할 음식은 없다

전통적으로 산모가 먹어서는 안 되는 음식으로는 매운 것, 짠 것, 딱딱한 음식, 차가운 음식 등을 꼽는다. 대부분의 산모는 분만 후 2주 정도가 되면 먹지 말라는 것 빼고 나면 먹을 것이 없다는 말을 많이 한다. 덧붙여 미역국에 질렸다는 말도 많이 한다. 그러나 허약해진 산모가 받아들일 수 있는 음식이라면 굳이 먹지 말아야 하는 음식은 없다.

임신으로 치아가 많이 상해있다면 당연히 너무 차갑거나 딱딱한 음식은 먹기가 어려울 것이다. 엄마 스스로가 위에 부담을 느끼지 않으며 편안하게 먹을 수 있는 음식이라면 따로 제한할 필요는 없다.

그러나 엄마에게 알레르기가 있는 음식은 아기에게도 알레르기 반응을 일으킬 확률이 높으므로 주의한다. 이것은 나중에 보충식을 할 때에도 참고하는 것이 좋다.

먹지 말아야 할 음식은 없지만 젖을 줄이는 음식은 몇 가지가 있으므로 수유 중에는 되도록 먹지 않는 것이 좋다. 대표적인 것으로 엿기름(식혜)과 인삼이 있으므로 수유 중에는 조심하자.

목이 마르면 물을 마시자

엄마는 임신과 분만으로 체중이 증가하고 아기를 낳고 나서도 눈에 띄게 체중이 감소하지 않기 때문에 어떤 엄마들은 물 마시기를 꺼려한다. 그러나 그러다가 변비나 탈수 증상이 생겨 몸이 피곤하고 지치게 되기 쉽다.

반대로 젖 양을 늘리기 위해 물 종류를 많이 먹어야 한다고 생각하는 경우가 있는데 엄마가 먹는 음식은 젖 양과는 상관이 없다. 젖은 유선의 발달이나 호르몬에 의해 만들어지는 것이기 때문이다.

하루에 필요한 엄마의 수분 섭취량은 여덟 컵 정도이지만 엄마가 목이 마를 때 먹고 싶은 양만큼 마시면 된다. 물 대신 음료수를 마셔도 된다. 가끔 엄마가 섭취한 음식이 모유의 색깔이나 아기의 소변 색깔에 영향을 줄 수도 있다. 엄마마다 젖의 색깔은 조금씩 다를 수 있는데 아마도 엄마가 먹는 음식이 영향을 미치기 때문인 듯하다.

갑자기 젖의 색깔이 변하거나 아기의 소변 색깔이 변했다면 엄마가 섭취한 음식을 생각해보자. 식용색소가 많이 든 음료를 최근 다량 섭취했다면 충분히 나타날 수 있는 일이다. 그럴 때는 적당한 다른 음료를 선택하는 것이 좋다.

엄마가 젖을 먹이는 동안 다양한 음식을 먹으면 모유의 맛도 변화하고 아기가 다양한 맛을 경험할 수 있다고 한다. 엄마가 평소 아주 건전한 식습관을 가지고 있다면 젖을 먹인다고 해서 식습관을 바꿀 필요는 없다.

아기의 목욕

아기가 몸이 아프거나 기분이 좋지 않은 것 같으면 억지로 목욕을 시키지 않는 것이 좋다. 또한 고개도 잘 가누지 못하는 아기를 엄마 혼자 안고 목욕시키기는 무척 힘든 일이다. 어디를 잡아야 할지 난감할 때, 혼자서 목욕시키는 것이 엄두가 나지 않을 때는 부분 목욕을 시켜보자.

아기들은 생후 6개월이 지나면서부터는 엄마로부터 받은 면역력이 떨어지기 시작해 곧잘 감기 같은 것에 걸리곤 한다. 이처럼 아기의 몸이 아프거나 예방접종을 하고 나서, 또는 기분이 좋지 않아 보일 때 억지로 목욕을 시키지 않는 것이 좋다. 아기의 상태가 좋지 않을 때는 옷을 벗기지 말고 얼굴이나 목, 손, 엉덩이 등을 부분적으로 닦아준다.

아기의 옷을 입힌 채 끓여서 식힌 물에 깨끗한 가제수건을 적셔 적당히 물기를 짜낸 다음 아기의 온몸 구석구석을 닦아주면 된다.

부분 목욕

이 시기에는 배꼽이 떨어지기 전이므로 배꼽을 통해 세균에 감염되기 쉽습니다. 그러므로 전신 목욕보다는 부분 목욕을 시키는 것이 좋습니다. 팔팔 끓인 다음 식혀 미지근한 물에 깨끗한 가제수건을 적셔 적당히 물기를 짜낸 다음 아기의 온몸 구석구석을 닦아줍니다. 이때 아기 옷은 벗기지 않는 것이 좋습니다.

● 얼굴 닦아주기

먼저 아기의 머리를 왼손으로 받치고 무릎에 앉혀서 닦아주기 편안 자세를 취합니다. 그런 다음 눈은 안에서 바깥쪽으로 닦고 귀 뒤쪽과 얼굴, 턱, 목의 접히는 부분을 부드럽게 닦아줍니다. 이때 입 주변의 침이나 우유 찌꺼기를 잘 닦아주어야 입 주변이 부르트거나 피부염이 생기는 것을 막을 수 있습니다.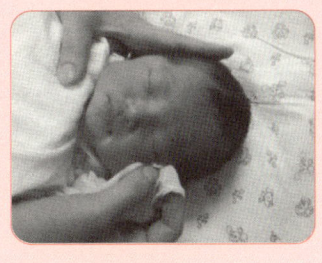
젖은 수건으로 다 닦은 다음에는 마른 수건으로 부드럽게 다시 한 번 닦아줍니다.

● **손발 닦아주기**

아기의 손가락을 살며시 조심스럽게 편 다음 손바닥, 손등, 손가락 사이사이를 젖은 가제 수건으로 닦은 다음 자연스럽게 말립니다. 같은 방법으로 발도 구석구석 잘 닦아줍니다.

● **엉덩이 닦기**

아랫도리와 기저귀를 벗긴 다음 왼손으로 아기의 양 발을 모아 쥐고 사타구니 구석구석을 젖은 가제수건으로 잘 닦아줍니다. 엉덩이에 변 찌꺼기가 묻은 채 말라있으면 베이비 로션이나 오일을 묻혀 닦아내면 자극 없이 제거할 수 있습니다.

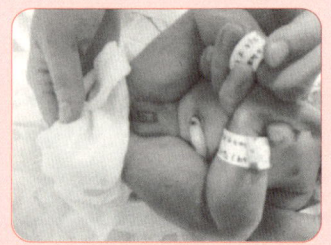

● **마무리하기**

아기의 온몸을 젖은 가제 수건으로 닦은 다음에는 부드러운 수건으로 가볍게 두드리듯이 다시 한 번 닦아줍니다. 그런 다음 목과 겨드랑이, 사타구니에 아기용 크림을 발라줍니다. 이때 너무 두껍게 바르면 오히려 아기 피부의 정상적인 호흡을 방해할 수 있으므로 필요한 경우에 적당량을 사용하는 것이 좋습니다.

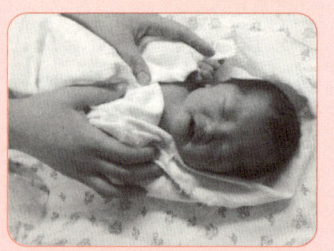

퇴원 후 엄마의 산후조리는 이렇게

- 출산 4~5일째부터 젖의 양이 많아지며 젖이 붓기 시작한다.
- 퇴원한 산모의 경우 집에서 무리하지 않도록 주의한다.
- 집안일은 주변 사람의 도움을 당분간 받아야 한다.
- 식구들과의 대화가 필요하지만, 오랜 시간 일을 하는 것은 몸을 지치게 하므로 피한다.
- 산욕 체조를 적극적으로 시작한다.
- 수면부족이 되지 않도록 휴식을 충분히 취한다.
- 찬물을 사용한다거나 허리를 무리하게 사용하는 활동은 자제한다.
- 이상이 있을 땐 즉시 의사와 상담한다.

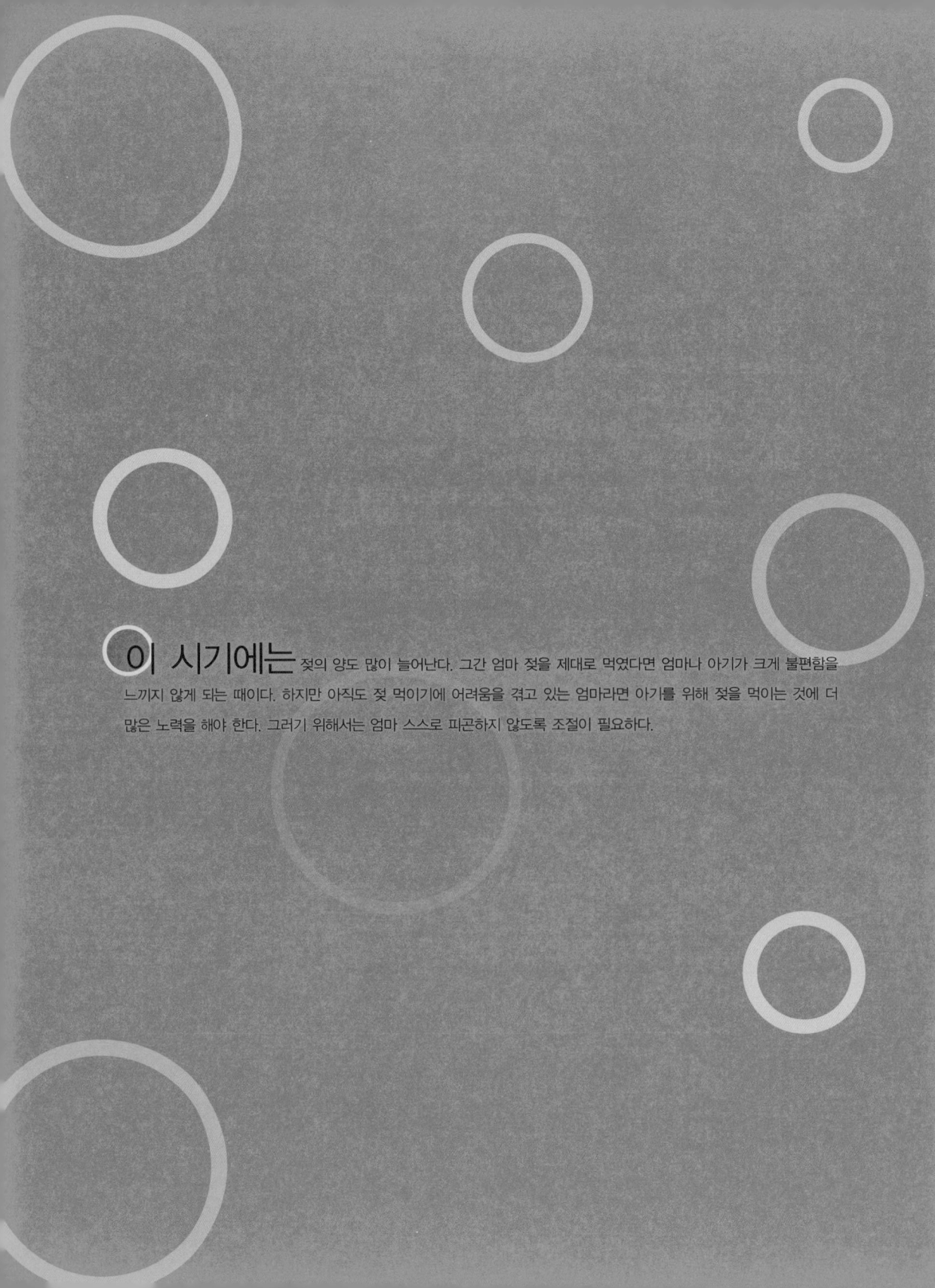

이 시기에는 젖의 양도 많이 늘어난다. 그간 엄마 젖을 제대로 먹였다면 엄마나 아기가 크게 불편함을 느끼지 않게 되는 때이다. 하지만 아직도 젖 먹이기에 어려움을 겪고 있는 엄마라면 아기를 위해 젖을 먹이는 것에 더 많은 노력을 해야 한다. 그러기 위해서는 엄마 스스로 피곤하지 않도록 조절이 필요하다.

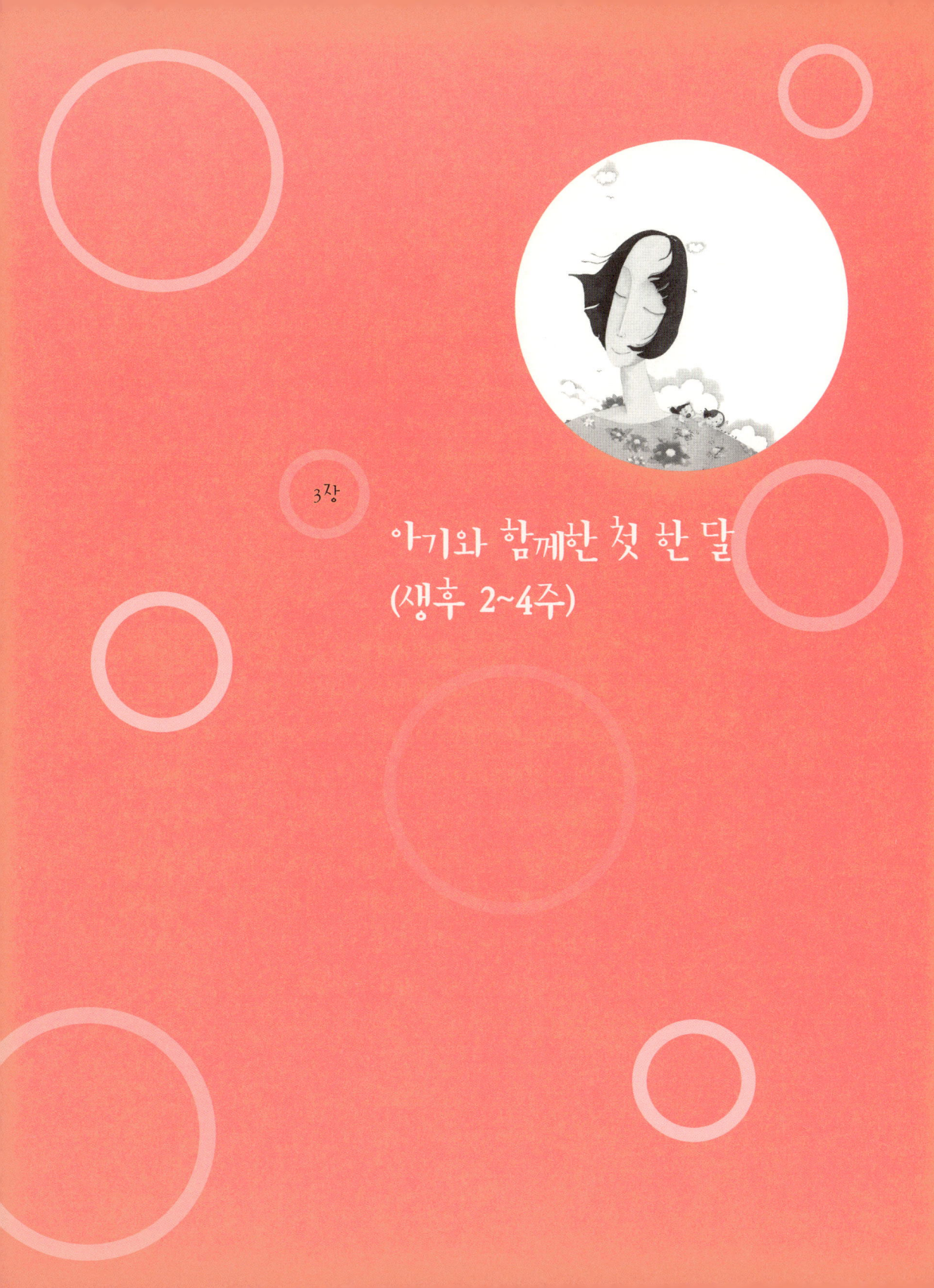

3장

아기와 함께한 첫 한 달
(생후 2~4주)

엄마와 아기가
서로 적응하는 시기예요

생후 대부분의 시간을 잠으로 보내던 아기는 몇 주 정도 지나면 낮에는 더 많이 깨어있고 밤에 자는 시간이 늘어난다. 밤에 자는 시간이 늘어나면 엄마는 밤 동안은 젖 먹이는 것을 줄일 수 있다. 아기의 잠자는 환경을 위해 밤에는 조명을 어둡게 하고 시끄럽지 않게 한다. 대신 깨어있는 낮에는 일상의 소음으로 적당한 자극을 주는 것이 좋다. 이 시기 아기는 황달을 보이거나 묽은 변을 보기도 하고 젖을 갑자기 많이, 그리고 자주 먹거나 먹지 않으려 하기도 한다.

급성장기

아기는 출생 시 몸무게를 회복하고 꾸준히 늘어 한 주에 170그램씩의 체중증가를 보인다. 대변은 하루에 2~5회 정도, 소변은 하루에 6~8회 정도 보게 된다.

어느 정도 시기가 되면 갑자기 아기가 젖을 자주 빨려고 한다. 그러면 젖을 잘 먹이던 엄마들도 갑자기 젖이 모자라는 것이 아닌가 하는 생각을 하게 된다. 이런 시기를 급성장기라고 하는데 보통 2~3주, 6주, 3개월, 6개월경에 찾아온다. 아기가 자주 먹는 이유는 젖이 모자라서 그런 것이 아니라 말 그대로 아기가 갑자기 자라는 시기이기 때문에 젖 요구량이 많아지고 젖을 더욱 자주 빨아 젖량을 늘려 섭취량을 늘리려는 것이다.

아기가 자주 젖을 먹으면 약 일주일 정도 지나면서 점차 젖 공급량도 늘어나게 되어 한 번에 먹는 양이 늘어나고 젖 먹는 간격이 멀어지게 된다. 물론 시기는 아기마다 차이가 있기 때문에 달력을 보며 기다리거나 걱정할 필요는 없다. 그저 아기가 먹고 싶어할 때 원하는 대로 먹이면서 지켜보면 된다.

| 아기의 체중 증가 |

생리적 체중감소를 회복한 이후부터 3~4개월까지	170g/주
4~6개월	110~140g/주
6~12개월	50~110g/주

밤에는 분유를 먹여서 아기를 푹 재우라고요?

요즈음 아기 할머니들이나 아기를 돌봐주시는 분들께서 이런 말씀을 하시는 경우가 많습니다. 밤에 아기도 푹 재우고 아기 엄마도 잠을 좀 자야 낮에 아기를 잘 볼 수 있다는 이야기……. 그러나 이 말씀 중에는 엄마 젖을 먹는 데 방해가 될 매우 위험한 내용이 있습니다. 밤에 분유를 타서 먹이면 아기는 3시간 이상 푹 잘 잡니다. 이것은 영양이 충분히 공급되어서가 아니라 분유는 모유에 비해 아기의 위장 속에서 모유보다 크게 엉기게 되어 빨리 위장에서 소화되어 내려가지 않으므로 위장에 머무르는 시간이 길어 아기가 배고픔을 빨리 느끼지 않기 때문입니다.

아기가 밤에 오랜 시간 동안 푹 자고 엄마 젖을 빨지 않으면 엄마 젖은 아기가 빠는 자극이 없었으므로 젖 양이 늘어나도록 호르몬 분비가 촉진될 리가 없습니다. 즉 젖이 늘어나지 않습니다. 더구나 분유를 우유병으로 먹이면 아기는 엄마 젖을 빠는 방법과 다른 우유병 빠는 방법에 익숙해지고, 다음 날 아침에 엄마 젖을 잘 물려고 하지 않습니다.

결국에는 엄마가 바로 곁에 있는데도 불구하고 젖을 직접 빨지 않고 유축기로 엄마 젖을 짜서 주는 웃지 못할 일이 벌어지는 것입니다. 유축기로 짜서 먹이면 엄마 젖 양이 차츰 줄어들어 젖을 못 먹이게 됩니다.

첫 몇 주일 동안은 엄마가 젖 먹이기에 익숙지 못해 어려움이 많을 것입니다. 그러나 힘든 시기를 조금만 참고 잘 넘기면 엄마 젖을 편하게 잘 먹일 수 있게 됩니다.

젖 먹는 아이의 대소변

흔히 엄마들은 아기가 묽은 변(물똥)을 자주 보는 것이 엄마 젖이 물젖이기 때문이라고 생각하는데 그렇지 않다. 이런 생각을 하는 것은 모유의 성분이나 젖 먹이는 방법에 대해 잘못 이해하고 있거나 자기 젖에 대한 확신이 없기 때문이다.

젖은 수유 시간 내내 처음부터 끝까지 같지 않고 젖을 먹는 동안 성분이 계속 변화한다. 처음 나오는 젖을 앞젖(전유)이라고 하는데, 이 젖은 수분과 유당, 단백질, 비타민, 미네랄 등이 풍부한 투명한 젖으로 아기의 입맛을 돋우어준다. 그 뒤로 나오는 젖을 뒷젖(후유)이라고 하며, 아기가 젖을 계속 빨 때 지방 함유량이 증가하여 우윳빛 나는 칼로리가 높은 뽀얀 젖이 나오는 것을 말한다.

아기가 묽고 푸른 변을 자주 보는 것은 수유 시 후유까지 충분히 먹지 않았기 때문이다. 한쪽 젖을 다 먹기도 전에 다른 쪽 젖으로 바꿔 먹이거나 불려있는 젖을 먹이면 수분과 유당이 많은 앞젖만

먹게 된다. 그렇게 되면 젖 속의 유당은 아기의 연동운동(소화 시 장운동)을 자극하여 젖이 너무 빨리 내려가게 되고 그 결과 묽고 푸른 변을 보게 되는 것이다.

아기가 묽고 푸른 변을 볼 때는 아기가 후유를 먹을 수 있도록 해 주는 것이 필요하다. 아기의 젖 빨기가 진행되면서 젖 분비 촉진 호르몬이 나오므로 유관이 수축되어 지방과 단백질 성분이 많고 영양가가 높은 후유가 나오게 된다. 이때 엄마들은 '찌릿찌릿한' 젖 도는 느낌을 받기도 한다.

젖을 생산하고 분비하는 호르몬은 교감신경 호르몬이 높아지면 억제된다. 따라서 산모가 공포, 긴장, 통증을 느끼거나 피로가 심하면 젖의 생산과 분비가 잘되지 않는다. 따라서 후유가 나오도록 하기 위해서는 아기 엄마의 안정과 휴식, 수면, 영양가 있는 음식물 섭취 등이 필수적이다. 이 밖에도 수유 전에 마사지를 충분히 하거나 한쪽에서 15분 이상 충분히 빨 수 있도록 하는 것이 후유 섭취에 도움이 된다.

젖 먹일 때 보채는 아기

엄마가 젖을 먹이는 동안 아기가 보챈다면 언제 보채는가를 알아 그 원인을 찾아야 한다. 항상 보채는 아기는 더욱 주의 깊게 지켜볼 필요가 있다.

만약 아기가 젖 먹이기를 시작한 지 5분 이내에 보채기 시작한다면 유두혼동이나 엄마의 자세가 좋지 않은 경우, 젖 사출이 늦어지는 경우, 엄마의 젖꼭지가 편평하거나 함몰 유두이거나 빠는 힘이 약한 경우 등이다.

젖이 나오기 시작한 후부터 보챌 때는 젖이 많이 불어 있을 때 젖을 먹여서 갑자기 너무 많은 양의 젖이 나오는 경우일 수 있다. 이럴 경우 엄마가 몸을 뒤로 조금 기대어 먹이면 아기가 편하게 먹을 수 있다.

만약 젖을 다 먹은 후 보챈다면 젖 먹인 후 트림을 하는지, 변을 못 보는 것은 아닌지 확인하고 젖을 먹이는 동안 트림을 자주 시켜 주면 된다.

아기가 보채는 시기를 지켜보고 그 원인을 찾아 대응하면 시간이 지나면서 보채는 것이 자연스럽게 나아질 것이다.

모유 황달

엄마 젖을 먹는 아기에서는 황달이 더 심하거나 오래가는 경우가 있다. 이런 경우를 모유 황달이라고 하는데 대개 생후 4~7일째부터 시작해서 생후 2~3주째에 가장 심해졌다가 계속 모유를 먹이면 서서히 황달 수치가 감소한다. 황달이 사라지는 데 3개월이 걸리기도 한다.

모유 황달이 생기는 원인은 아직 확실히 알려지지 않았으나 엄마 젖 속의 어떤 성분이 아기의 황달을 일으키는 색소인 빌리루빈을 몸 밖으로 배설해 내보내는 것을 방해하는 것으로 알려져있다.

모유 황달이 있는 경우에 대부분은 엄마 젖을 그대로 먹이더라도 별 문제가 없지만 황달이 아주 심한 경우에는 엄마 젖을 며칠 동안 먹이지 말도록 권유하는 경우도 있고 심하면 치료를 하기도 한다. 모유 황달이 있다고 무조건 엄마 젖을 끊을 필요가 없다는 점을 명심해야 한다.

그러나 한 가지 조심해야 할 것이 있다. 아기가 생후 2~3주 정도에 황달이 있으면서 아기의 대변 색이 콩비지 같은 흰색 혹은 옅은 노란색인 경우에는 모유 황달이 아닌 신생아 간염이나 간담도폐쇄 같은 병일 수도 있으니 주의해서 살펴야 한다. 대변색이 정상인 경우에도 신생아 대사이상 선별 검사가 모두 정상이었는지를 꼭 다시한 번 확인하자. 선천성 갑상선기능저하증인 경우에도 황달이 오래가는 경우가 있기 때문이다.

모유 황달은 생후 1주 이내에 생기는 조기 모유 황달과 발생원인이 전혀 다르다. 엄마 젖을 먹는 아기들에서 생후 1주일 이내에 황달이 심해지는 경우는 엄마 젖을 충분히 먹지 않아서 생긴 탈수나 칼로리 섭취 감소 때문이다.(137페이지 '조기 모유 황달은 엄마 탓' 참조)

🍼 외출 시 젖 먹이기

많은 엄마들이 젖 먹이는 것 때문에 외출을 꺼리거나 불편해하는 경우가 있다. 하지만 요즘은 젖 먹이는 것에 대한 사회적인 인식이 긍정적으로 바뀌면서 백화점이나 병원, 지하철 역사 등 공공 장소에도 젖을 먹일 수 있는 수유실이 마련되어있는 경우가 많다.

밖에 나가있는 동안 젖을 먹이기 위해서는 앞쪽에 지퍼 또는 단추가 달린 수유복, 아기에게 걸칠 수 있는 숄이나 담요 등을 준비한다. 이를 아기에게 두른 상태에서 수유를 하면 불필요한 노출을 피할 수 있다.

아기를 두고 외출이 길어질 때(젖이 새어 나올 때)는 다음처럼 한다.

● 젖이 그만 나오도록 유두를 부드럽게 눌러준다.

양팔을 겹치게 해서 유방을 안은 다음 손등으로 유두를 직접 누르거나 팔꿈치 아래쪽 팔로 가슴을 눌러준다.

● 젖이 흡수되도록 수유패드를 착용한다.

● 젖어도 티가 잘 나지 않는 옷을 입는다.

무늬가 있는 블라우스나 재킷, 스웨터를 덧입어서 가리면 된다.

● 젖을 짠다.

젖이 새어 나온다는 것은 유방이 꽉 찼다는 신호이다. 이때는 방해받지 않고 편안하게 있을 수 있는 장소를 찾아 불편하지 않을 정도로 짜주는 것이 좋다.

🐤 수유복

　아기와 함께 외출을 해야 하는 경우 외출 시 젖이 흐르지는 않을까, 누가 보지는 않을까 조마조마한 마음 때문에 외출이 부담스럽고 어렵게만 느껴지는 것이 사실이다. 그런 마음으로 수유를 하다 보니 속으로 "아가야, 얼른 먹어라, 얼른 먹어라" 하게 되고, 그러면서 한편으로 아기에게 미안해진다.

　하지만 주위를 둘러보면 예쁘고 편안한 수유복이 많고, 마음만 먹는다면 손쉽게 만들 수도 있다. 자, 이제 예쁜 수유복을 입고 맘껏 외출을 즐겨보자!

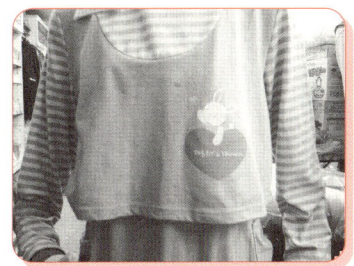 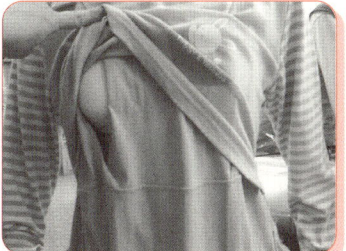 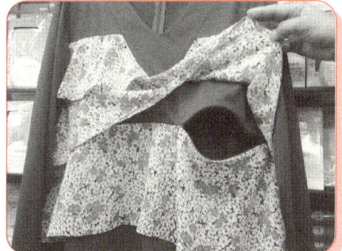

●편안하고 예쁜 수유복

💮 4주가 되기 전에 꼭 해야 할 예방접종

우리 나라 예방주사 중에 가장 중요한 것을 꼽으라면 단연 BCG 다. 일부 사람들은 우리 나라에 결핵이 별로 없는 것으로 알고 있지만 그렇지 않다. 우리 나라 사람들은 병을 숨기는 경향이 있어서 드러나지 않는 것뿐 아직도 많은 결핵 환자가 있다.

🎺 BCG 접종 시기

BCG는 생후 4주 이내에 맞히는 것이 원칙이다. 그래서 병원에서는 보통 아기 출생 후 2~4주 사이에 접종할 것을 권한다.

아기가 태어날 때 병원에서 만들어준 접종 카드에는 언제 접종을 하라는 것이 적혀있으므로 놓치지 않도록 확인한다. 의사 선생님이 별다른 이야기를 하지 않았더라도 생후 4주 이내에 소아청소년과에 가서 BCG 접종을 해야 한다.

'4주 지나서'가 아니고 '4주 이내'라는 것을 기억해야 한다. 만약 집안에 결핵 환자가 있다면 접촉을 피하고 접종 여부를 소아청소년과 전문의에게 문의한다. 간혹 잊어버리거나 아기가 아파서 4주 이내에 BCG를 못 맞히는 경우가 있는데 4주가 지난 후에라도 가능하면 빨리 접종해야 한다.

② 출산 후 엄마 몸은 이렇게 변해요

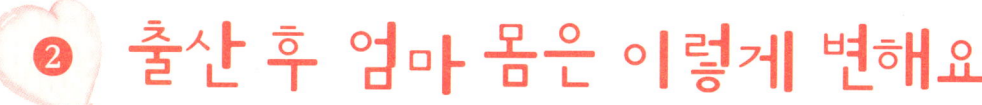

자궁

분만 직후 자궁은 산모 주먹 크기의 약 두 배 정도(1000그램)이고 단단하게 수축된 모양으로 배꼽 아래쪽에서 만져지나 몇 시간 후부터 근육의 긴장 회복 및 방광 충만 등으로 점차 올라가 열두 시간 후에는 배꼽 높이나 배꼽 윗부분에서 만져진다. 그 후 다시 자궁이 수축하여 하강하면서 제2일에는 배꼽 바로 아래쪽에서 만져지고 제4일에는 분만 직후의 높이 정도, 14일경에는 자궁이 소골반 내로 들어가기 때문에 외부의 복벽상에서 잡히지 않는다.

🐤 산후 복통

자궁이 수축하면서 느끼는 배의 통증으로, 수유 시나 출혈 예방을 위한 약물 복용 시 조금 더 아플 수 있으며 경산부에서 통증은 더 심한 편이다. 산후 복통은 보통 3~5일 후에는 없어지며 통증이 심한 경우엔 의사와 상의하여 진통제 복용도 가능하다.

🐤 회음부 통증

정상 분만의 경우는 분만할 때 회음부를 절개할 수 있다. 분만이 끝난 후 회음부의 절개 부위나 분만 시 생긴 상처 부위를 봉합하게 되는데 보통 통증이 있다. 하루 두세 번 정도 좌욕을 하고 패드를 자주 갈아주면 상처가 빨리 낫는 데 도움이 된다. 2주가 지났는데도 통증이 더 심해지면 의사의 진찰을 받는다.

🐤 오로

출산 후 자궁에서 피가 섞인 분비물이 나오는데 이를 오로라고 한다. 자궁 내면의 태반이 떨어져 나간 부분에 상처가 생겨 그곳에서 분비물이 나오고 혈액, 자궁 점막조직 등이 이 분비물에 뒤섞여 독특한 냄새가 난다. 분만 첫 수일 동안은 오로에 포함된 혈액으로 인하여 붉은색을 띠며 분만 3~4일 후에는 점차 색깔이 엷어진다.

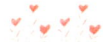

산후 10일경이면 거의 무색으로 변한다. 오로는 보통 4~6주간 지속되며 개인차가 있다. 양이 너무 많거나 8주 이상 지속될 때는 병원을 찾는 것이 좋다.

🐤 소변

분만 전후에 사용하는 수액과 분만 후 생기는 호르몬의 변화로 소변의 양은 많아진다. 마취제나 광범위한 회음 절개, 열창, 혈종으로 인한 통증이 있을 때에는 방광의 감각기능 저하가 오며 방광을 비울 수 있는 능력이 저하된다. 분만 후 4시간 전에는 소변을 보아야 하며 그 이상이 넘으면 의료진에게 이야기를 해서 적절한 조치를 취해야 한다.

🐤 부종

임신 중의 부종은 흔한 증세이다. 분만 2~5일째부터 소변량이 늘어나면서 대부분의 산모가 부종이 없어지는데 다리나 발목의 부기는 없어지지 않을 수도 있다. 출산 후 발이 커졌다고 말하는 산모도 많은데 이는 발목과 발에 부종 조직액이 너무 많기 때문이다. 당분간은 굽이 낮고 편안한 신발을 신는 게 좋다. 발목 부기가 심하면서 통증까지 겹치면 치료를 받아야 한다. 호르몬의 영향, 정맥류 등 원인이 다양하고 치료 방법도 모두 다르다.

☑ 요실금 및 변실금

분만 직후 산모들이 겪게 되는 대표적인 불편이 요실금이다. 재채기를 하거나 웃을 때 혹은 가벼운 운동을 할 때 오줌이 찔끔 새어 나오는 증상인데 분만 후 일시적으로 근육이 피로하여 생기는 경우가 있다. 요도에 힘이 들어가도록 항문을 조여주는 케겔운동이 좋다. 항문 주위 근육에 약 5초간 힘을 주는 케겔운동을 10분 동안 하는데 하루 세 번 이상 꾸준하게 해보고 호전되지 않으면 치료를 받는다. 산욕 초기에는 변실금이나 방귀의 조절이 잘 안 되는 경우도 흔하며 역시 근육의 피로가 원인의 대부분이다. 시간이 지나면 호전되며 케겔운동이 도움이 된다.

☑ 변비와 치질

보통 분만 후 3~4일 동안은 변의가 없는 경우가 많으며 장운동과 함께 통증이 있을 수 있다. 또한 출산 후 휴식을 취해야 한다는 생각에 몸의 움직임이 줄어들어 변비가 생기기 쉽다. 임신 중에 생긴 변비가 출산 후까지 이어지는 경우가 많고 특히 변비 증상이 심해져 항문 주위의 혈관이 뭉쳐 치질로 발전하는 경우도 있다. 변비를 예방하기 위해 분만 후 조기 보행이 권장되며 야채, 과일과 같이 섬유질이 많은 음식을 먹고 물을 충분히 마시면서 걷기 등과 같이 가벼운 운동을 하면 그 증상이 나아질 수 있다. 치질이 있는 경우

좌욕을 하면 증상이 좋아질 수 있으나 호전이 없는 경우는 의사의 진찰을 받는다.

🔴 요통

분만 후 몇 주 동안은 허리가 아프다. 하루종일 아기를 안아 올리고, 기저귀를 갈며, 목욕시킬 때 구부정한 자세를 취하면 증세는 더욱 악화된다.

요통을 방지하기 위해서는 올바른 자세를 취하는 게 중요하다.

- 아기에게 젖을 먹일 때는 엄마의 등이 잘 받쳐지고 있는지, 자세는 똑바른지 확인한다.
- 허리에 무리를 주지 않는 높이의 받침대나 아기 침대에서 기저귀를 갈아준다.
- 바닥에서 물건을 들 때는 항상 무릎을 구부려 자세를 낮추고 든다.
- 서있을 때나 걸을 때 자세가 바른지 살핀다.
- 필요하면 병원에서 물리치료를 받는다.
- 가벼운 체조나 목욕을 통해 혈액순환을 활성화시킨다.

활동

가벼운 산책이나 운동, 일상생활은 가능하다. 그러나 무리한 활동과 무거운 물건을 드는 것은 피하는 것이 좋다. 조이는 옷은 입지 말고, 상처 부위는 통풍이 잘되도록 자주 건조시켜준다.

산후 우울증

출산 후 몸에 생기는 변화, 육아에 대한 부담감, 달라진 생활환경 등 산후 갑작스러운 변화에 감정의 기복이 심해지고 초조해지거나 괜히 슬퍼지는 등 감정 조절이 잘되지 않고 우울한 감정 및 허탈감에 빠지는 경우가 있다. 심한 경우 병원 치료를 받아야 하는 우울증을 겪기도 한다. 흔히 산후 우울증을 가벼운 증상으로 생각하지만 이를 제대로 극복하지 못하면 앞으로 극복해야 할 육아나 생활 전반에 부정적인 사고를 갖게 되고 심각한 만성 우울증에 빠지게 된다.

출산 후 겪게 되는 산후 우울증은 남편을 비롯해 가족 모두의 적극적인 배려가 있어야 극복할 수 있다. 또한 마음을 편하게 해주는 책을 읽거나 가볍게 웃고 지나갈 만한 텔레비전 프로그램을 시청하는 것도 도움이 된다. 음악은 가능한 한 경쾌하고 발랄한 곡으로 선정해 듣고 많은 대화를 나누는 것이 중요하다. 흔히 산후 우울증에 걸리면 입맛이 없어지고 모든 일에 의욕을 잃게 되므로 증상이 느껴지면 하루라도 빨리 분위기를 전환하려는 노력을 해야 한다. 다

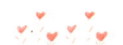

행히 산후 우울증은 저절로 좋아지거나 간단한 심리치료만으로 효과를 보는 경우가 많다.

🐤 출산 후 산욕기의 성관계 및 피임법

출산 후 성관계 시작 시기는 특별히 정해져있는 것은 아니다. 하지만 분만 시 생긴 회음부의 상처나 자궁의 원상 복귀 등을 고려해 질 출혈이 거의 없어지고 상처의 통증이 없어지는 분만 후 4~6주에 시작하는 것을 권장한다.

출산 후 임신 가능 시기는 젖을 먹이느냐 그렇지 않느냐에 따라 차이가 있다. 수유를 하지 않으면 보통 출산 3주 후면 배란이 시작되고 임신이 가능해진다. 따라서 피임은 성관계와 함께 시작해야 한다.

하지만 젖을 먹이면 그 배란 억제 효과로 인해 출산 후 4~6개월 동안 비교적 안전하게 피임이 되며 그 피임율은 출산 6개월에 약 97퍼센트 정도다. 하지만 개인에 따라서 차이가 있어 1년 넘도록 계속 월경이 시작되지 않고 자연 피임되는 경우도 있는 반면 6개월 이전에 배란이 시작되는 경우도 있다. 그래서 보통 젖을 먹이는 경우에도 4개월 이후에는 피임을 권장한다. 그리고 분유와 함께 혼합 수유를 하는 경우는 바로 보조 피임법이 필요하다.

산욕기 동안 가장 권장하는 피임법은 콘돔의 사용이다. 젖을 먹이는 동안에도 가장 권장되는 피임법 역시 콘돔과 같은 격리피임법

(barrier method)이다. 젖을 먹이는 동안 에스트로겐이 들어있는 피임약을 복용하면 혈전증이 생길 수 있으며 젖의 양과 질에 영향을 주므로 먹지 말아야 한다.

수유 중 피임약은 프로제스테론만을 함유한 것을 권장한다. 현재 우리나라에는 사후피임약으로 사용되는 '노레보정(현대약품공업주식회사에서 수입 판매)' 이 프로제스테론 피임약이다.

자궁 내 장치는 자궁 안에 구리나 호르몬 제제를 함유하는 장치를 넣어 피임 효과를 얻는 것으로 출산 4~6주 후에 시술할 수 있으며, 규칙적인 월경이 시작되면 월경 시작일로부터 5~9일 사이에 시술하는 것이 좋다.

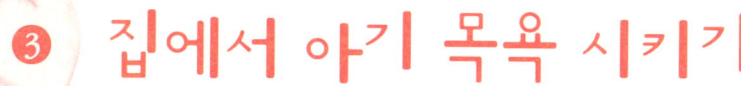 집에서 아기 목욕 시키기

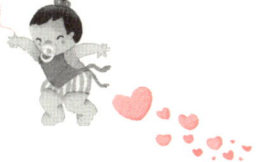

💬 전신 목욕

아기의 목욕은 아기의 기분이 좋을 때, 가능하면 일정한 시간을 정해서 시키는 것이 좋다. 수유 후 30분 이내나 수유 직전, 자고 일어난 직후에 목욕을 시키는 것은 피한다. 탯줄이 떨어지고 난 이후에 통목욕을 시키도록 한다.

목욕을 시작하기 전에는 목욕에 필요한 용품, 아기 옷, 기저귀 등을 손이 닿는 곳에 준비해두고 목욕 중간에 아기를 혼자 두고 물건을 가지러 가는 일이 없도록 해야 한다. 만약 전화를 받거나 기타 부득이한 경우라면 반드시 아기를 욕조에서 꺼내어 마른 수건으로 감싸 혼자 욕조에 남아있지 않게 한다. 또한 실내 온도를 따뜻하게 한 후 목욕을 시작하는 것이 좋다.

또한 눈, 귀, 코 등을 면봉으로 닦을 때 깊숙이 넣지 않도록 하며 귓속은 건드리지 않도록 주의한다. 또한 수건 등으로 입안을 닦지 않도록 한다. 잘못하면 구강 점막 상피세포의 손상으로 아구창이 생길 수 있다.

목욕 횟수

목욕은 일주일에 2~3회가 적당하며 너무 자주 시키면 아기의 피부가 건조해질 수 있다. 아기가 자주 대변을 보는 경우 엉덩이를 부분 목욕시켜준다.

목욕 시간

너무 길면 아기가 지치므로 5~10분 정도가 적당하다.

목욕하기에 좋은 시간이 정해진 것은 아니나 수유 전, 따뜻한 낮에 하는 것이 좋으며, 수유 직후는 아기가 토할 수도 있으므로 피한다.

밤에 잠을 안 자는 아기는 자기 전에 목욕을 시키는 것도 좋으며, 열이 있거나 기침 또는 콧물이 날 때, 기분이 나쁘고 나른해 보일 때는 목욕을 삼간다.

🐤 목욕물의 온도

목욕물의 온도는 38~40°C가 적당하며 방안의 온도는 24°C가 적당하다. 온도계가 없다면 엄마의 팔꿈치를 물에 담가서 미지근할 정도면 된다. 물의 양은 아기 욕조에 아기를 앉혔을 때 가슴 부분까지 잠기면 된다.

🐤 목욕 방법

초보 엄마는 다음의 순서에 따라 아기 목욕을 시켜보자. 씻는 순서는 얼굴→머리→가슴→겨드랑이→배→팔, 다리 순으로 한다.

❶ 아기를 수건으로 감싸고 왼팔로 머리를 받쳐주고 서서히 발부터 담근다.

❷ 얼굴을 씻길 때는 비누를 사용하지 않는 것이 좋다. 눈, 코, 귀, 목 순서로 부드러운 젖은 거즈를 이용해 닦는데, 이때 전신은 수건으로 싸고 있는 것이 좋다. 눈은 눈 머리에서부터 눈꼬리로 향하여 씻고 입 가장자리와 코, 귀와 뒷부분 등을 신경 써서 닦아준다.

❸ 머리를 감길 때는 귀에 물이 들어가지 않도록 아기의 머리를 받쳐든 왼손은 엄지와 둘째손가락으로 아기의 양쪽 귀를 막는다. 젖은 수건에 아기용 비누나 샴푸를 듬뿍 묻혀 머리를 감기고 마른 수건으로 닦아준다.

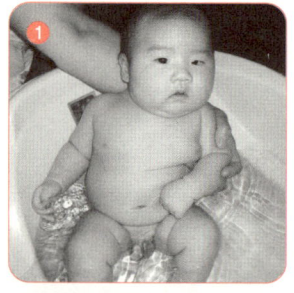
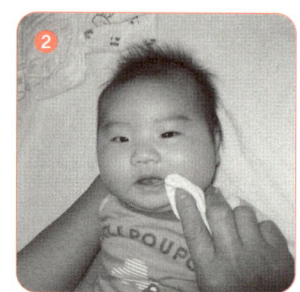
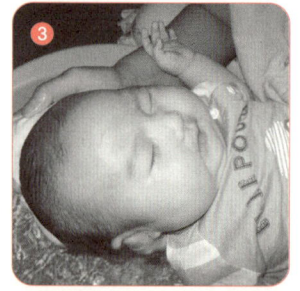

❹ 물을 바꿔서 아기가 물에 놀라지 않도록 배와 다리에 물을 살짝 뿌려준 다음 아기가 어느 정도 물에 적응하면 발부터 물에 담근다.

❺ 몸을 순서대로 씻길 때 목둘레, 손바닥 등 더러워지기 쉬운 곳은 신경 써서 닦아준다. 남자 아기는 하부를 씻길 때 아래서 위로 씻기고 여자 아기는 위에서 아래로 씻긴다.

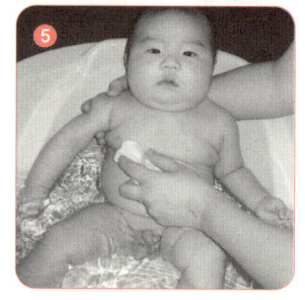
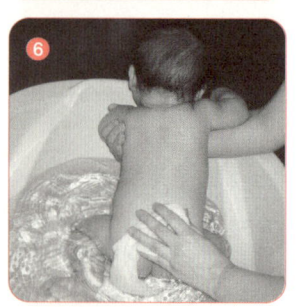

❻ 양손을 꼭 잡고 팔로 턱을 받치면서 돌려 등이 위로 오도록 하여 씻긴다. 자신이 없다면 똑바로 뉘인 채 손을 등뒤로 넣어 씻겨주면 된다.

❼ 다 씻었으면 일단 무릎 위에 안아 올리고 더운 물을 부어(겨울엔 약 48°C 정도) 약간 따뜻하게 한 다음 수건으로 싸 안아 올린다.

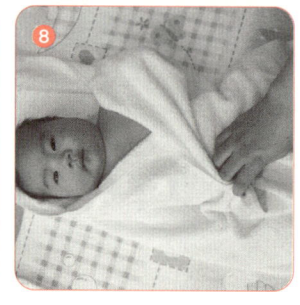

❽ 목욕이 끝나면 마른 수건으로 톡톡 두드리며 물기를 다 닦는다.

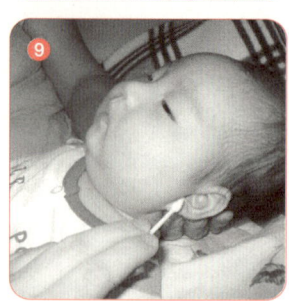

❾ 면봉으로 귀 주변의 물기를 조심스럽게 닦아준다. 이때 아기가 고개를 돌리지 못하도록 머리를 살짝 눌러준다. 아기의 콧속이나 눈의 이물질도 면봉으로 제거하며 손톱도 자른다.

⑩ 목욕 후에는 아기에게 수분을 보충해준다. 목욕은 피부를 깨끗하게 해주는 것은 물론 혈액순환과 숙면에 도움이 되며 에너지를 발산시키는 운동 효과도 있다.

목욕 용품 고르는 법

- 목욕용 세제 : 반드시 아기 전용 제품을 쓰지 않아도 되지만 향과 자극이 없는 순한 것을 쓰는 것이 좋다.
- 욕조 : 너무 깊지 않고 바닥이 울퉁불퉁해서 미끄러지지 않는 것을 선택한다.
- 목욕용 스펀지 : 피부에 자극이 없고 부드러운 면 제품을 선택한다.
- 목욕 그네 : 엄마 혼자 아기를 목욕시킬 때는 목욕 그네에 아기를 눕히고 목욕을 시키면 편하다.
- 목욕 수건 : 순면 제품이 좋으며, 대형 수건을 준비해 아기를 감싸 안으면 목욕 후 빨리 물기를 없앨 수 있고 감기 예방에도 좋다.

아기가 목욕과 친해지게 만드는 방법

물만 닿으면 울어버리는 아기와의 목욕 전쟁, 생각만 해도 끔직한 일이다. 목욕을 손쉽게 시키려면 아기가 목욕을 즐거운 놀이로 생각할 수 있도록 돕는 것이 좋다. 목욕은 몸을 씻는 것이 아니라 물을 가지고 노는 것이라고 생각하도록 해야 한다. 그러기 위해서는 다음과 같은 방법을 이용해보자.

- 욕조 안에 아기가 좋아하는 장난감을 넣어준다.
- 아기가 불편하지 않도록 중간에 따뜻한 물을 넣어주어 물의 온도를 37°C 정도로 유지해준다.
- 욕실을 밝고 따뜻하게 해준다.
- 욕실에 아이가 좋아하는 음악을 틀어준다.

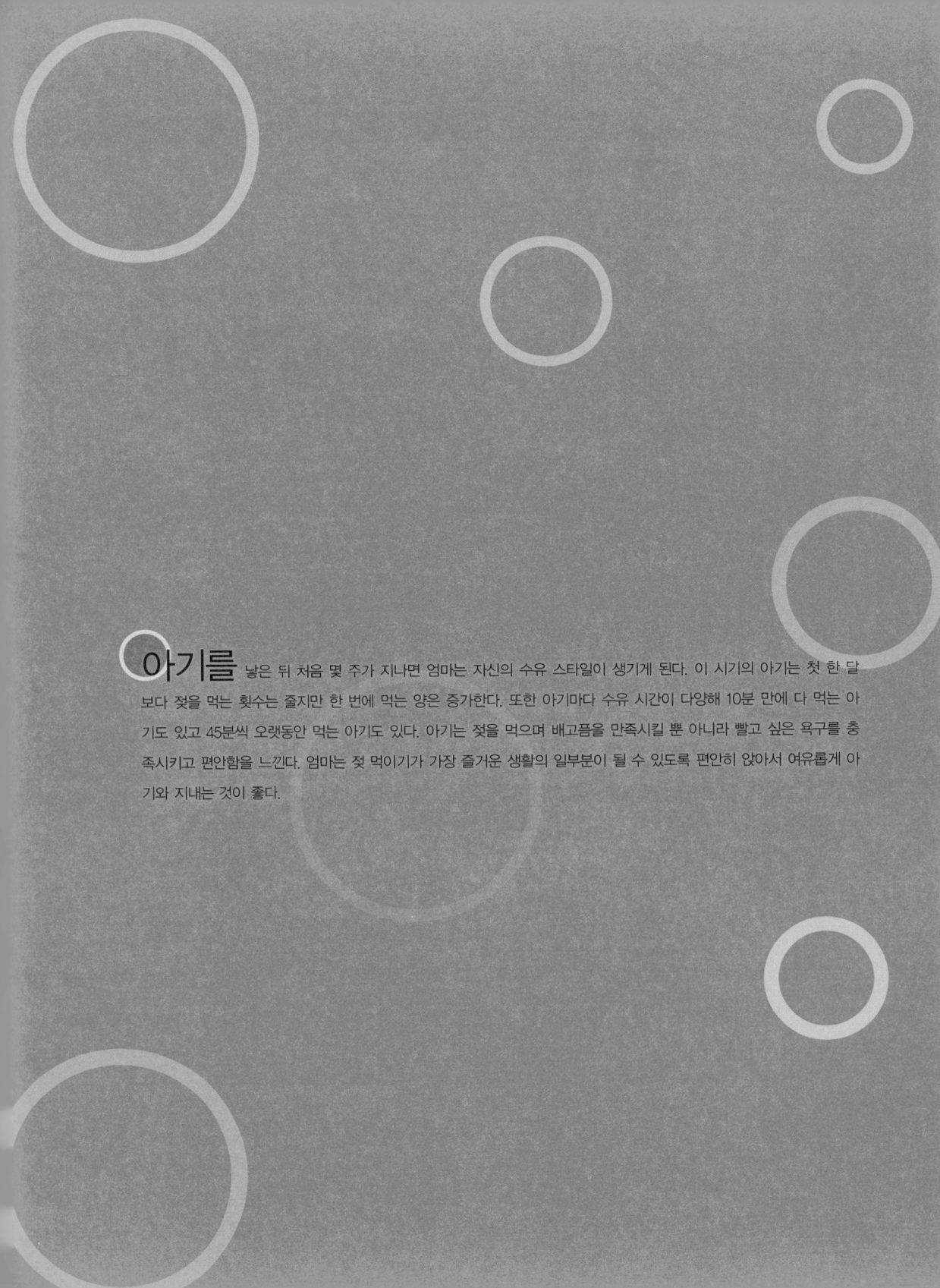

아기를 낳은 뒤 처음 몇 주가 지나면 엄마는 자신의 수유 스타일이 생기게 된다. 이 시기의 아기는 첫 한 달보다 젖을 먹는 횟수는 줄지만 한 번에 먹는 양은 증가한다. 또한 아기마다 수유 시간이 다양해 10분 만에 다 먹는 아기도 있고 45분씩 오랫동안 먹는 아기도 있다. 아기는 젖을 먹으며 배고픔을 만족시킬 뿐 아니라 빨고 싶은 욕구를 충족시키고 편안함을 느낀다. 엄마는 젖 먹이기가 가장 즐거운 생활의 일부분이 될 수 있도록 편안히 앉아서 여유롭게 아기와 지내는 것이 좋다.

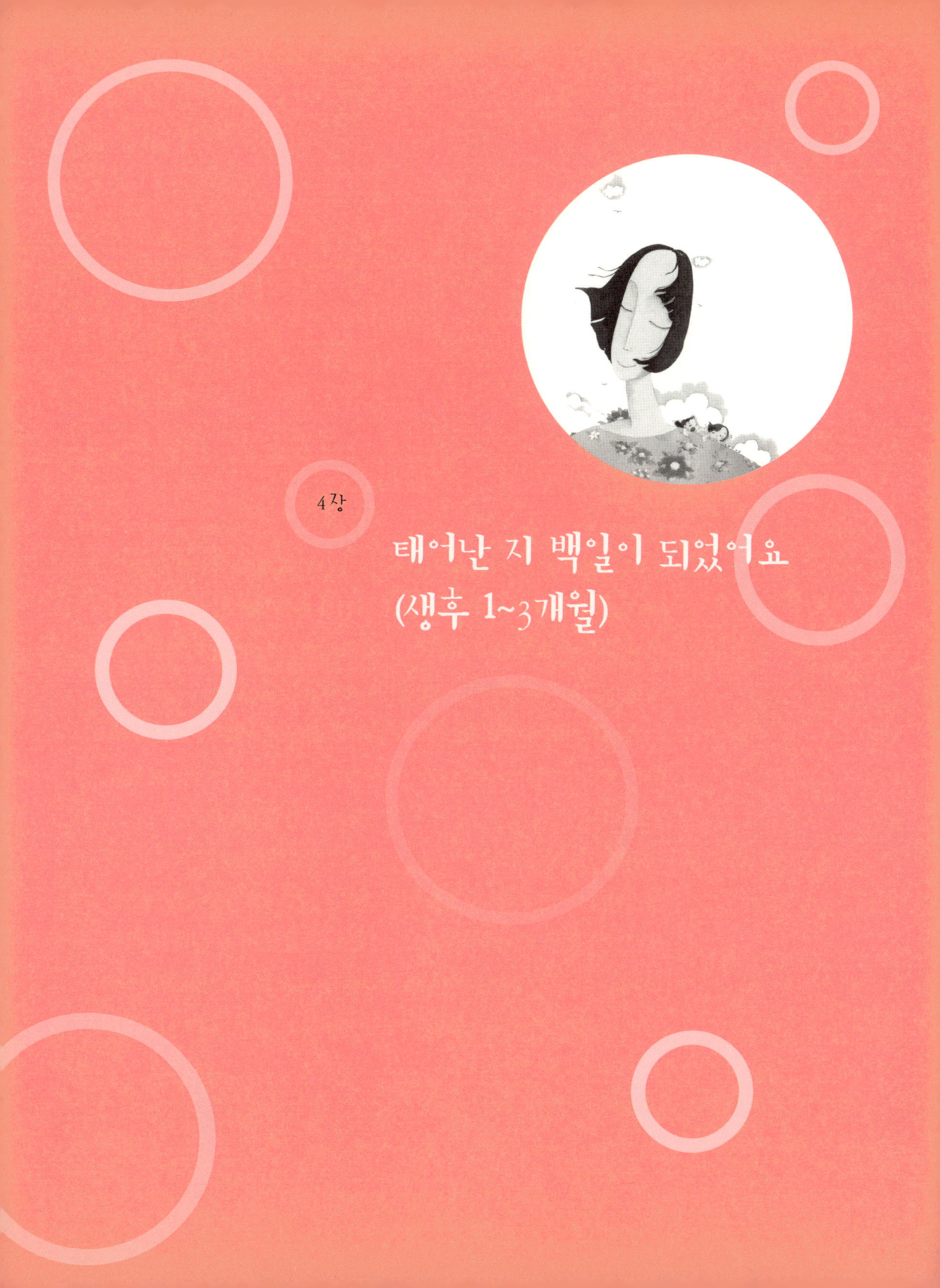

4장

태어난 지 백일이 되었어요
(생후 1~3개월)

❶ 하루가 다르게 커가는 급성장기

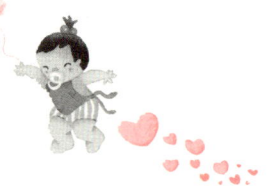

    이 시기가 되면 아기는 3~4시간 정도 간격으로 일정하게 젖을 먹고 그 횟수는 줄어든다. 그러나 아기가 한 번에 먹는 젖의 양은 늘어나 전체 양은 많아진다. 이 시기에 엄마들은 젖 양이 적어질까 걱정하는 경우가 많은데 그런 걱정은 하지 않아도 된다.

    아기는 아직까지 낮과 밤을 확실히 구별할 수는 없지만 1개월 때와는 달리 아기만의 수면 리듬이 생긴다. 그러므로 엄마는 계속적으로 아기가 낮과 밤을 구별할 수 있도록 도와주어야 한다.

    아기가 갑자기 젖을 더 자주 먹으려 원할 때가 있는데 이를 급성장기라고 한다. 더 자주 젖을 먹으려 하는 것은 증가하는 욕구를 충족시키기 위한 아기 나름대로의 수단으로 젖 공급을 늘리기 위한 것이다. 아기의 젖 먹는 횟수와 시간이 갑자기 증가하면 엄마는 자신의 젖 양이 부족하지 않나 걱정할 수 있다. 그러나 엄마의 젖 공급을 늘리기 위한 가장 효과적인 방법은 매시간 혹은 두 시간마다 왕성하게 젖을 먹이는 것이 띄엄띄엄 오래 먹이는 것보다 좋은 방법이다.

보통 2~3주, 6주, 3개월째 급성장을 한다. 그러나 아기마다 차이가 있을 수 있으며 이 시기에 자주 그리고 충분히 젖을 먹이다 보면 어느새 젖 양이 늘어있고 아기는 좀 더 오래 자고 덜 자주 먹는 패턴으로 변화하게 된다. 아기가 갑자기 자주 먹으려 하는 것에 걱정하지 말고 아기가 원할 때마다 자주 먹이기를 1주일 정도 하고 나면 다시 수유 패턴은 일정하게 유지될 것이다.

아기가 너무 오랫동안 젖 빨기를 즐긴다면 엄마가 앉아있는 시간이 길어지게 되고 휴식 시간이 부족해질 수도 있다. 집안에 젖 먹이는 장소를 정하여 그곳에서만 젖을 먹도록 아기에게 인지시키면 젖 먹이는 시간을 줄일 수 있다.

 엄마의 유방에 생길 수 있는 문제

엄마의 유방은 젖을 먹이는 동안 상처입고 계속적으로 딱딱하고 아플 수 있다. 만일 계속해서 그런 증상이 있다면 그 원인을 찾아내는 것이 중요하다.

 유방울혈

유방에 젖이 지나치게 차면 언제든지 유방울혈이 생길 수 있다. 예를 들어 밤에 아기가 오래 자고 낮에도 자느라 젖을 먹지 않으면 젖이 찰 수 있다. 전화 상담을 했던 한 엄마는 한 달이 되어 젖이 얼마나 나오는지 궁금해 젖을 짰다가 한동안 유방울혈로 고생했다고 한다.

수유 후에 나타나는 쏘는 것 같은 깊은 통증은 유방에 젖이 갑자기 차는 것과 관련 있을 수 있다. 이런 통증은 수유를 시작하고 첫 일주일이 지나면 없어진다. 반면 수유 후에 타거나 찌르는 것 같은 통증은 일반적으로 아구창과 관련이 있다.

🐣 유관 막힘

만일 유방의 어느 부분에 딱딱한 것이 만져지고 아기가 젖을 먹어도 부드러워지는 것 같지 않으며 열이 나는데도 감기 증상이 없다면 유관이 막혔을 수 있다. 유관이 막힌 경우에는 젖을 먹이면서 계속 막힌 쪽 유관을 뚫어주면 된다.

하지만 유방염일 때에는 치료를 받아야 한다. 물론 이때도 아기가 젖을 거절하지 않고 계속 빨려고 한다면 먹여도 괜찮다. 대신 엄마는 약을 복용하면서 충분히 휴식을 취하고 젖을 먹임으로써 유방을 계속 비워주어야 한다.

막힌 유관이 오래 지속되면 유방염이 될 수도 있으므로 와이어가 있고 꽉 끼는 브래지어는 착용하지 않는 것이 좋다. 반복적으로 유관이 일정하게 막히는 경우 엄마의 수면 자세가 원인일 수도 있으므로 잠자는 동안 유방의 일정 부위가 눌리지 않는지 살펴보아야 한다.

🐤 유선염

유선염은 보통 산욕 2~6주 사이에 자주 나타난다. 유방의 일부에 발열, 발적, 동통, 멍울이 있다. 겨드랑이 림프선에 종창이 생기거나 전신 발열, 권태감을 느끼기도 한다.

단순히 울혈의 단계를 지나 열이 동반되는 증상이 있다면 반드시 의사의 진료를 받아야 하며 치료를 위해서 항생제와 소염제를 투여한다. 약제를 투여하더라도 엄마 젖을 먹일 수 있으므로 절대 모유 수유를 중단해서는 안 된다. 대부분 2~3일 내에 증상이 가벼워진다.

증상

- 부분적 압통
- 발열(38°C 이상)
- 발진
- 피곤
- 구역질
- 두통

원인

- 유두가 갈라졌거나 열상이 있을 때
- 막힌 유관, 울혈 현상 또는 울류(젖이 유방에서 제거되지 않은 것)를 치료하지 않았을 때
- 피로가 누적되어 감염에 대한 저항력이 저하되어있을 때

치료

- 모유 수유를 중단하지 말고 계속 젖을 먹이거나 짜낸다.
- 감염이 없어질 때까지 충분히 쉰다. 단 엄마가 쉬는 것이지 유

방이 쉬는 것을 의미하지는 않는다.
- 아기가 유방에 제대로 밀착되어 빠는지 확인한다.
- 아기가 원하는 대로 자주 수유한다.
- 아기에게 먹이기 전에 따뜻한 수건으로 찜질을 한 다음 마사지를 충분히 하고, 수유가 끝나면 찬 찜질을 하는 것이 좋다.
- 마사지와 잦은 수유에도 불구하고 발열이 열두 시간 이상 지속된다면 의사의 처방을 받는 것이 좋다.

특징	유방울혈	유관이 막힌 경우	유선염
발생 시기	분만 직후, 서서히	수유 직후, 서서히	10일 이후, 갑작스럽게
부위	양측성	한쪽	주로 한쪽
열감과 부종	유방 전체에	열감은 거의 없음 부종 부위가 달라짐	뜨겁고 붉음 부분적 부종
통증	유방 전체	부분적으로 약한 통증	부분적으로 강한 통증
체온	38.4℃ 미만	38.4℃ 미만	38.4℃ 이상의 고열
전신적 증상	양호	양호	독감과 같은 증세

❸ 혼합 수유는
젖 먹이기의 큰 실패 요인이다

🍼 왜 분유를 먹이게 될까

아기가 젖을 먹는 횟수와 시간이 길어지는 반면 엄마는 유방이 작아지고 붓지 않는 것 같다는 잘못된 생각에 조제분유로 혼합 수유를 시작하는 엄마들이 있다. 결론부터 먼저 말하자면 혼합 수유를 시작하면 젖 먹이기는 실패하게 된다.

엄마는 자신의 젖이 충분하지 않다고 생각하여 아기에게 점점 더 많은 조제분유를 먹이게 된다. 아기는 충분히 먹고 난 후 포만감으로 더 긴 시간을 자게 되어 젖을 빨리 먹지 않게 되고 그로 인해 젖의 양은 점점 줄어든다.

분유는 아기가 얼마나 먹었는지 알 수 있지만 모유는 엄마가 눈금으로 양을 알 수 없으므로 아기가 더 자주 먹으려고 하면 엄마는

젖이 부족하다고 오해하는 경우

● 아기가 젖을 너무 자주 먹어요

대부분의 아기들은 빨려는 강한 욕구와 엄마와 자주 접촉하고 싶어하는 욕구를 가지고 있어 자꾸 엄마 젖을 찾습니다. 또 모유는 분유보다 빨리 소화되므로 자주 먹어야 합니다.

● 아기의 젖 먹는 빈도나 시간이 갑자기 증가했어요

급성장 시기에는 아기들의 필요량이 증가하므로 평상시보다 더 자주 젖을 먹습니다.

● 갑자기 젖 먹는 시간이 줄었어요.

젖 먹기에 익숙해졌음을 의미합니다.

● 아기가 너무 칭얼대요

배고픈 것뿐 아니라 다른 많은 원인으로 칭얼대기도 합니다. 뚜렷한 이유가 있는 것은 아닙니다.

● 젖이 차는 느낌이 없어요

초기의 풍만감과 울혈은 수주 이내에 가라앉습니다. 젖 공급이 아기가 필요한 만큼 조절되었음을 의미합니다.

● 젖을 먹은 후 우유병을 빨리면 잘 빨아요

많은 아기들이 빠는 것 자체를 좋아합니다. 그러므로 수유 후 우유병을 빤다고 아기가 배고픈 것은 아닙니다.

젖이 부족하다고 오해하기 쉽다. 급성장기에는 아기의 먹는 양은 점점 늘어나고 엄마의 유방은 젖 먹이기에 잘 적응해 작아지고 부드러워지는 것이 정상이다. 따라서 아기의 체중이 잘 늘어나고 있다면 조제분유를 먹일 필요가 없다.

아기가 얼마나 먹는지 확인하기 위해 젖을 짜내어 양을 확인하는 경우가 있다. 이때 짜낸 젖의 양이 적다고 판단해 분유를 보충해주는 엄마들이 있다. 하지만 젖의 양은 아기가 빨았을 때와 짜내었을 때의 양이 다를 수 있다. 그러므로 젖의 양을 절대적인 기준으로 비교하는 것은 옳지 않다. 젖은 아기가 빨 때 더욱 많이 만들어지며 단순히 손이나 유축기로 짜낸 젖 양과 같을 수 없다.

젖 양이 아기에게 적당한지 알아보는 지표는 아기의 체중과 대소변이다. 아기의 체중이 월령에 맞게 잘 늘고 있는지, 아기가 건강하게 대소변을 충분히 보는지가 중요하다. 섣부른 판단으로 혼합수유를 하게 되면 젖 먹이기에 실패하게 되므로 주의한다.

 # ④ 백일 되기 전 주의할 것들

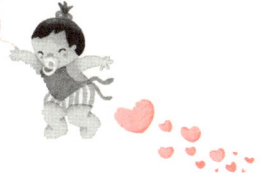

엄마가 아플 때는 어떻게 하나요

　엄마가 감기나 독감에 걸렸다고 해서 젖 먹이기를 멈출 필요는 없다. 엄마의 몸에서 만들어진 항체가 젖을 통해 아기에게 전달되므로 아기는 병에 대한 면역성을 가지게 된다. 만약 엄마가 약을 먹어야 한다면 아기에게 안전한 약을 처방받아 복용한다.

　엄마에게 식중독이 의심될 때는 구토나 설사 등의 증상을 치료하면서 젖을 계속 먹이면 된다. 엄마가 아프거나 아프고 난 직후에는 젖 양이 조금 줄어들 수 있으나 다시 자주 빨리면 다시 젖 양이 늘어난다.

🐣 아기가 아플 때에는 이렇게 하세요

아기가 아프더라도 젖은 계속 먹이는 것이 좋다. 젖은 가장 좋은 수액이고 영양소이면서 아기에게 안정감을 준다. 아기가 아플 때는 먹는 양도 조금 줄어들 수 있고 수유 패턴도 바뀔 수 있다.

중이염이나 편도선염에 걸렸거나 열이 있으면 젖을 먹기 힘들어지므로 아기가 젖을 거부하거나 빨지 않을 수 있다. 감기에 걸렸거나 코가 막혔을 때도 젖 먹기가 힘들어지므로 수유 시에 아기의 몸을 세워준다. 아기를 위해 가습기를 사용하거나 코에 식염수를 떨어뜨려주는 것이 좋다.

열은 감염의 증거일 수 있으므로 지속적으로 열이 있다면 전문의에게 진찰을 받는 것이 좋다. 또한 열이 있을 때에는 아기에게 탈수 현상이 나타날 수 있으므로 더 자주 젖을 먹이는 것이 중요하다.

젖을 먹는 아기가 설사를 하는 것은 흔한 일이 아니며 설사를 하더라도 그렇게 심하지 않다. 만일 심한 물 설사를 하거나 냄새가 심하고 점액성 또는 혈변을 본다면 탈수되지 않도록 더 자주 수유한다. 아기의 설사가 3~4일 내에 멎지 않고 탈수 증상을 나타내거나 열이 있다면 전문의의 진찰을 받는다. 만약 심한 설사를 한다면 수유를 계속하면서 경구용 수액으로 보충해주기도 한다.

🟥 젖 먹기와 대소변 보기

아기는 하루에 6~8회 정도 젖을 먹는다. 밤에도 아기가 원하면 젖을 먹이도록 한다. 밤에 여섯 시간 이상 잠을 잔다면 몸무게가 잘 늘지 않게 되므로 깨워서 먹여야 한다.

젖을 충분히 먹는 아기는 최소한 하루에 천 기저귀는 여섯 번 이상, 일회용 기저귀는 다섯 번 이상 적신다. 모든 월령에서 소변은 색이 엷고 냄새가 순해야 한다. 아기의 체중 증가가 걱정이면 젖을 먹은 것, 젖은 기저귀나 대변 기저귀를 확인해 아기의 섭취량과 배설량 일지를 며칠에 걸쳐 계속 작성한다.

엄마 젖을 먹은 아기의 대변은 묽고 물기가 많으며 좁쌀과 같은 알갱이가 있는 것이 정상이다. 6주 이하의 아기가 하루에 두 번에서 다섯 번 정도 대변을 본다는 것은 아기가 충분한 칼로리를 섭취하고 있음을 뜻한다. 한 번 보는 대변의 양이 적다면 대변의 횟수가 더 잦을 것이다.

6주가 지나면 한 번 보는 대변의 양이 상당히 늘어나면서 며칠에 한 번씩 볼 수 있다. 이 시기에 아기의 몸무게는 일주일에 약 170그램 정도 늘어난다.

🟥 젖 먹는 아기의 비타민

모유는 충분한 양의 비타민을 공급한다. 그러나 간혹 비타민 D

가 부족할 수 있다. 비타민 D는 칼슘의 흡수를 촉진시키므로 건강한 골격과 치아를 형성하기 위해서는 꼭 필요하다.

아기가 정기적으로 햇볕을 쪼일 수 없거나 피부가 검은 경우, 혹은 옷을 너무 많이 입힌 아기에게는 비타민 D가 충분히 생기지 않을 수 있다. 이러한 경우에는 비타민 D를 보충해주어야 한다.

소아과 의사는 모유를 먹이는 아이에게 비타민 D를 처방해줄 수 있다. 인공유에는 비타민 D와 다른 비타민들이 첨가되어있어 아기에게 필수 영양소를 충분히 공급해줄 수 있다.

모유 수유를 하는 어머니가 동물성 단백질을 싫어하는 채식주의자일 경우에는 아기의 담당 의사와 비타민 보충에 대해 상의해야 한다. 채식만으로는 비타민 D와 B_{12}가 부족해질 수 있는데, 비타민 B_{12}가 결핍되면 빈혈과 신경계 이상을 초래할 수 있다.

🐤 아기의 외출

이제 아기와 함께 외출할 수 있을 때가 되었다. 엄마는 아기와 함께 외출을 하고자 할 때, 특히 출생 후 첫 외출이라면 무엇을 입혀야 하는지부터 무엇을 준비해야 하는지, 어떻게 안고 다녀야 하는지 등 여러 가지 고민에 빠지게 된다.

더구나 분유를 먹인다면 수유에 필요한 용품을 준비하는 것만으로도 외출이 부담스러워질 것이다. 반면 엄마 젖을 먹는 아기의 외출은 그런 과정이 줄어들기 때문에 엄마의 마음이 한결 가벼울 것이다.

아기와 함께 외출할 때 반드시 지켜야 하는 원칙이 있는 것은 아니지만 일반적인 주의 사항을 염두에 둔다면 보다 편안하게 외출할 수 있다.

아기의 외출은 날씨가 좋고, 엄마와 아기의 컨디션이 좋다면 언제라도 가능하다. 처음부터 너무 긴 시간 동안 외출하는 것은 엄마와 아기를 쉽게 피로하게 할 수 있으므로 조금씩 시간을 늘려가는 것이 좋다.

아기는 외부 온도에 쉽게 영향을 받을 수 있으므로 날씨가 춥다고 두꺼운 옷을 입히기보다는 얇은 옷을 두세 겹 입히고 온도의 변화에 따라 덧입힐 수 있는 겉옷을 하나 정도 더 준비하는 것이 좋다.

외출에서 돌아오면 아기의 옷을 갈아 입히고 손, 발, 얼굴을 물수건으로 닦아주거나 목욕을 시켜주는 것이 좋다.

🍞 이 시기의 예방접종

한 달이 되면 B형 간염 2차 접종을 해야 하고 2개월이 되면 아기에게 DPT(백일해, 파상풍, 디프테리아 예방주사)와 폴리오(소아마비), 그리고 히브 백신(뇌수막염 예방접종)과 폐구균 1차 예방접종을 해주어야 한다. 아기들의 장염의 가장 흔한 원인인 로타바이러스에 대한 예방접종도 이 시기부터 시작하게 된다.

 ⑤ 젖을 거부하거나 보채는 아기

아기가 젖을 거부하거나 보챈다면 다음과 같은 이유일 수 있으므로 꼭 확인한다.

🐤 엄마가 복용한 약

엄마가 복용한 약물 때문에 아기가 보챌 수 있다. 그러므로 아기가 지나치게 보채면 수유를 잠시 중단하거나 지속적인 약의 복용에 대해서 의사와 상의한다.

🐤 엄마가 먹은 음식

대부분의 엄마는 자신이 좋아하는 음식을 먹을 수 있다. 하지만 간혹 엄마가 섭취한 음식 때문에 민감한 반응을 보이는 아기도 있으며 원인이 되는 음식은 엄마와 아기마다 다르다.

이는 대개 특정 음식에 대한 알레르기가 있는 경우로 아기는 점액 변을 보거나 아토피 피부염, 천명을 보일 수 있다. 아기가 덜 보채게 하기 위해 엄마는 특정 음식을 피하거나 섭취량을 줄이는 것이 좋다.

만약 음식이 원인이라면 아기는 엄마가 특정 음식을 먹지 않은 2~3일 이내에 보채지 않게 된다. 오랜 기간 동안 아기가 음식에 노출되었던 경우에는 더 많은 시간이 걸리기도 한다. 원인이 되는 음식을 알기 위해 한 번에 한두 가지씩 음식을 먹지 않고 테스트해 보자.

알레르기 외에도 음식 중에 아기의 장에 자극을 주는 것이 있으면 아기가 보챌 수 있다. 예를 들어 초콜릿을 엄마가 먹었을 때 젖을 통해 전해진 초콜릿의 원료가 아기의 장에 자극을 주어 보챌 수 있다. 이 밖에도 계피나 카레 같은 향료, 귤이나 오렌지, 양파, 브로컬리, 양배추, 오이 등을 엄마가 먹었을 때에도 아기에게 자극이 될 수 있다. 우유와 유제품(치즈, 요구르트, 아이스크림)은 특이반응을 일으키고 아기를 보채게 하는 대표적 음식이다. 우유 속의 단백질이 엄마의 젖을 통해 아기에게 전해지고, 아기가 이 단백질에 대해 특이반응을 가지고 있으면 보채게 된다. 체내에서 우유 단백질이 제거되는 데 2주 정도 걸리므로 엄마가 우유나 유제품을 먹지 않으면 2주 정도 후에 호전되는 것을 확인할 수 있다. 카페인은 젖 사출이 잘되지 않게 하고 아기가 보채게 할 수 있으므로 커피, 홍차 등의 음료는 하루에 한 잔 이상 마시지 않는 것이 좋다.

이 밖에도 아기의 배에 가스가 차거나 항문 주위가 헐었을 때, 혹은 몸의 한 부위에 발진에 생겼을 때에도 잘 먹지 않으려 할 수 있으므로 꼼꼼하게 확인한다.

🐟 아구창(곰팡이 감염)

아구창이 있는 아기는 입이 아파 젖을 먹으려 하다가도 젖을 밀어내거나 보채게 된다. 엄마가 유선염 등으로 최근에 항생제 치료를 받은 경우 충분히 있을 수 있는 일이다. 또한 유두에 상처가 있거나 수유패드 등을 사용해 유방을 습하게 유지한 경우에도 아기에게 아구창이 생길 수 있다.

아구창의 원인균은 캔디다 알비칸스로 유두나 유륜, 아기의 입 속에 염증을 일으킨다. 젖을 먹이면서 아구창이 생긴 경우에는 아기와 엄마가 함께 치료받아야 한다.

🐟 엄마가 쓰는 화장품이나 향수

아기는 엄마가 새로 쓰기 시작한 화장품이나 비누, 향수, 샴푸 등이 싫어서 젖을 먹지 않으려고 할 수도 있다. 화장품을 바꾸고 아기가 젖을 먹지 않으려 한다면 그 제품의 사용을 중단하고 아기의 반응을 살핀다. 그래서 아기가 다시 젖을 잘 먹는다면 그 제품은 쓰지 않는 것이 좋다.

중이염이 있거나 코가 막혔을 때

아기는 코가 막혀 코로 숨쉬기 힘들거나 귀에 감염이 있을 때 젖 먹기가 평소보다 더 힘들어진다. 그 이유는 젖을 빨 때 아기 귓속의 압력이 증가해 더 아파지기 때문이다. 이때는 가습기를 틀어놓고 아기를 똑바로 앉은 자세로 안은 다음 짧게 자주 수유를 하면 젖 먹이기가 쉽다. 코가 막히는 경우 코에 생리식염수를 한두 방울 넣어주는 것이 도움이 된다.

젖 양이 많거나 강한 사출이 있는 경우

젖 양이 많거나 사출이 강한 경우 아기가 젖을 삼키는 양보다 젖이 더 빨리, 많이 나오게 되므로 사레들리거나 질식될 수 있다. 이런 경우 아기의 머리를 조금 높게 해주거나 옆으로 누운 자세를 취하면 아기가 좀 더 편하게 젖을 먹을 수 있다.

옆구리에 끼는 자세로 먹일 경우 엄마가 더 뒤로 기대고 아기를 좀 더 높은 자세로 먹여야 한다. 젖 양이 너무 많을 경우에는 젖 양이 적당해질 때까지 한쪽 젖만 먹이면서 전유와 후유를 다 먹을 수 있게 해준다.

젖 양이 부족한 경우

젖 양이 줄어들면 아기는 불만족하게 되고 몸무게도 잘 늘지 않는다. 엄마의 젖 양이 줄어드는 이유는 다음과 같다.

엄마가 아파서 약을 복용하고 있거나 아기가 규칙적으로 분유나 물을 우유병으로 먹고 있을 때, 노리개 젖꼭지로 인해 유두혼동이 오거나 빠는 힘이 약할 때, 혹은 아기가 얌전하거나 졸려 젖을 제대로 먹지 못하면 젖의 양이 줄어든다.

이럴 때에는 젖 양을 늘리기 위해 젖 먹이기를 자주, 오랫동안, 충분히 하는 것이 좋다. 한번 수유할 때 양쪽을 먹이고 후유까지 다 먹을 수 있게 한다. 수유할 때 아기의 빠는 모습을 잘 관찰해서 빠는 것이 느려지거나 약해지면 반대쪽 젖으로 바꾸어 먹인다. 한쪽 젖만 먹고 만족해하더라도 반대쪽 젖을 물려준다. 아기가 약하게 빨거나 잠들려고 하면 유방을 눌러주어 다시 젖을 빨 수 있게 해준다.

노리개 젖꼭지나 우유병을 사용하지 않는 것이 좋으며 수유 후에 젖을 조금 더 짜내는 것이 좋다.

아기가 한쪽 젖만을 먹으려고 해요

아기가 한쪽 젖만 먹으려고 하는 이유에는 여러 가지가 있습니다.

첫째, 어느 한쪽이 편평하거나 함몰되어있거나 해서 아기가 유난히 돌출된 쪽 유방만을 먹으려 하는 것입니다. 아기가 한쪽 유방으로만 젖을 자주 먹게 되면 그쪽 유방에서 젖이 더 많이 생성될 것이고 젖이 더 불게 되는 것을 느낄 수 있습니다.

아기가 잘 먹지 않는 쪽 유방에서도 젖을 잘 먹게 하기 위해서는 우선 잘 나오는 쪽 유방을 물리고 그다음 아기가 적당히 기분이 좋아진 상태에서 아기의 자세를 바꾸지 말고 그대로 반대쪽 유방으로 데리고 와 겨드랑이에 끼우는 자세로 젖을 먹입니다. 이때 잘 먹지 않는 쪽을 물리기 전에 사출반사를 자극하는 것이 필요합니다. 혹은 아기가 자는 동안 자기가 좋아하지 않던 유방이라는 것을 모를 수 있으므로 그쪽으로 젖을 먹이는 것이 더 수월할 수 있고, 오히려 자세를 바꿔서 먹이는 것이 방법이 될 수도 있습니다. 모유가 잘 생성되도록 아기가 잘 안 먹는 쪽 유방은 적당히 짜주면서 아기에게 계속 먹이려는 노력을 해야 합니다.

그러나 도저히 한쪽으로밖에 먹일 수 없다면 한쪽 유방만 먹여도 됩니다. 물론 아기가 잘 먹는 쪽 유방이 더 커지겠지만 아기가 보충식을 시작하면서부터 다시 유방은 원래의 크기를 찾아갑니다.

둘째, 젖을 먹던 중에 거부한다면 혹시 한쪽에 유방염이 있지는 않은지 생각해봐야 합니다. 유방염이 생기면 젖에서 짠맛이 나고 그것이 아기가 거부하는 이유가 되므로 일단 의사의 진찰을 받고 유방염을 치료하도록 합니다. 치료를 받으면서도 계속 괜찮은 쪽 젖을 먹이며 유방염이 있는 쪽 유방은 적당히 젖을 짜내고 물론 아기에게 계속 먹이려고 노력해야 합니다. 유방염이 있는 쪽 유방이라도 아기가 먹는 것에는 문제가 없습니다.

셋째, 아기가 태어날 때부터 한쪽 유방을 먹지 않으려고 한다면 의사에게 아기의 상태에 대해 진찰을 받도록 합니다.

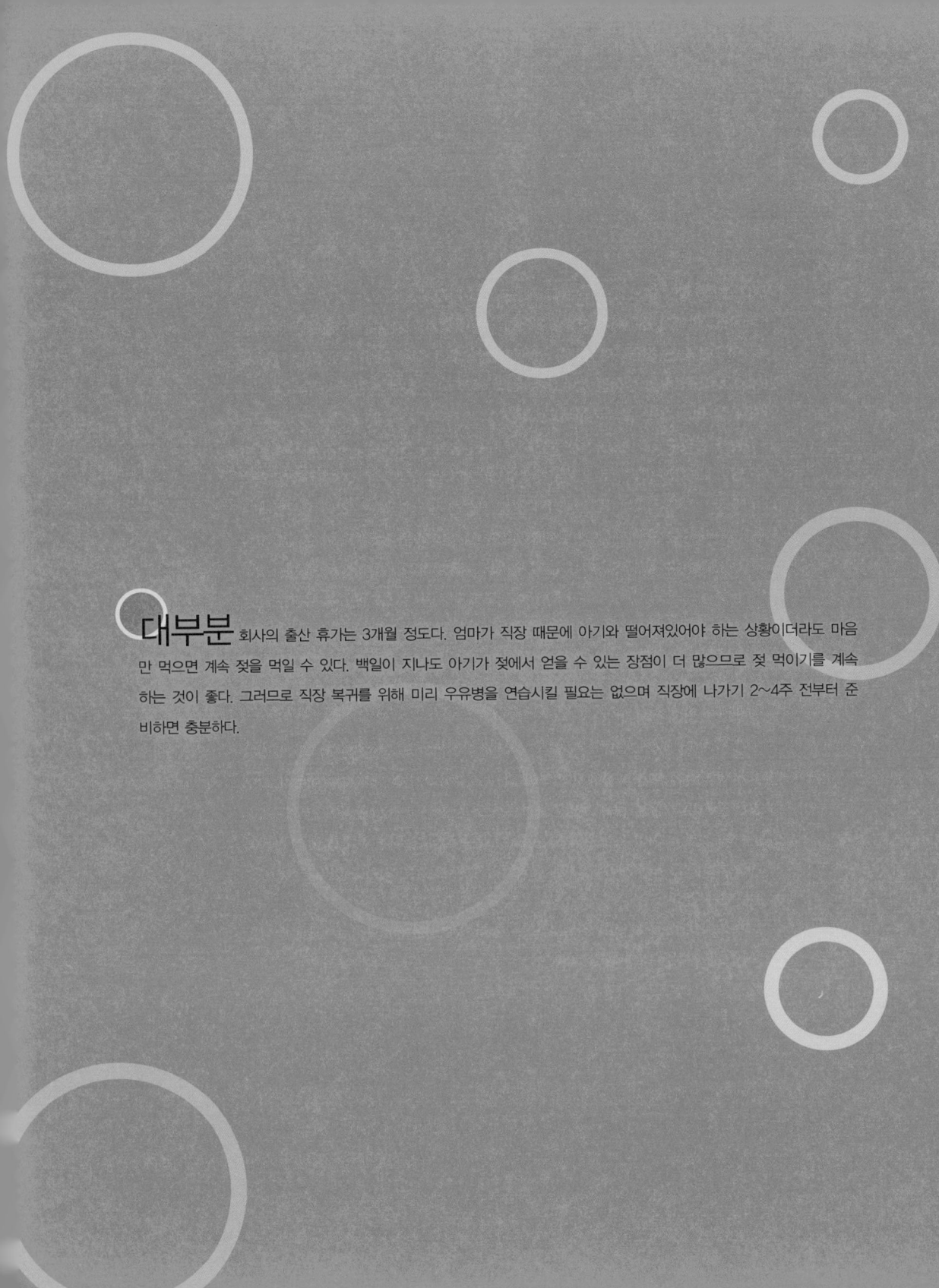

대부분 회사의 출산 휴가는 3개월 정도다. 엄마가 직장 때문에 아기와 떨어져있어야 하는 상황이더라도 마음만 먹으면 계속 젖을 먹일 수 있다. 백일이 지나도 아기가 젖에서 얻을 수 있는 장점이 더 많으므로 젖 먹이기를 계속하는 것이 좋다. 그러므로 직장 복귀를 위해 미리 우유병을 연습시킬 필요는 없으며 직장에 나가기 2~4주 전부터 준비하면 충분하다.

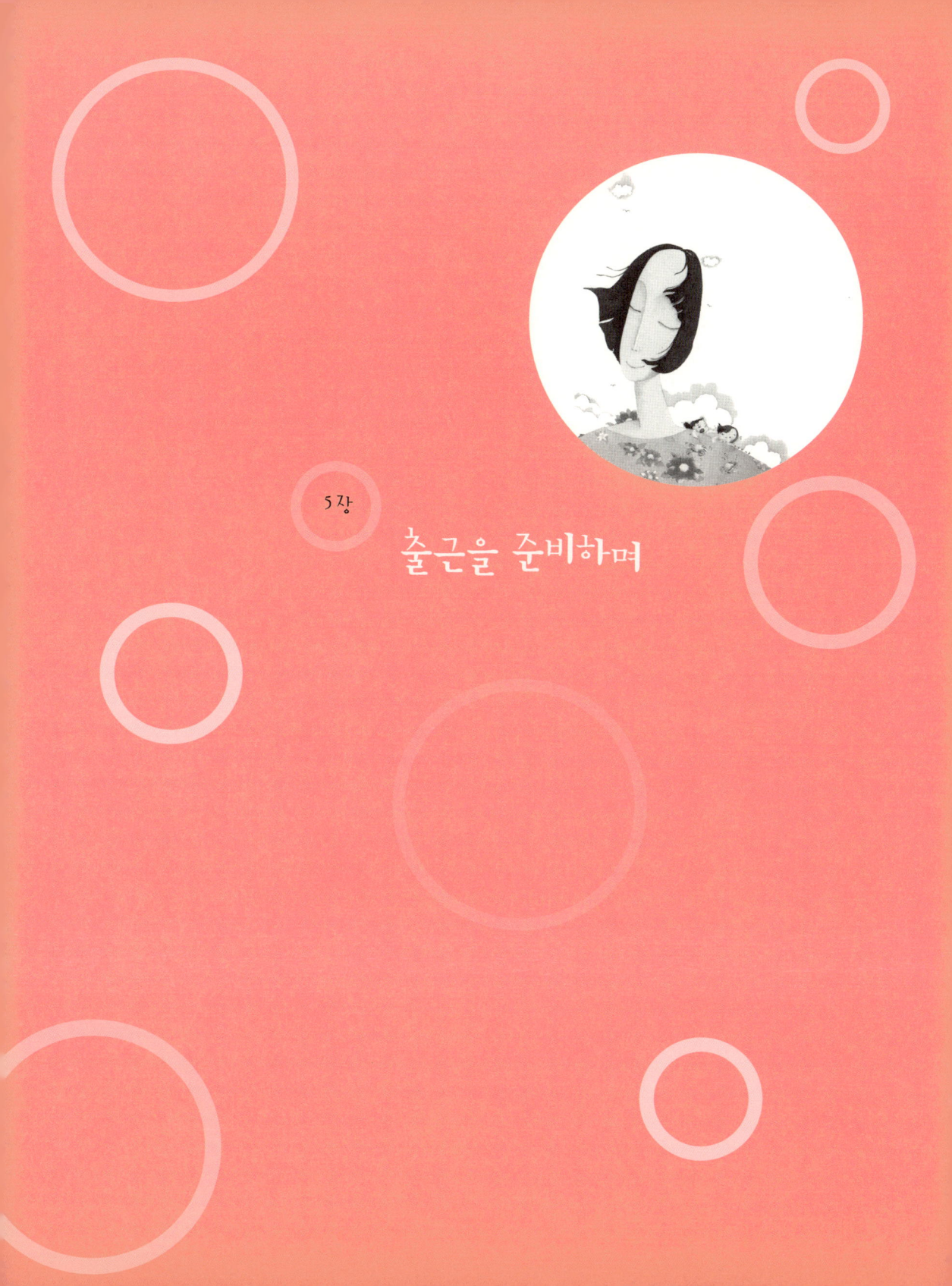

5장

출근을 준비하며

직장 엄마의 모유 수유 준비

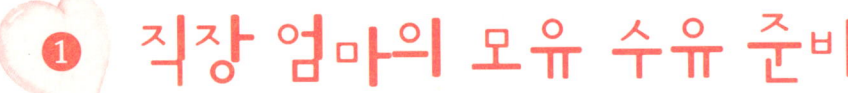

출근 전에 해둬야 할 일

엄마가 직장 때문에 아기와 떨어져있어도 마음만 먹으면 젖을 먹일 수 있다. 그러므로 산모가 우선 결정해야 하는 것은 아기에게 젖을 먹일 것인가 먹이지 않을 것인가 하는 것이다. 만약 젖을 먹이기로 결정했다면 엄마는 젖 공급을 유지하고, 젖이 너무 많이 차는 것을 예방할 수 있도록 일정한 시간 간격으로 젖을 짜주어야 한다.

엄마가 아기와 떨어져있으면 불안하고 걱정되는 것이 당연하다. 엄마가 젖을 먹이기로 결정했다고 하더라도 아기와 떨어져있는 것에 대한 걱정은 여전히 남아있다. 그러므로 엄마가 마음 편히 출근하기 위해서는 다음과 같은 것이 필요하다.

- 젖 먹이기를 계속할 수 있다는 자신감을 가질 수 있도록 아기를 돌보는 믿음직한 사람이 필요하다.
- 젖을 짜는 효과적인 방법을 배워두어야 한다.
- 직장에서도 아기에게 줄 젖을 짤 수 있는 시간과 장소가 필요하다.
- 아기가 엄마와 떨어져있어도 돌봐주는 사람과 편안하게 지낼 수 있도록 도와주어야 한다.

출근한 후에도 젖 먹이기를 계속하기 위해서는 출산 휴가 동안 꼭 젖 먹이기를 성공시켜야 한다. 첫 2~3개월은 젖을 먹이는 데 결정적인 시기이므로 가능하면 아기와 떨어져있는 시간을 줄인다. 그리고 4주 전부터 냉동 보관을 시작한다.

🍞 직장에서의 준비

출근한 후에도 모유를 먹이려면 직장 상사나 동료들이 이 사실을 알고 있는 것이 좋다. 그래야 마음 편하게 젖을 짤 수 있다. 그리고 3~4시간마다 젖을 짤 수 있도록 적당한 장소를 정해둔다. 또한 짜낸 젖을 냉동 또는 냉장 보관할 장소가 필요하다. 마지막으로 젖을 짜는 시간을 근무시간 중에 어떻게 할애할 것인지 업무에 방해가 되지 않도록 시간 계획을 세워야 한다.

집에서의 수유

아기와 함께 있을 때는 보충 수유를 하지 말고 젖만 물린다. 아침에 일어나자마자 아기에게 젖을 먹이고 출근 직전에 한 번 더 먹인다. 퇴근 후 집에 오자마자 젖을 먹이거나 아기와 놀아준다.

무엇보다 아기의 모유 수유를 위해 우선 순위에 두어야 할 일을 부부가 함께 상의하는 것이 좋다.

| 직장인 수유를 위한 단계별 준비사항 |

단계	목표	준비사항
임신 중	성공적 모유 수유를 위한 준비	• 모유 수유 교육받기 • 직장 상사와 상의: 시간 확보를 위한 업무 조정 • 젖 짜기 장소 계획: 유축기, 냉장고, 세면대, 아이스박스, 전기콘센트 등
분만 휴가 중	모유 수유에 성공한다	• 완전 모유 수유 성공 • 모유 수유를 지지하는 보모 찾기 • 착유와 수유 방법 결정
복직 2주 전	• 젖 짜기와 냉장 모유 먹이기 연습 • 젖을 짜서 미리 보관한다	• 젖 짜기 연습, 모유 보관 • 모유 먹이는 방법 정하기: 컵 수유, 스푼 수유, 우유병 • 보모가 냉장 모유 먹이는 법 익히기 • 복직은 목요일 혹은 금요일로. • 젖 짜기 물품 준비: 유축기, 수유깔대기, 모유저장팩, 아이스박스, 수유패드, 아기 사진이나 옷, 손수건 등

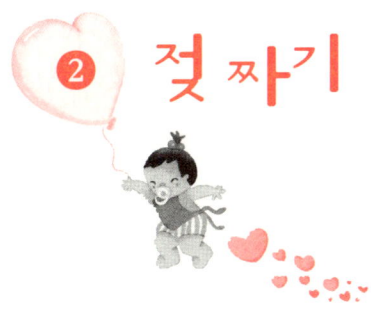

② 젖 짜기

🐦 주의할 점

젖 짜는 데 필요한 도구는 엄마마다 차이가 있다. 대부분의 엄마들은 젖을 짤 필요가 없다. 하지만 젖 먹이는 것이 늦어지거나 일시적으로 젖을 먹이기가 어려운 엄마, 젖 먹일 시간에 아기와 떨어져 있어야 하는 엄마들은 젖을 짜야 한다. 직접 아기에게 젖을 먹이는 것이 젖 양을 늘리거나 젖 분비를 바르게 하는 가장 좋은 방법이다. 하지만 그러지 못할 경우에는 젖이 차지 않도록 짜주어야 한다.

처음 젖 짜기를 시도할 때는 젖이 잘 나오지 않을 수도 있다. 그러나 계속 연습을 하다 보면 더 많은 젖이 나오게 된다. 젖을 짜는 데 걸리는 시간은 젖을 먹일 때 걸리는 시간과 비슷하다.

젖이 나오는 양이 줄었을 때는 다른 쪽 유방에서 젖을 짜고 그쪽 유방의 젖이 줄었을 때는 다시 다른 쪽 유방에서 젖을 짜는 과정을 여러 번 반복해 양쪽 유방의 젖을 다 짜내야 한다.

엄마가 어떤 방법으로 젖을 짜든 사출반사를 자극하는 것은 중요하다. 엄마가 젖을 짤 때는 아기가 젖을 빨 때와 다르기 때문에 사출반사가 잘 일어나지 않기도 한다. 사출반사가 없으면 젖이 조금밖에 나오지 않는다.

사출반사를 유도하기 위해서 엄마는 사생활이 보장된 편안한 장소에서 젖을 짜는 것이 좋다. 젖을 짜기 전에 가슴을 따뜻하게 하고 안정이 되도록 하면 젖이 더 잘 나온다. 유방과 유두를 마사지한 다음 아기가 옆에 있다고 생각하면서 젖을 짠다.

손으로 짜는 방법

젖을 짤 때, 그리고 젖을 짜서 보관하려고 할 때는 먼저 손과 손

● 손으로 모유 짜내는 방법

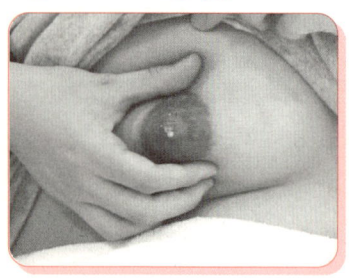 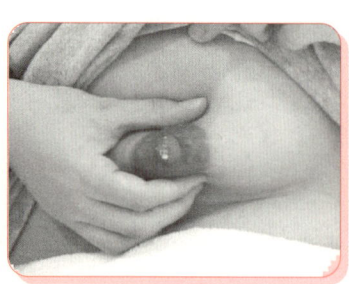 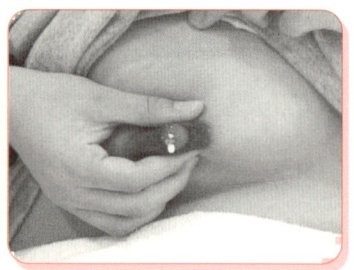

❶ 유두에서 약 3cm 정도 떨어진 곳에 손 모양이 12시 방향이 되도록 잡는다.
❷ 손가락 사이가 벌어지지 않도록 하면서 가슴 쪽을 향해 똑바로 밀어준다.
❸ 유륜 밑의 유관동을 단단히 누르면서 동시에 가볍게 앞쪽으로 밀어낸다.

톱을 철저히 깨끗하게 씻어야 한다.

아기의 사진을 보면서 젖을 짜면 효과적이다.

손으로 젖을 짤 때는 유두에서 각각 3센티미터 정도 떨어진 곳에 손 모양이 6시와 12시 방향에서 C자 모양이 되도록 잡는다. 손가락이 놓인 위치가 유륜 부위인지 확인한다. 이때 유방을 감싸 안는 것은 좋지 않다. 자세를 잡았다면 손가락 사이가 벌어지지 않도록 하면서 가슴 쪽을 향해 똑바로 밀어준다. 이때 두 손가락을 동시에 밀어 따로따로 펴지지 않도록 주의한다. 그런 다음 민감한 유선조직에 손상을 주지 않도록 유륜 주위를 잡고 유륜 밑의 유관동을 단단히 누르면서 동시에 가볍게 앞쪽으로 밀어낸다.

유즙이 비워질 때까지 이러한 동작을 반복한다. 이때 유두를 쥐어짜거나 잡아당기면 유두조직에 손상을 줄 수 있으며, 유방 표면에서 미끄러지듯이 짜면 화끈거림을 초래할 수 있으므로 주의한다.

✿ 유축기로 짜는 방법

유축기를 이용해서 젖을 짤 때는 먼저 손을 씻고, 유축기에 젖이 닿는 모든 부분을 세척하거나 따뜻한 비눗물로 닦는다. 유축기는 하루에 한 번만 소독한다. 유축기의 압력을 너무 높게 하면 유두에 상처를 줄 수 있으므로 압력은 적당하게 유지한다.

유축기를 사용했을 때 젖이 나오지 않는다면 먼저 젖 사출반사를 유도하기 위해 유방 마사지를 해주는 것이 좋다.

유축기의 종류는 아주 다양하다. 전자동 유축기는 자동으로 작동하기 때문에 사용하기가 간편하다. 전자동 유축기를 사용할 때 더블 펌프를 사용하는 것이 한 개를 쓰는 것보다 젖 공급을 더 자극하고 젖 짜는 시간을 줄일 수 있다.

전자동 유축기 외에 손으로 젖을 짜거나 수동 펌프를 사용할 때는 압력 조절이나 펌프질하는 동작에 일정한 리듬을 유지해야 한다.

젖은 얼마나 자주 짜야 할까요?

전일 근무(하루 8시간 이상)라면 3시간마다, 하루에 2~3회 정도 짜줍니다. 4시간 이하의 시간제 근무라면 짜지 않아도 됩니다.

고형식을 먹기 시작하면(6개월) 젖이 꽉 찼다고 느낄 때, 4시간에 한 번씩 짜면 됩니다. 고형식을 컵으로 먹기 시작할 때는 아기와 함께 있을 때 먹이고 젖을 짤 필요가 없습니다. 젖 짜기는 출근 3~4주 전부터 준비하여 아침에 아기가 먹은 후 1~2시간 뒤에 짜고 아기가 먹는 동안 반대편을 짭니다.

그리고 젖의 양은 60~120cc 정도씩 얼려둡니다.

③ 모유 보관하고 먹이기

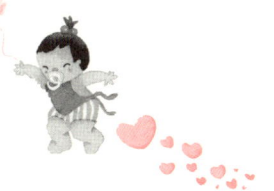

젖을 보관할 때는 반드시 멸균 처리가 된 밀봉 용기에 보관한다. 모유를 담아둔 용기마다 반드시 날짜를 쓴 라벨을 붙여놓아야 한다. 이렇게 하면 먼저 보관된 젖부터 먹일 수 있다.

흔히 사용하는 1회용 모유 보관 백은 딱딱한 용기보다 부피가 작고, 유축기에 직접 연결할 수 있어 저장 시 많이 이용되며 젖을 짤 때마다 용기를 씻어야 하는 번거로움이 없기 때문에 시간도 절약된다. 그러나 얼릴 때 공기를 잘 빼지 않으면 터질 수 있으며, 녹일 때도 젖이 새어나올 수 있다. 주의할 점은 공기가 통하지 않게 잘 막아 밀봉해야 한다는 것이다.

🐟 모유 보관 기간

모유의 보관 기간은 엄마에 따라 조금씩 차이가 있다. 건강한 만삭아를 낳은 엄마의 경우는 다음과 같다.

	실온	냉장실	냉동실
신선한 모유	4~6시간	2~3일	3개월 정도
냉동 상태에서 녹인 모유	보관 안 됨	24시간	재 냉동은 안 됨

그러나 조산아 또는 아픈 아기를 가진 산모의 경우 저장 시간은 상온에서 4시간, 냉장고에서 24시간, 냉동에서 3개월 정도 보관한다. 짜낸 젖의 오염을 방지하기 위해 짜낼 때마다 다른 용기에 저장하고 젖을 저장할 필요가 있을 때는 살균처리된 전용 용기나 백을 사용한다.

실온은 25도를 기준으로 하고, 냉장실은 4도, 냉동실은 영하 20도인 경우다.

모유를 짤 때는 아기가 한 번 먹는 양만큼 짜두는 것이 좋다. 그리고 이제 막 짜낸 모유와 냉동된 모유를 같이 섞어서는 안 된다. 신선한 모유가 얼어있는 모유의 위층을 녹여 세균 감염이 일어나기 때문이다. 대신 짜낸 모유를 차게 한 다음에 냉동된 모유에 붓는 것은 괜찮다. 그러나 젖을 녹였다가 다시 얼려서는 안 된다.

🥛 보관해둔 모유 먹이기

냉동 보관해둔 젖은 수유 전날 밤 냉장실에 넣어둔다. 얼어있던 모유가 냉장실에서 녹는 데는 12시간 정도 걸린다. 녹은 젖을 데울 때는 젖이 보관된 용기 밑에 찬 물을 흐르게 하다가 따뜻한 물로 바꿔준다. 아니면 따뜻한 물에 담가 중탕으로 데운다. 55도 이상이 되면 모유 속의 면역 성분이 파괴될 수 있으므로 너무 뜨거운 물은 사용하지 않는 것이 좋다.

잊지 말아야 할 것은 절대로 전자레인지를 사용해서는 안 된다는 것이다. 전자파는 모유의 성분을 변하게 할 수 있으며 아기의 입에 화상을 입힐 우려가 있다. 데운 젖을 잘 흔들어준 다음 손목에 떨어뜨려 온도를 체크한 후 아기에게 준다.

젖은 한 번 먹을 양만 데운다. 데운 젖은 다시 보관할 수 없으므로 아기에게 먹이고 남은 젖은 버려야 한다.

젖을 녹이는 과정에서 젖의 크림층이 분리되어 표면 위로 떠오를 수 있다. 크림층이 분리되는 것은 정상적인 현상이며 자연스럽게 용기를 빙빙 돌려 분리되었던 크림층을 섞는다.

또한 젖의 색이 꼭 노랗거나 하얗지 않을 수 있다. 엄마의 음식 섭취에 따라 푸른색, 노란색, 갈색을 띠기도 하며 간혹 젖에서 약간의 피가 섞여 나오는 경우도 있다. 유륜 부위에 피가 고여있으면 그런 증상이 나타날 수 있으므로 피가 나오지 않을 때까지 젖을 짜준다. 만약 계속 짜도 피가 나오면 진료를 받아보는 것이 좋다. 모유를 얼린 경우 비누 냄새나 이상한 냄새가 나기도 한다. 하지만 모유 보관 상태가 양호하고 아기가 잘 먹는다면 걱정하지 않아도 된다.

🐤 모유를 먹이는 직장 엄마의 하루 일과

직장을 다니며 둘째 아이에게 모유를 먹이고 있는 나선녀 씨는 두 아이의 엄마이다. 직장에서 고객과 전화를 통해 상담을 해주고 있으며 남편은 은행에서 일한다. 첫째 아이 민우는 5살이고 둘째 민지는 4개월이다. 3개월 동안 완모수를 했으며 복직 2주 전부터 젖을 짜서 모아 냉동실에 보관하고 현재 모유 수유를 지속하기 위해 노력하고 있다. 민우는 어린이집에서, 민지는 근처 할머니 댁에서 낮 동안 지내고 저녁에 퇴근하면서 집으로 데리고 온다.

오전 6시	6:00	기상. 눈을 뜸과 동시에 자고 있는 민지에게 먼저 젖을 물리면서 반대쪽 젖을 유축기로 짜서 우유병이나 모유 저장팩에 담는다.
	6:30	유축기 깔대기와 부속품을 소독하고 세면 후 출근 준비를 한다.
오전 7시	7:10	민우을 깨워 옷을 입히고 어린이집에 갈 준비를 한다. 가방을 준비한다(갈아입을 옷, 준비물 등은 전날 저녁에 미리 준비해둔다).
	7:20	민지의 가방을 점검하고(기저귀, 옷, 모유가 담긴 저장팩 2~3개 정도) 민지에게 옷을 입히고 한 번 더 젖을 물린다.
	7:30	가족 모두 집을 나선다(아이스박스 준비). 민지를 외할머니댁에 내려주고, 남편은 직장 근처 어린이 집에 선녀 씨와 민우를 내려주고 출근한다. 민우를 어린이집에 데려다주고 선녀 씨는 직장으로 출근한다.
오전 8시	8:30	출근 완료, 간단한 샌드위치로 아침식사를 하고 일을 시작한다.

오전 10시	10:00	동료들과 직장 상사들에게 미리 양해를 구하고 여직원 휴게실에서 전자동 유축기를 이용해 젖을 짠다. 직장 탈의실에 미리 젖을 짤 수 있는 도구들을 준비해둔다(모유 저장팩, 유성펜, 수유패드, 손수건, 유축기, 콘센트, 깔대기 및 도구들, 민지 사진, 여분의 옷 등). 다 짠 뒤 유성펜으로 시간과 날짜를 써서 휴게실 냉장고의 냉장실 또는 냉동실에 보관하고 깔대기 등은 잘 씻어서 말린다.
	10:15	다시 일을 시작한다.
오전 12시	12:30	점심식사를 하고 조금 휴식한다.
오후 1시	1:10	여직원 휴게실에서 젖을 짜서 보관한다.
	1:30	오후 근무 시작
오후 4시	4:00	여직원 휴게실에서 젖을 짜서 보관한다.
오후 5시	5:30	짜놓은 젖을 이동용 소형 아이스박스에 넣고 퇴근하면서 민우를 어린이집에서 데려온다.
오후 6시	6:00	외할머니댁에 도착, 손을 씻고 먼저 민지에게 젖을 먹인다.
	6:30	남편, 아이들과 함께 집으로 온다.
오후 7시	7:00	남편이 아이들을 돌봐주고 선녀 씨는 저녁 준비를 한다.
오후 8시	8:00	식사를 마치고 남편이 뒷정리를 한다. 민우를 씻기고 민지를 목욕시킨다. 이 시간 이후로는 민지가 젖을 원할 때마다 물려준다.
오후 9시	9:00	남편이 민우에게 책을 읽어주고 잠자리를 봐준다. 선녀 씨는 아이들의 내일을 미리 준비해둔다. 민우의 가방과 준비물을 살피고 민지의 옷과 기저귀 등을 준비한다.
오후 10시	10:00	민우는 잠이 들고 민지도 젖을 먹고 자려 한다. 잠자리를 준비하고 민지를 이불 위에 눕힌다. 민지는 태어나서 엄마, 아빠랑 한 방을 사용하고 있다. 원할 때 젖을 먹이기 위해서다.
	10:30	하루를 정리하고 남편과 간단한 대화 또는 운동을 한다.
오후 11시	11:00	잠자리에 든다.
오전 3시	3:00	민지가 젖을 먹는다.

이제 아기는 낮에는 깨어있는 시간이 많고 밤에는 주로 잠을 자면서 낮과 밤을 구별하게 된다. 그러나 활동해야 할 낮에는 너무 조용하게 지내고 자야 할 밤을 시끄럽게 보내면 아기는 밤낮을 잘 구별하지 못하게 된다. 아기가 깨어 있는 낮에는 마사지, 산책 등의 활동과 함께 낮잠 시간을 조절하고 밤에는 조용하게 잘 수 있는 환경을 만들어줄 필요 가 있다.

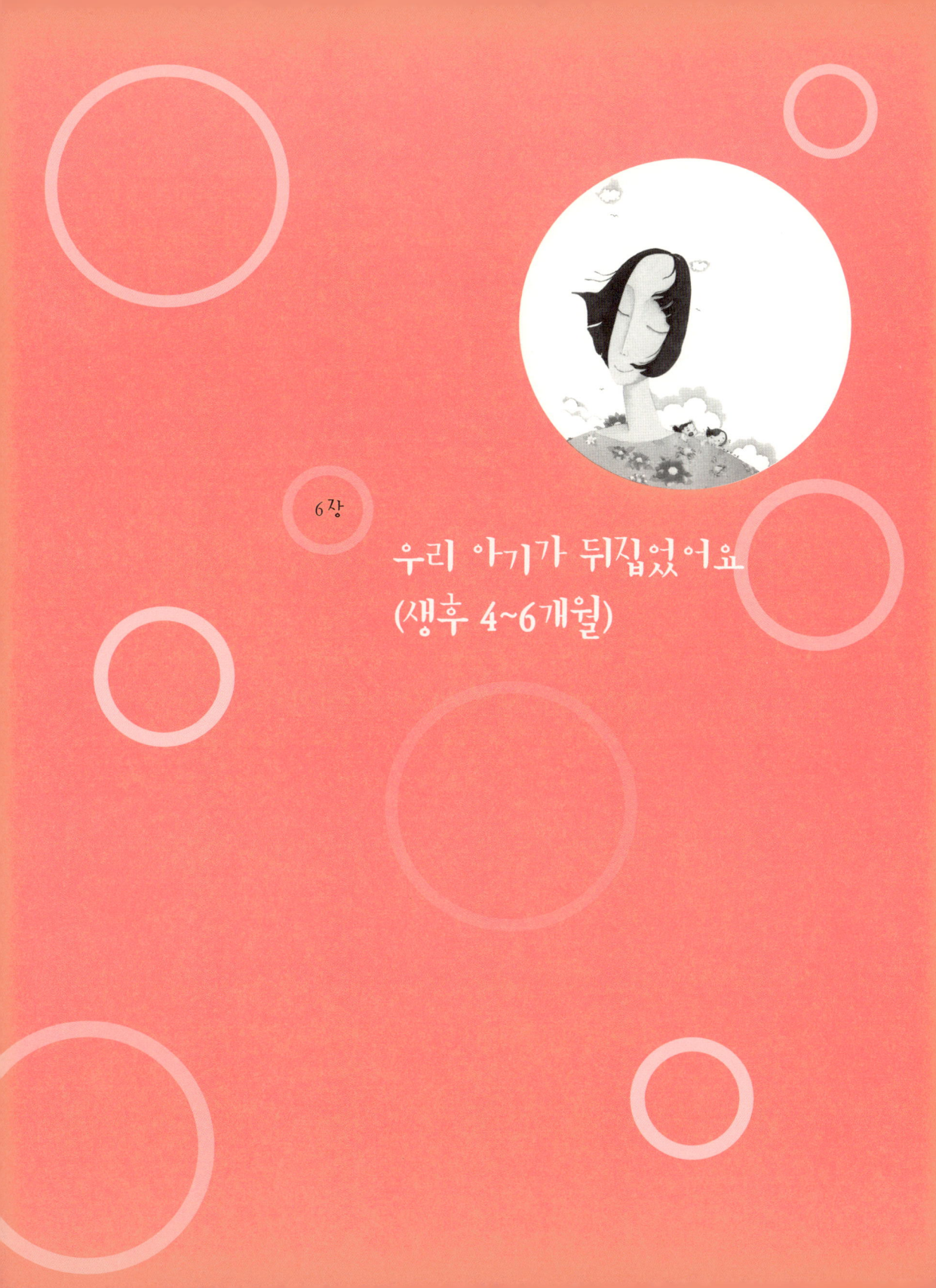

6장

우리 아기가 뒤집었어요
(생후 4~6개월)

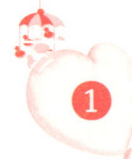

① 이 무렵 아기의 특징

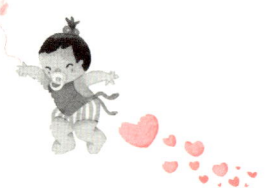

🐤 몸무게

이 시기가 되면 몸무게가 일주일에 110~140그램 늘어난다. 엄마들은 주로 아기의 체중을 평균 체중과 비교하는데 이는 그다지 중요하지 않다. 그것보다는 아기의 체중이 꾸준히 늘고 있는지가 더 중요하다. 아기의 체중은 일정한 간격을 두고 꾸준히 체크해야 상태를 알 수 있다.

🐤 밤중 수유

아기는 젖을 하루에 6~8회 정도 먹고, 먹는 속도가 빨라져 먹는 시간이 짧아진다. 또한 6시간 정도 깨지 않고 잘 수 있다.

아기는 3~6개월까지 젖살이 붙어 통통하다가 6개월 이후에는 날씬해진다. 이것이 젖 먹는 아기의 정상적인 성장 패턴이다. 밤중 수유는 6개월 또는 그 이상까지도 할 수 있다.

이 시기에 아기는 사회성이 발달하고 분리불안이 생겨 엄마를 더 찾게 되고 밤에 더 자주 깨어 운다. 이때 젖을 먼저 물리기보다는 엄마가 옆에 있음을 알려주고 아기가 안정이 되어 다시 잠들 수 있도록 도와준다. 그래도 안 된다면 젖을 물리고 서서히 밤중 수유를 줄여나간다.

아직은 엄마 젖으로 충분해요

아기가 목을 가눌 수 있기 때문에 엄마 품에 안정적으로 안겨 있을 수 있다. 그러므로 젖 먹이는 자세는 엄마와 아기가 편하다면 어떠한 자세도 상관없다. 이 시기는 아기가 급성장하는 때이므로 아기가 더 자주 먹으려 한다. 그렇다고 젖의 영양이 부족하거나 줄었다고 생각하지 말고 여유 있고 충분하게 젖을 더 먹이도록 한다. 어느 정도 시간이 지나면 젖 양은 다시 증가하고 아기는 조금 더 잘 먹을 수 있게 된다.

아기가 많은 양의 젖을 효과적으로 먹다 보면 한 번에 많은 양의 소변과 대변을 보게 된다. 양이 늘어나는 대신 보는 횟수는 줄어든다.

아기가 생후 4개월쯤 되면 젖만으로는 영양이 부족하기 때문에 이유식을 시작해야 된다고 알고 있는 경우가 많다. 하지만 아기들은 장의 기능이 아직 완전히 성숙하지 못해 일찍 이유식을 시작하면 알레르기를 일으킬 수 있다. 생후 6개월까지는 엄마 젖만으로도 충분하므로 성급하게 이유식을 먹일 필요는 없다. 생후 6개월 정도가 되면 아기는 앉을 수 있고, 음식물을 입 밖으로 밀어내기 위한 혀 내밀기 동작이 없어진다. 이때 음식을 집어 입 속에 넣는 동작을 보이면 이유식을 시작해도 된다.

4~5개월이 되면 아기들은 주위의 소리나 사람들의 움직임 등에 쉽게 관심이 쏠려 젖을 먹다 말고 입에서 젖을 빼고는 딴짓을 자주한다. 몇 주일 지나다 보면 젖을 완전히 빼지 않고 입에 문 채로 주위를 둘러보게 된다. 먹다 말고 딴짓을 하느라 안 먹게 되는 경우가 있으므로 이맘때가 되면 먹일 때 조용한 방에서 아기와 먹는 것에만 열중하도록 하는 것이 좋다.

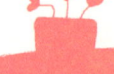 아기가 노느라고 젖을 안 먹어요. 어떻게 하면 좋을까요?

이 무렵의 아기는 주위의 다양한 사물에 관심을 보이며 조그마한 소리나 주변 환경의 변화에 민감하게 반응합니다. 그로 인해 아기는 젖 먹기를 게을리할 수 있습니다. 이럴 때는 주변 환경의 방해를 받지 않도록 조용한 장소에서 젖을 먹이면 집중해서 먹을 수 있습니다.

3~4개월에 50퍼센트 정도의 아기들은 밤에 6~7시간 연속으로 잠을 자기 시작한다. 잠을 길게 자게 되면 낮에 자주 먹어 수유량을 유지하는데, 그렇다 하더라도 6개월이 될 때까지는 밤에도 젖을 먹을 필요가 있다.

깰 때마다 젖을 먹일 필요는 없어요

이 무렵 밤에 자다가 다시 갑자기 깨어서 울어대는 경우가 있는데 이것은 새로 솟아나는 치아가 원인일 수 있다. 이가 날 때 보일 수 있는 다른 특징은 침을 더 많이 흘린다거나 깨문다거나 손가락을 많이 빠는 등의 행동이다. 차갑게 한 수건이나 깨물 수 있도록 만들어진 장난감 등을 물려준다. 귀에 염증이 생긴 경우에도 갑자기 울 수 있는데, 특히 감기를 앓은 후라면 잘 살펴보아야 한다.

아기가 젖을 물고 자려고 하는데 가짜 젖꼭지라도 물려야 할까요?

아기는 배고픔을 충족시키기 위해서만 젖을 빠는 것이 아닙니다. 잠을 자려고 할 때면 배가 고프지 않아도 엄마 젖을 찾는 것이 당연하다고 할 수 있습니다. 걱정하지 말고 젖을 물려주십시오. 아기가 충분히 잠이 들었다고 생각될 때 그만두면 됩니다. 오히려 가짜 젖꼭지를 사용하는 것은 위생상 좋지 않습니다.

이렇게 아픈 경우가 아니더라도 엄마를 찾느라고 깨는 빈도가 늘어나는 시기이다. 아기가 자다 말고 깨서 칭얼거릴 때마다 엄마가 젖을 물려주기 시작하면 점점 횟수가 늘어나면서 엄마를 찾을 때마다 젖을 물려주는 습관이 생길 수 있다. 아기가 엄마를 찾느라고 깨는 경우에는 엄마 목소리로 토닥거려 달랠 수 있으면 젖을 물리지 않고 재우는 것이 아기의 낮 동안의 식사를 방해하지 않는 방법이다.

 아기가 자주 토하는 이유

아기들이 보통 5~6개월이 되면 뒤집기를 시작한다. 그러나 운동 발달이 빠른 아기들은 백일만 지나도 뒤집는 아기들이 있다. 이렇게 뒤집기가 시작되면 젖을 유난히 자주 넘기게 된다. 엄마들은 갑

아직도 젖 양이 너무 많아요. 어떻게 하면 좋을까요?

어떤 엄마는 2~3개월이 지나도 아기가 먹는 양보다 나오는 젖 양이 더 많은 경우가 있습니다. 이런 경우 만일 아기가 계속해서 길게 잠을 잔다면 젖이 새거나 유방 울혈이 될 수도 있으므로 주의합니다. 여전히 유방이 가득 차 불편하게 느껴진다면 젖 공급의 조절을 위해 다음과 같은 시도를 해보는 것이 좋습니다.

● 물은 계속 마신다.

물을 덜 마신다고 해서 젖의 양이 줄어들지는 않습니다.

- 아기에게 젖을 먹일 때 한쪽 젖만 먹인다.

아기가 그쪽 유방에서 충분히 젖을 먹을 때까지 물립니다. 만일 빨리지 않은 유방이 불편하다면 불편하지 않을 정도만 젖을 짜냅니다. 다음번 젖을 먹일 때는 먹이지 않은 유방으로 먹이면 됩니다.

- 한쪽 유방에서 젖을 충분히 먹는 동안 반대쪽 유방에서는 젖을 짜낸다

시간이 지나면 점차 짜는 젖의 양이 줄어들 것입니다.

자기 아기가 자주 토한다고 걱정을 하게 되는데 이는 잦은 움직임 탓이지 병적인 상태는 아니다. 아기가 잘 놀고 설사나 고열 등 다른 증상이 없이 넘기는 경우에는 걱정을 하지 않아도 된다.

☞ 짝젖이 되었어요!

모유 수유 초기에는 대부분의 아기들이 한쪽 유방을 유난히 선호하거나 한쪽만 먹으려고 하는 경우가 있다. 하지만 이때는 어느 쪽이라도 잘 먹고 있을 것이다. 그러나 한쪽만 먹으려는 경향이 지나치게 강해 계속 한쪽만 물리다 보면 양쪽 젖의 모양이나 크기가 다른 것처럼 느껴지게 된다. 그로 인해 엄마는 자신의 몸에 변화가 생겼다고 생각하며 서글퍼하거나 걱정하는 경우가 있다.

그러나 그런 걱정은 하지 않아도 된다. 대부분의 여자는 임신 전에도 유방이 완전히 같은 모양은 아니다. 거기다 젖이 불면서 차이

가 확연해지는 것이다. 수유 중 유방의 크기가 조금 다르다 하더라
도 아기가 더 이상 젖을 먹지 않게 되면 유방의 모양은 원래대로 돌
아간다.

그렇다고 해도 처녀 때로 돌아가는 것은 아니다. 이미 임신이나

아기가 밤에 계속 자는데 지금도 깨워서 젖을 먹여야 하나요?

이 시기에는 아기가 밤에 6시간 이상을 자기도 하는데 출산 초기처럼 굳이 깨워서
먹일 필요는 없습니다.

젖을 말리려고 하다가 다시 먹일 수도 있나요?

물론 가능합니다. 엄마 젖은 아기가 빨면 마르다가도 다시 양이 증가하기 때문입니
다. 3~5일 이내라면 금방 다시 젖이 증가할 수 있습니다. 반면 젖을 끊었던 시기가
조금 더 길다면 젖 양이 늘어나는 데 그만큼의 시간이 더 걸릴 수 있습니다.
다시 젖 먹이기를 시작하면서 금방 젖이 펑펑 나오기를 기대하는 것은 아닐 것이므
로 시간을 가지고 열심히 먹이면 됩니다. 혹시 젖 말리는 약을 복용했다고 하더라
도 문제가 없습니다. 젖 말리는 약은 단지 젖 양을 줄이는 역할을 하는 것으로, 다
시 젖을 먹이는 데는 전혀 문제가 되지 않습니다.

젖을 먹이는 중에 파마나 염색을 해도 되나요?

물론 가능합니다. 파마나 염색약은 젖 분비와 전혀 상관이 없습니다.

분만으로 유방조직이 많이 느슨해졌기 때문에 탄력성은 떨어진다. 많은 엄마들이 젖을 먹여서 몸매가 망가졌다고 하는데 전혀 그렇지 않다. 엄마가 젖을 먹였다고 해서 젖이 더 많이 늘어지는 것은 아니다. 단지 젖의 모양이 변하는 것은 임신이나 분만으로 조직이 느슨해지기 때문이므로 유방의 모양이 흐트러진다는 이유로 젖을 먹이는 것을 포기해서는 안 된다.

젖 먹이기와 체중 관리

임신을 하면 엄마의 체중이 증가한다. 사람마다 차이는 있지만 평균 12~14킬로그램 정도 늘어난다. 이는 아기를 낳은 뒤 젖을 먹이기 위한 준비 과정이다. 연구에 의하면 젖을 먹이는 엄마가 먹이지 않는 엄마에 비해 체중이 더 빨리 줄어들고, 분만 때 늘어났던 엉덩이 둘레도 빨리 줄어들어 임신 전 몸 상태로의 회복이 더 빠른 것으로 나타났다. 또 다른 연구 보고에서는 출산 뒤 4~6개월 동안 젖을 먹인 엄마는 분유 먹이는 엄마와 같은 양의 열량을 소비하는 데도 젖을 먹이기 때문에 체중 감소가 더 빨랐다고 한다. 즉 임신 중의 체중 증가는 젖을 먹이기 위한 현상이기 때문에 젖을 먹이면 자연히 줄어드는 것이다.

일반적으로 출산 직후에도 체중은 완벽하게 임신 전으로 돌아가지 않으며 6주 정도 산욕기가 지난 뒤에도 임신 전에 비해 2~3킬로그램 정도가 남아있다. 이 정도라면 젖을 먹이면서 4~6개월이면 운동 후에는 젖산이 많이 분비되므로 젖을 먹이려면 기다렸다가 먹이라는 경우가 있는데 연구 결과 그럴 필요가 없다는 것이 검증되었습니다. 젖을 먹이면서 운동을 한다고 해서 젖 양이 줄어들지는 않습니다. 오히려 적당한 운동은 엄마의 기분을 좋게 해서 젖 먹이는 것이 즐거워지게 할 수 있어 좋습니다.

운동으로 인해 땀을 많이 흘렸을 때는 수분을 충분히 보충하고, 너무 무리한 운동은 삼가는 것이 좋습니다. 몸의 회복 상태는 사람마다 다르므로 몸의 컨디션에 따라 운동량을 조절해야 합니다.

충분히 뺄 수 있다. 엄마가 느긋하게 아기에게 젖을 먹이면서 입맛 당기는 대로 식사를 하면 자기도 모르는 사이에 살이 빠진다.

1년간 젖을 먹인 엄마의 80퍼센트가 평균 4.4킬로그램 정도 더 체중이 줄어들었다는 보고도 있다. 엄마 젖을 먹이는 것은 돈 들여가며 다이어트나 운동을 하는 것보다 몸매 관리에 도움이 된다.

이 시기의 예방접종

생후 4개월이 되면 2개월 때 실시했던 DPT와 폴리오(소아마비) 그리고 히브 백신과 폐구균, 로타바이러스 백신 2차 예방접종을 한다. 6개월이 되면 DPT와 소아마비 그리고 히브백신과 폐구균, 로타 바이러스 백신 3차 예방접종을 하고 계절에 따라 독감 예방접종을 실시할 수 있다.

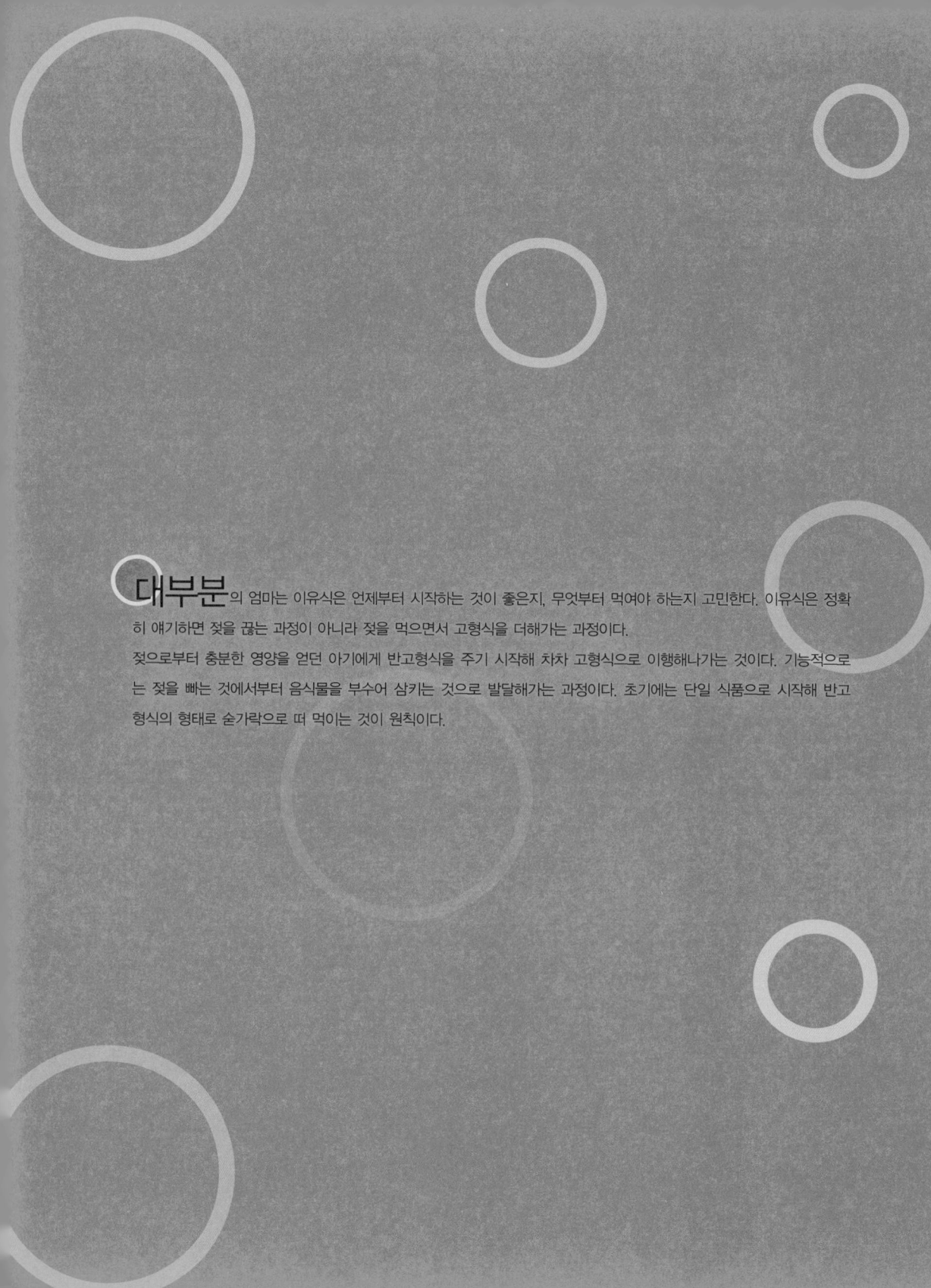

대부분의 엄마는 이유식은 언제부터 시작하는 것이 좋은지, 무엇부터 먹여야 하는지 고민한다. 이유식은 정확히 얘기하면 젖을 끊는 과정이 아니라 젖을 먹으면서 고형식을 더해가는 과정이다.

젖으로부터 충분한 영양을 얻던 아기에게 반고형식을 주기 시작해 차차 고형식으로 이행해나가는 것이다. 기능적으로는 젖을 빠는 것에서부터 음식물을 부수어 삼키는 것으로 발달해가는 과정이다. 초기에는 단일 식품으로 시작해 반고형식의 형태로 숟가락으로 떠 먹이는 것이 원칙이다.

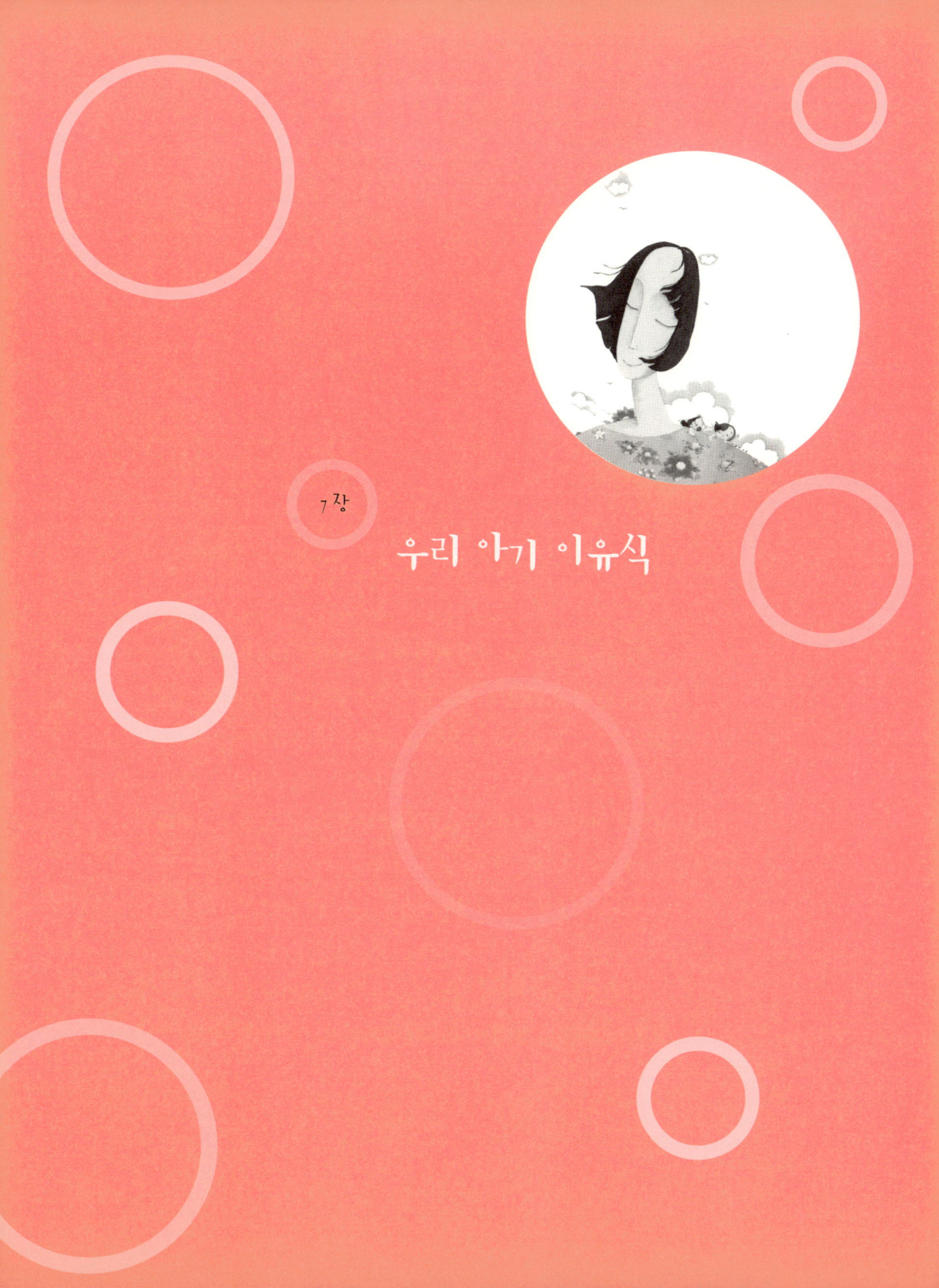

7장

우리 아기 이유식

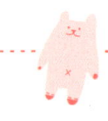

1 이유식의 시작

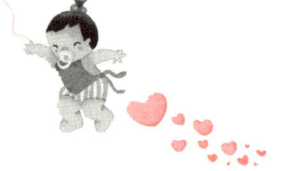

이유 시작 시기 아기의 특징

이유를 시작할 수 있을 때가 되면 아기는 고개를 가눌 수 있고, 도와주면 잘 앉아있다. 입으로 무언가를 씹는 모양을 하며 체중이 일주일에 110~140그램 정도 증가한다. 충분히 먹었을 때 혹은 싫어하는 것일 때에는 목을 돌려 자신의 의사를 표시할 수 있다. 또한 어른이 먹는 것을 보면서 호기심을 표현하고 입을 오물거린다.

이유식을 시작할 때 주의할 점

4개월경부터 아기의 성장 속도는 빨라지면서 모유에 들어있는 철분, 비타민 D 등의 영양소와 칼로리가 부족하게 되므로 이유식

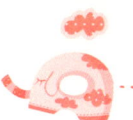

으로 보충해주어야 한다. 혀 내밀기 반사가 사라지고 입안의 구조
가 여러 음식을 먹을 수 있게 된다.

또한 젖 이외에 단백질과 지방, 탄수화물을 소화할 수 있게 되므
로 이유를 시작하기에 가장 좋은 시기다. 그러나 장의 배설 기능은
6개월이 지나야 성숙하므로 4~6개월 사이에 조심스럽게 이유를
시작하면 된다. 아울러 이 시기에 올바른 식사 습관을 형성하도록
해야 한다.

WHO와 유니세프도 출생 체중의 두 배 또는 6~7킬로그램 정도
가 되는 생후 4~6개월을 이유에 가장 적절한 시기로 제시하고 있
고 모유를 먹는 경우 6개월경에 이유식을 시작하도록 권장하고 있
다. 이 시기에는 소화기능도 어느 정도 완성되며, 어른이 먹는 것을
바라보면서 입을 오물거리기도 하고 무엇이든 입으로 가져간다.

최근에는 식품 알레르기가 많이 증가하고 있다. 그러므로 알레
르기가 있는 가정의 영유아에게는 알레르기 반응을 일으키는 음식
은 되도록 피하거나 늦게 주는 것이 좋다.

이유식의 기본 원칙

이유 초기에는 철분이 많이 함유된 단일 곡식을 이용하여 미음
같은 반유동식을 만들어 숟가락으로 먹인다. 시판되는 이유식을 이
용할 때에는 단일 식품으로 구성된 반고형 형태를 고르며, 미음처
럼 개어 숟가락으로 떠 먹인다.

처음에는 혀로 밀어내는 경우가 있다. 이는 음식이 싫어서라기보다는 받아 먹는 방법이 익숙하지 않기 때문이므로 잠시 쉬었다가 다시 시도한다.

숟가락(티스푼)으로 먹인다

이유식 시작 무렵에는 유치가 나기 시작한다. 처음에는 숟가락으로 떠 먹이기 시작하고 점차 씹어서 삼키는 것을 배우게 된다. 입 안에서 씹어서 삼키는 동안 음식물의 맛을 느끼게 되고 미각이 발달한다.

처음에는 1/4작은술 정도의 소량을 하루에 한 번만 먹이고 3~4일 정도 잘 받아 먹으면 1/2로 양을 늘려본다. 역시 3~4일 정도 잘 먹으면 1작은술, 2작은술을 먹여본다. 서서히 양을 늘리다 보면 생후 6~7개월쯤에는 하루에 3~4큰술(45~60cc) 정도 먹을 수 있다.

일정한 시간에 주는 것이 좋다

이유식은 매일 일정한 시간에 주는 것이 좋으며 처음에는 10시경이 좋다. 모유를 먹기 전에 이유식을 먼저 준다.

최소한 4~7일 정도 간격을 두고 새로운 음식을 첨가한다

새로운 음식을 추가할 때는 약 일주일 정도의 간격을 두는 것이 좋다. 새로운 음식을 먹인 뒤 설사, 구토, 피부발진 등이 나타나면 바로 중지한다.

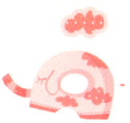

혼합된 이유식보다 한 종류의 음식을 추가한다

이유 초기에는 여러 가지 재료를 섞지 말고 한 번에 한 가지 음식만 준다. 여러 가지 재료를 섞어 먹이면 설사나 알레르기의 원인이 될 수 있으므로 좋지 않다.

서두르거나 무리하지 말고 계획적으로 진행한다

아기의 식욕이 떨어지거나 먹는 것이 순조롭지 않더라도 초조해 하지 말고 느긋한 마음으로 진행한다. 이유식을 주어도 거절하거나 흥미를 나타내지 않으면 1~2주 후에 다시 시도한다.

이유식의 형태를 갑작스럽게 변화시키지 않는다

반유동식에서 점차 점도를 높여 미음, 죽, 밥 등의 고형식으로 바꾸어준다.

위생적으로 조리하고 보관한다

이유식용 조리기구는 따로 마련하고 자주 소독하는 것이 좋다. 아기 입에 맞는 식기를 선택한다.

돌 이전에는 간을 하지 않는다

어떤 간이나 양념에도 익숙하지 않은 아기에게는 간이나 양념을 한 이유식이 더 적응하기 어렵다. 특히 돌 전에는 멸치나 다시마 등의 짠맛으로 간을 하지 않는 것이 원칙이다. 또한 소금, 설탕 등의 조미료도 사용하지 않는다. 돌 전에는 자연식품을 이용하고 식품 그대로의 맛을 살려서 이유식을 주는 것이 좋다.

🔊 이유식은 체온 정도로 중탕해서 데우는 것이 좋다

너무 차거나 뜨거운 음식은 좋지 않다. 음식이 식었을 때 전자레인지로 데우지 않는 것이 좋다. 전자레인지로 데우면 음식이 고루 데워지지 않아 화상의 위험이 있다.

이 밖에 주의할 점은 다음과 같다. 아기는 한 번에 먹는 양이 적으므로 가족 식사를 준비할 때 일부를 아기에게 맞게 조리하면 좋다. 탄수화물, 지방, 단백질, 무기질, 비타민이 고루 함유된 균형 잡힌 이유식을 먹여야 한다.

이유식은 식생활의 틀을 만드는 기본이므로 일정한 장소에서 일정한 시간에 먹여 올바른 식습관을 가지도록 한다. 시간이 지나면 고형식을 주게 되는데 소시지, 과일이나 야채, 콩 종류는 사레 들리기가 쉽다. 기도 내에 흡입되어 호흡곤란이 생길 수도 있으므로 주의한다.

🍲 이유식의 단계

이유식은 이빨의 발달과 혀의 운동, 삼킴 운동, 손놀림에 따라 형태와 공급 방법이 달라진다. 젖꼭지를 빨기에 알맞은 혀 내밀기 반

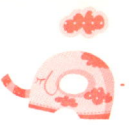

사가 사라지고 숟가락으로 먹여도 되는 시기인 4~6개월에 이유식을 시작한다.

씹기와 혀 운동, 삼킴이 더욱 성숙해지고 양손을 모아 병을 잡을 수 있는 8~10개월에는 컵으로 이유식을 먹인다. 손놀림이 정교해진 1~2세 때는 우유병을 사용하지 않고 스스로 숟가락과 컵을 이용하게 한다.

6~11개월이 되면 앞니가 발달해 음식을 입안에 머물게 할 수 있다. 어금니가 발달되는 10~30개월에는 식품을 잘게 부술 수 있게 된다. 16~20개월이 되면 송곳니가 발달해 더욱 질긴 음식도 자를 수 있게 된다. 그러므로 식품의 형태도 액체 상태의 젖에서 점차 점도를 높여 미음, 죽, 밥 등의 고형식으로 바꾸고 젖꼭지에서 수저, 컵으로 바꾸어준다.

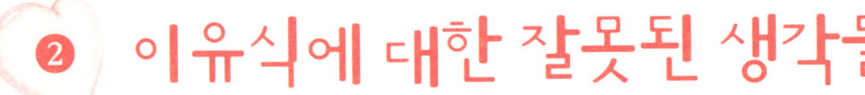 ② 이유식에 대한 잘못된 생각들

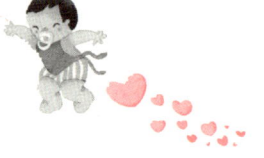

빨리 시작할수록 좋다?

이유식을 너무 일찍 시작하면 장이 미숙하여 소화시키기 어렵고 음식 알레르기를 유발할 수 있다. 또 아기가 식사에 흥미를 잃을 수 있다. 반면 이유식을 너무 늦게 시작하면 이유식을 쉽게 받아 먹지 않으려고 하는 경향이 생길 수 있으며, 숟가락이나 컵의 사용이 쉽지 않게 된다. 또 적절한 시기를 지나치면 씹는 습관을 들이는 것이 힘들 수 있다.

많은 음식물을 넣어 영양가를 높인다?

이유식은 쌀죽을 기본으로 해서 한 번에 한 가지씩 첨가해야 한

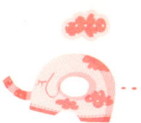

다. 새로운 식품을 첨가할 때는 적어도 1주일 정도 간격을 두는 것이 좋다. 이렇게 하면 새로운 음식에 대한 알레르기 반응 여부를 확인할 수 있다. 비교적 안전하다는 곡류라도 여러 가지를 섞어 만든 이유식은 알레르기를 일으키기 쉬우므로 이유식 초기에는 먹이지 않는 것이 좋다.

이유식 시작 전에 과즙을 먹인다?

과즙은 6개월 이전에는 먹이지 않는 것이 좋다. 과일은 섬유질과 각종 비타민, 무기질이 풍부한 아기에게 꼭 필요한 식품이다. 하지만 과일이 좋다고 해서 유아기에 너무 많이 먹이면 영양의 불균형이 생길 수 있다. 또한 과일의 단맛에 익숙해져 간이 되지 않은 다른 이유식은 먹지 않으려고 할 수 있다.

많은 엄마들이 아기에게 일찍 먹여도 좋다고 생각하는 과일로 오렌지, 귤, 토마토, 딸기 등이 있는데 이들 과일은 모두 알레르기를 일으킬 수 있다. 오렌지나 귤은 돌 이전에는 먹지 않는 것이 좋으며 토마토, 딸기도 돌이 지난 후부터 먹인다.

이유식으로 식품 알레르기를 예방한다?

영유아의 경우 장의 기능이 미숙하여 식품에 대해 쉽게 알레르기를 일으킬 수 있다. 특히 알레르기 가족력이 있는 영유아는 모유를 충분한 기간 동안 먹인 다음 알레르기를 잘 일으키는 음식은 가능한 한 늦게 이유식에 첨가하는 것이 좋다.

계란, 우유, 대두는 가장 훌륭한 영양 공급원이면서 흔한 알레르기 식품이기도 하다. 하지만 알레르기의 발생은 개인에 따라 다르기 때문에 무조건 제한할 필요는 없으며 항상 주의 깊게 관찰하면서 먹이면 된다.

이 밖에 메밀, 땅콩, 닭고기, 고등어와 같은 붉은 살 생선, 패류, 새우 등의 갑각류, 토마토, 오렌지, 귤 등도 알레르기를 잘 일으키는 식품이므로 이유식에 늦게 첨가하는 것이 좋다.

특히 땅콩은 일단 알레르기가 생기면 증상이 심하며 오랜 기간 문제를 일으킬 수 있으므로 영유아기에는 먹이지 않는 것이 좋다.

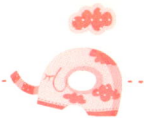

③ 이유식의 횟수와 양

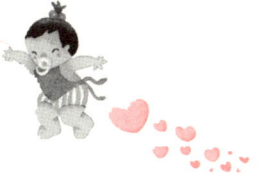

아기들은 나이가 들면서 수유 횟수가 점차 줄어들고 4~6개월이 되면 하루 4~5회로 충분해진다. 이유식의 횟수는 모유에 간식을 추가하는 정도로 시작하고, 단계적으로 모유를 이유식으로 대체해나가도록 한다.

		4~6개월	7~9개월	10~12개월
횟수	모유	4회(800~900ml)	3회(700~800ml)	2회(600~700ml)
	이유식	1회	2회	3회
시간	모유	6시, 14시, 18시, 22시	6시, 14시, 22시	11시, 16시
	이유식	10시	10시, 18시	8시, 13시, 18시
종류	곡류	미음	죽	죽밥
	야채류	거른 것	으깬 것	잘게 자른 것
	달걀	완숙 노른자 1/4개	완숙 2/3개	완숙 1개
	생선, 고기류	생선 가루	으깬 것	잘게 다진 것
	과일류	과즙(6개월부터)	긁은 것	잘게 다진 것

이유의 단계

이유식 초기 (4~6개월)

이때가 되면 모유만으로는 칼로리와 철분, 비타민 D 등의 영양소가 부족하게 되어 음식으로 보충해주어야 한다. 소화기능도 어느 정도 갖추었으며 싫고 좋음에 대한 의사 표현을 할 수 있으므로 보충식을 시작하기에 좋은 시기다.

아직은 아기가 많은 음식을 입에 담고 있을 수 없으므로 이유식으로 줄 수 있는 영양은 10~20퍼센트 정도밖에 되지 않는다. 그러므로 이유를 통해 많은 영양을 보충한다는 생각보다는 새로운 것에 적응하는 시기라고 생각하는 것이 좋다.

처음에는 곡류를 미음처럼 묽게 주어 연습을 하고 단계적으로 야채, 생선, 고기류 등을 추가한다. 반드시 숟가락으로 떠 먹여야

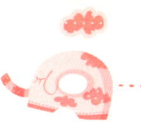

한다. 6개월 무렵엔 하루에 50ml 정도면 충분하다.

🐤 이유식 중기(7~9개월)

이유식이 1~2개월 진행되어 음식에 대해 어느 정도 적응하는 시기다. 씹기가 강해지고 앞니가 나와 입안에 음식을 가둘 수 있게 되며 죽을 먹을 수 있게 된다.

곡류나 야채, 과일, 또는 생선 등의 식품을 묽게 죽처럼 만들어 숟가락으로 먹이고, 육류는 갈거나 국물을 내어 주는 것이 좋다. 죽 상태일 때는 1/4컵 정도이고 약 100ml 정도 먹으면 적당하다. 메밀, 토마토, 귤, 고등어와 꽁치 같은 붉은 살 생선, 새우 같은 갑각류, 돼지고기는 알레르기 반응을 일으킬 수 있으므로 먹여서는 안 된다.

🐤 이유식 후기(10~11개월)

앞니와 어금니가 나면서 음식을 부술 수 있게 된다. 혀를 좌우로 움직여 음식을 중앙으로 움직여 삼킬 수 있게 되므로 고형식을 먹을 수 있다.

혼자 앉아있을 수 있고 머리 운동과 팔 운동이 발달해 혼자서도 식사를 할 수 있다. 음식을 직접 손으로 집어먹게 하여 손에서 입으로 가져가는 조절 능력을 길러준다. 또한 숟가락 사용법을 익히고 혼자 컵을 사용해 먹을 수 있게 한다. 식탁에 오르는 대부분의 음식을 먹을 수 있으며 탄수화물, 지방, 단백질, 무기질, 비타민 등 5대 영양소를 고루 섭취하도록 한다. 죽의 형태로는 반 컵 정도, 약 150ml 정도 먹을 수 있다.

이유식 완료기(12~15개월)

12개월 이후엔 뒤어금니를 제외한 모든 젖니가 나고 먹을 수 있는 음식의 종류가 더욱 다양해진다. 이 시기에는 식탁에 놓인 음식을 엄마, 아빠와 함께 먹을 수 있다.

알레르기 가족력이 있는 아기도 알레르기 반응을 잘 일으키는 달걀 흰자, 돼지고기, 붉은 살 생선, 메밀, 토마토, 귤, 오렌지 등을 먹여본다. 가족과 함께 아침, 점심, 저녁을 먹고 하루에 한 번 또는 두 번 정도 간식을 준다.

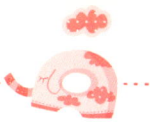

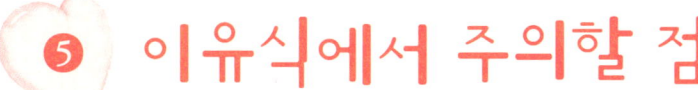 5 이유식에서 주의할 점

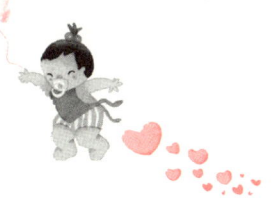

🐷 특정 음식 어떻게 먹일까?

🎵 주스

과일은 섬유질과 각종 비타민, 무기질이 풍부해 아기에게 꼭 필요한 식품이다. 하지만 과일이 좋다고 유아기에 너무 많이 먹이면 영양의 불균형이 생길 수 있다. 또한 과일의 단맛에 익숙해져 간이 되지 않은 다른 이유식을 먹지 않으려 할 수 있으므로 주의한다.

엄마가 직접 과일을 갈아서 만든 주스라고 해도 돌까지는 120cc 이상은 주지 않는 것이 좋다. 주스의 권장량은 이유식 초기에는 50cc가 넘지 않을 정도, 돌이 되면 120cc, 1~6세 사이에는 120~180cc, 7~18세 사이에는 240~360cc 정도다.

이유단계	1일 이유식횟수	조리형태	특징	적절한 음식
초기 (4~6 개월)	1회	걸죽하게	• 영양보다는 위생, 맛, 먹기 쉬운 형태로 만들어 이유식에 익숙해지도록 한다. • 이유식 후에 젖이나 분유를 더 먹인다 (하루에 4~6회).	• 탄수화물: 쌀로 된 묽은 죽, 빵, 국수, 감자 • 단백질 : 완숙 달걀 노른자, 두부, 우유, 흰 살 생선 • 야채, 과일 : 호박, 감자, 무, 시금치, 양파, 배, 사과 등 • 유지류: 버터, 마가린, 식용유
중기 (7~9 개월)	2회	혀로 부서지는 정도	• 영양에 대한 배려를 시작한다. • 이유식 후에 젖이나 분유를 더 먹인다 (하루에 4~6회).	• 탄수화물 : 쌀 죽밥, 빵, 국수 • 단백질 : 쇠고기, 닭고기, 두부, 우유, 치즈, 요구르트, 흰 살 생선 • 야채, 과일 : 가지, 파, 부추, 피망, 콩 등 • 유지류 : 깨소금, 버터, 마가린, 식용유
후기 (10~11 개월)	3회	잇몸으로 부서지는 정도	• 이유식의 양을 늘린다. • 이유식 후의 수유는 중지한다. • 철 결핍이 오지 않도록 배려한다.	• 탄수화물 : 밥, 빵, 토스트 • 단백질 : 반숙 달걀, 콩, 등푸른 생선, 쇠고기, 돼지고기, 닭고기, 조개(12개월 이후) • 야채, 과일 : 모두 • 유지류 : 마요네즈, 버터, 마가린, 식용유, 깨소금
완료기 (12~15 개월)	세 끼 식사	잇몸으로 씹히는 정도	• 어른과 같이 아침, 점심, 저녁 식사를 한다. • 1~2회 간식이 필요하다. • 모유는 간식이나 취침 시에 주고, 생 우유는 하루에 400cc 정도 컵으로 마시도록 훈련시킨다. • 자기가 스스로 먹을 수 있도록 도와준다.	

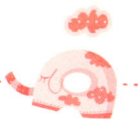

생우유는 돌이 지나서 먹인다

생우유에는 단백질, 나트륨, 칼륨, 칼슘, 인, 마그네슘이 많이 함유되어있으나 당, 비타민 C, D의 함량이 낮고 철분 함량이 낮다. 일찍 생우유를 먹이면 철 결핍성 빈혈, 비타민 C 결핍증, 우유 알레르기에 의한 위장출혈 등의 문제가 생길 수 있다.

돌이 지나 먹이는 것이 안전하며 지나치게 많이 먹으면 빈혈의 위험이 있으므로 600ml로 제한하는 것이 좋다.

생선 및 어패류

등푸른 생선은 알레르기를 일으키기 쉬우므로 이유식 후기에 먹인다. 패류와 새우 등 갑각류 해산물은 종종 알레르기 반응을 일으키므로 이유식 초기에는 먹이지 않는 것이 좋다.

꿀

꿀의 10~15퍼센트가 보툴리눔 독소에 감염되어있으므로 1세 이전의 어린이에게는 주지 않는다.

이유식은 이렇게

아기 이유식은 엄마가 직접 만들어 먹이는 것이 좋다. 이유식을 만들 때 식기와 조리기구는 전용으로 쓸 수 있게 따로 마련하고 청결하게 관리한다. 가능하면 끓여서 사용할 수 있는 식기와 조리기

구가 좋으며 육류와 야채용은 따로 구분한다. 식기의 크기가 적당해야 하고, 안전한 모양의 숟가락과 포크를 준비한다. 숟가락은 가벼운 플라스틱 소재가 좋으며 아기가 관심을 가질 수 있는 예쁜 모양이나 색깔을 선택한다. 컵은 작고 가벼우며 손잡이가 양쪽에 달린 것이 좋다. 좀 더 익숙해지면 손잡이가 하나인 것을 써도 된다. 아기용 식탁의자를 이용해 올바른 식습관을 길러주자.

🍴 자극적인 맛은 좋지 않아요

단맛은 과일과 곡류와 같은 자연식품이면 충분하다. 지나친 설탕의 섭취는 충치, 비만의 원인이 되며 건강한 식습관을 해치게 된다. 사탕, 케이크, 단 과자류, 탄산음료 등은 제한한다.

짠맛을 내는 나트륨은 기호성이 강해 많이 섭취하려는 경향이 생길 수 있다. 어릴 때 짠맛에 대한 기호가 강해지면 자라면서 계속 염분을 많이 섭취하려 하게 되고, 이는 고혈압의 가능성을 높인다. 이유식을 시작하고 진행하면서 가능한 한 소금을 적게 써서 싱거운 맛에 익숙해지게 한다.

🍴 이유식 재료로 좋은 것

🥄 곡류
쌀과 찹쌀은 이유식에 좋은 재료다. 현미와 보리는 소화흡수력

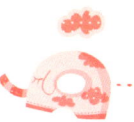

이 떨어지고 메밀은 알레르기를 유발할 수 있으므로 9개월 이후에 먹이는 것이 좋다.

과일류

대부분의 과일은 좋은 이유식 재료다. 그러나 복숭아, 딸기, 토마토, 귤, 오렌지 등은 알레르기를 일으키기 쉬우므로 주의한다.

야채

대부분 문제를 일으키지 않으므로 이유식 재료로 좋다. 함유되어 있는 비타민 등이 열에 쉽게 파괴되므로 조리 과정에서 주의한다.

견과류

땅콩, 호도, 잣, 아몬드 등은 좋은 지방질 공급원이지만, 알레르기를 유발하기 쉽고 알갱이가 기도 내로 흡인되어 문제를 일으킬 수 있다. 따라서 견과류는 갈아서 먹이고 영유아기에는 피한다.

달걀

흰자는 좋은 단백질 공급원이지만 알레르기를 잘 일으키므로 최소 9개월 이후에 시도한다. 노른자는 철분과 비타민이 많이 들어있어 이유 초기에 철분 공급원으로 이용된다.

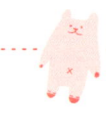

육류

돼지고기와 닭고기는 알레르기 식품으로 알려져있으나 쇠고기와 닭고기는 철분과 단백질 공급원으로서 좋다. 실제로 이들 식품에 알레르기 반응을 나타낸 검사 결과는 극히 적어 반드시 제한되어야 할 식품은 아닌 것 같다.

유제품

요구르트는 우유를 살균한 다음 유산균을 첨가해 발효시킨 식품으로 소화가 잘되고 맛도 우유에 비해 좋다. 이유식으로 좋은 음식이며 너무 달지 않은 요구르트를 선택한다. 치즈도 소화가 잘되며 지방과 비타민 등 영양이 풍부하나 염분 함유량이 낮은 것을 선택한다. 그러나 유제품에 대해 알레르기가 있는 아기는 삼가야 한다.

지방

동맥경화, 비만 등의 질환을 예방하기 위해 저지방, 저콜레스테롤 식사가 권장되지만 이는 이유기에는 해당되지 않는 얘기다. 저지방 우유나 탈지유로 지방을 제한하면 에너지 섭취가 부족하게 되고 지방을 필요로 하는 두뇌 및 신경 발달에 안 좋은 영향을 미칠 수 있으므로 주의한다.

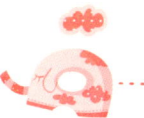

 이유식 만드는 방법

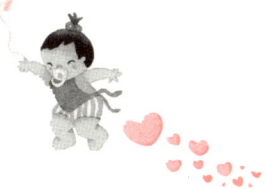

즙(주스) 만들기

신선한 재료를 구해 깨끗이 씻은 다음 잘 소독된 강판이나 믹서에 갈아 짜거나 채에 걸러 얻은 맑은 즙을 먹인다. 처음에는 시거나 쓴맛을 가진 과일과 야채보다는 달고 고소한 맛을 가진 것을 주는 것이 좋다.

아기에게 처음 먹이기에 적당한 과일은 사과, 배, 복숭아, 자두 등이다. 포도는 질기고 씨가 있어 질식할 위험이 있으므로 직접 먹이는 것은 피하고 믹서에 곱게 갈아 찌꺼기를 거른 다음 맑은 즙만 마시게 한다. 수박이나 참외는 씨를 제거하고 갈아서 즙을 먹인다.

야채는 맛이 독특해 아기가 잘 먹으려 하지 않을 수 있다. 그러므로 단맛을 내는 과일과 섞어 맛을 내기도 한다. 당근과 오이는 껍질을 벗긴 다음 강판에 갈아 즙만 먹인다.

🐤 미음 만들기

미음은 곡식과 물의 비율을 1 : 20으로 섞어 충분히 끓인 후 체에 걸러 만든다. 미음은 주스와 죽 중간쯤의 묽기로 칼로리 및 영양소가 매우 적은 식품이다. 영양 공급의 목적보다는 이유식을 시작하면서 숟가락을 이용하여 먹는 연습을 하는 데 도움이 된다. 영아기의 미음은 특별한 재료를 사용하거나 조미를 할 필요가 없다.

🐤 암죽 만들기

쌀, 찹쌀, 보리 등의 곡식을 튀기거나 찐 다음 말려 가루로 만든 것을 물에 풀어 적당히 묽게 끓여 만든다. 과즙과 야채주스, 또는 우유 등을 암죽에 넣고 함께 끓여도 된다.

🐤 죽 만들기

주로 쌀을 이용해 만들며 미음보다 농도가 진하도록 물의 비율을 낮추고 약한 불에 오래 끓인다. 야채, 생선, 육류를 곱게 다져 넣고 끓여도 된다. 콩, 팥, 녹두 등을 쌀과 함께 이용할 때는 껍질이 남지 않게 체에 거른다. 다시마, 멸치, 육수를 이용해 맛을 내기도 한다.

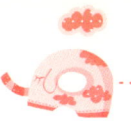

어른 식사와 함께 만들기

고형식을 어느 정도 먹을 수 있게 되면 어른 식사를 준비할 때 함께 만들 수 있다. 이유식에 적합한 재료를 선택하고 자극적인 양념을 할 때는 아기에게 줄 것만 따로 덜어놓고 한다. 아기가 잘 먹을 수 있도록 손질하고 적절히 간을 해서 먹인다.

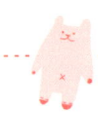

이유식에서 흔히 접하게 되는 문제점

7

많은 엄마들이 이유식을 하면서 다음과 같은 문제점을 호소한다. 하지만 이러한 문제들은 이유기에 충분히 일어날 수 있는 자연스러운 현상일 경우도 많으므로 너무 걱정하지 말고 아기를 잘 관찰하도록 하자.

아기가 잘 자라지 않는다

아기 건강에 문제가 있어 잘 자라지 않을 수도 있다. 하지만 많은 엄마들은 정상적인 성장 곡선은 생각하지 않고 주위의 또래 아이들과 내 아이를 비교해 체중이 덜 나간다고 판단한다. 정상적인 체형의 변화를 잘못 이해하여 잘 자라지 않는다고 생각하기도 한다.

일반적으로 체중의 증가가 먼저 일어나고 이어서 키가 자란다. 결국 자라면서 포동포동하다가 홀쭉해 보이는 과정을 거친다. 정상적인 성장 곡선을 따라 자라지 않는다면 건강이나 이유식에 문제가 있는 것은 아닌지 전문의와 상담한다.

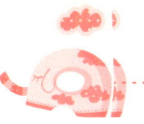

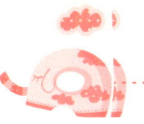 잘 먹지 않는다

아기들은 성장하면서 한 번에 먹는 양은 늘어나고 먹는 횟수는 줄어든다. 따라서 먹는 횟수가 줄었다고 걱정할 필요는 없다. 새로운 음식을 먹게 되면 맛에 대한 거부를 하기도 한다. 또한 먹이는 방법이 적절하지 않을 때에도 음식을 먹지 않으려고 한다. 숟가락 또는 컵을 이용할 때 아기가 관심을 가질 수 있도록 엄마가 직접 먹는 모습을 보여주면서 아기의 흥미를 유발시켜 따라하게 한다. 이 밖에도 아이들이 아플 때에도 잘 먹지 않으려고 할 수 있으므로 아기가 아픈 것은 아닌지 잘 살펴본다.

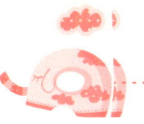 설사와 변비

지방이나 당분이 많이 들어있는 음식을 먹고 나면 묽은 변을 볼 수 있다. 주스, 고기 국물, 당분, 소금 등은 묽은 변을 더 심하게 하므로 이유식의 재료에 신경을 쓴다. 변이 너무 묽거나 코와 같은 점액질 변을 보이거나 혹은 구토 증상을 나타내면 알레르기 또는 장염이 아닌지 신경 써서 관찰한다.

이유를 하면서 생기는 변비는 식품보다는 배변 습관에 의한 경우가 많다. 변비의 판단은 횟수보다는 변을 볼 때 얼마나 힘들어하느냐에 따른다. 통증 없이 2~3일에 한 번씩 정상적으로 변을 본다면 변비가 아니다.

이유식을 하면서 변비가 생겼다면 먹는 음식의 양이나 수분이 적은 것은 아닌지, 지방 또는 단백질이 많은 음식은 많이 먹고 채소나 과일 등 섬유소는 적게 먹는 것은 아닌지 식단을 점검해본다.

🐷 사례

젖꼭지를 빨면서, 유동식 또는 고형식을 먹으면서 호흡을 자연스럽게 할 수 있는 능력은 나이마다 다르다. 너무 빨리 이유식을 시작하면 음식이 기도로 들어가 아기들은 기침을 하게 되고 잘못하면 폐렴까지 생길 수 있다. 아기들이 잘 삼킬 수 있는지 확인하고 새로운 형태의 이유식을 시작한다.

🐷 알레르기

영유아의 경우 장의 기능이 미숙하여 식품에 대해 쉽게 알레르기를 일으킬 수 있다. 설사, 구토, 복통과 같은 위장관 증상, 두드러기와 같은 피부 증상, 경우에 따라서는 천식 또는 비염과 같은 호흡기 증상이 나타날 수 있다. 심하면 호흡곤란 등이 올 수 있으므로 주의한다.

특히 알레르기 가족력이 있는 영유아는 모유를 충분한 기간 동안 먹이고 알레르기를 잘 일으키는 음식은 가능한 한 늦게 이유식에 첨가하는 것이 좋다. 한 가지의 음식을 새로 시작할 때마다 항상

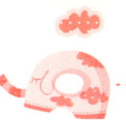

주의 깊게 관찰하면서 먹이도록 한다.

선식은 이유식으로 적합하지 않다

선식은 오랜 역사를 가진 전통음식이다. 찹쌀, 보리, 현미, 검정 콩, 율무, 들깨, 검정 깨 등 일곱 가지 곡물을 쪄서 말려 적당히 볶은 다음 갈아두었다가 필요할 때 먹는 성인들의 비상 또는 특수 식품이다.

그러므로 선식은 이유식이라고 할 수 없다. 소비자가 원하는 재료들을 즉석에서 갈아주기 때문에 최근에 이유식으로 많이 이용되고 있다. 하지만 문제는 곡류 이외에도 다양한 식품을 첨가하기 때문에 영양학적 불균형을 초래할 수 있으며 알레르기를 일으킬 수도 있다는 점이다. 일반적인 선식에는 철분, 비타민 A, 비타민 B_2, 비타민 C가 부족하고 당질과 나이아신을 제외한 모든 영양소가 적게 들어있다.

또한 선식에 많이 사용되는 새우, 땅콩, 잣, 호두, 깨 등은 알레르기를 잘 일으키는 식품이기 때문에 이유식으로 적절치 않다. 이유식의 정확한 명칭은 고형식으로 영양 보충뿐 아니라 고체 음식을 삼키기 위한 연습이다. 그러므로 여러 가지 음식을 섞어 가루로 만든 선식은 이유식으로 적합하지 않다.

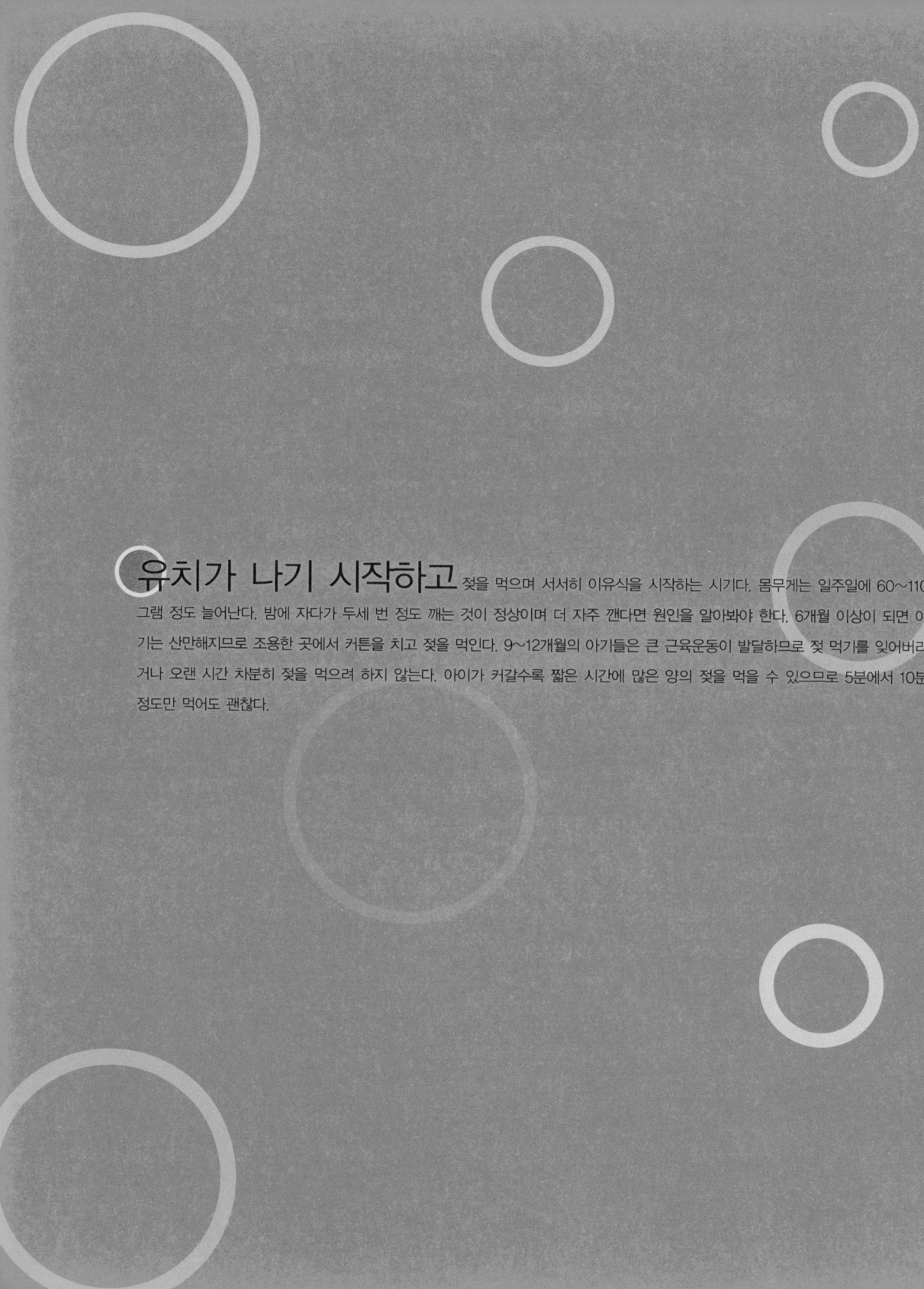

유치가 나기 시작하고

젖을 먹으며 서서히 이유식을 시작하는 시기다. 몸무게는 일주일에 60~110 그램 정도 늘어난다. 밤에 자다가 두세 번 정도 깨는 것이 정상이며 더 자주 깬다면 원인을 알아봐야 한다. 6개월 이상이 되면 아기는 산만해지므로 조용한 곳에서 커튼을 치고 젖을 먹인다. 9~12개월의 아기들은 큰 근육운동이 발달하므로 젖 먹기를 잊어버리거나 오랜 시간 차분히 젖을 먹으려 하지 않는다. 아이가 커갈수록 짧은 시간에 많은 양의 젖을 먹을 수 있으므로 5분에서 10분 정도만 먹어도 괜찮다.

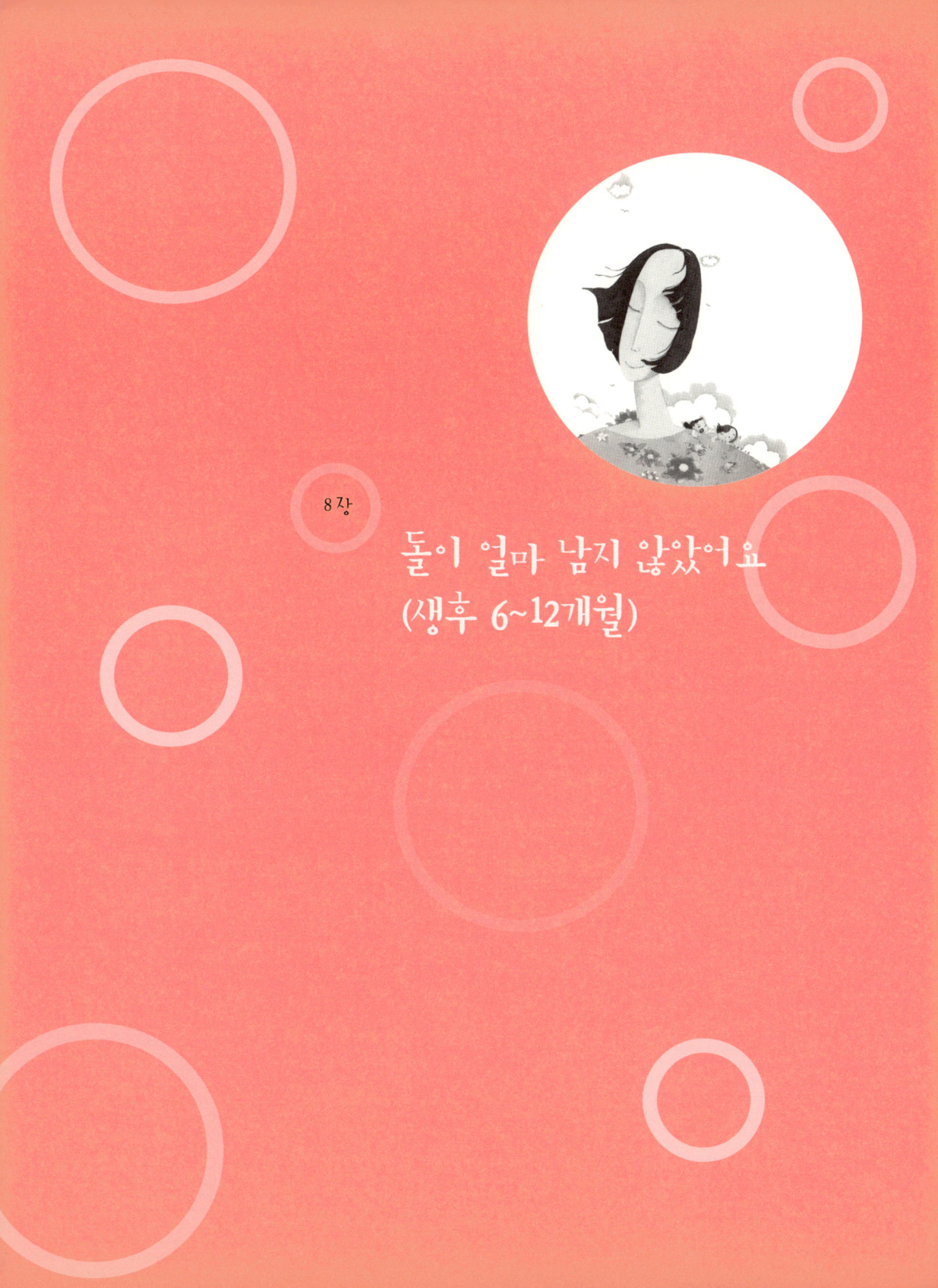

8장

돌이 얼마 남지 않았어요
(생후 6~12개월)

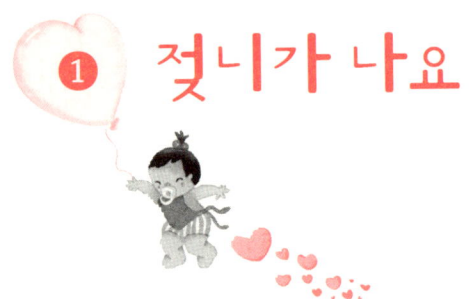

① 젖니가 나요

🐤 엄마 젖을 물 때

아기에게 젖니가 나면 잇몸이 아파서 젖 먹는 것이 힘들어지고 엄마의 젖꼭지를 물려고 할 수 있다. 아기가 젖을 열심히 먹는 동안에는 아기의 혀가 아랫니와 엄마 젖 사이에 있고 입술과 잇몸이 유두를 포함하여 유륜의 바깥 쪽을 감싸듯이 덮고 있기 때문에 엄마 젖을 물 수 없다.

아기들이 엄마 젖을 무는 것은 대개 젖을 충분히 먹어서 배가 부른 때, 즉 수유의 끝 무렵이다. 아기가 엄마 젖을 문다면 그때는 이미 아기가 젖을 먹지 않고 놀고 있다는 것을 의미한다.

젖을 깨물지 않게 하려면

먼저 아기가 씹을 수 있는 차가운 치아발육기나 깨끗한 손수건에 물을 적신 것을 냉장고 안에 넣어 차갑게 한 다음 젖을 먹이기 전에 아기가 씹을 수 있게 해준다. 그러면 잇몸이 근질거리는 것을 덜어주어서 엄마 젖을 덜 깨물게 된다.

모유 수유를 하는 동안 엄마 손가락을 아기의 입 가까이에 두고, 아기가 수유를 끝내는 순간을 잘 포착해 아기의 잇몸과 치아 사이로 손가락을 밀어 넣어서 빨리 젖을 떼낸다.

아기가 규칙적으로 젖을 길게 빨아들이면서 삼키지 않고 짧게 짧게 먹으면서 얼굴에 장난기가 돌고 산만해지면 이제 충분히 먹었다는 신호로 생각하면 된다. 이때 아기의 턱이 긴장하면 바로 엄마 젖을 물 수 있으므로 재빨리 엄마 손가락을 아기의 입 가장자리로 밀어 넣어 수유를 끝내도록 한다.

아기에게 젖을 물렸을 때 엄마의 대처 방법

아기가 엄마 젖을 물었을 때 젖을 갑자기 빼내려고 하면 무는 것보다 유두에 더 심한 상처를 입힐 수 있다. 예민한 아기는 놀라서 이후에 젖을 잘 먹지 않으려 할 수도 있으니 주의한다. 이때는 아기를 떼어놓으려 하지 말고 오히려 아기를 엄마 유방에 더욱 가깝게 밀착되도록 끌어안으면 아기는 코가 약간 눌리기 때문에 입을 벌리고 유두를 놓게 된다.

위와 같은 방법으로 아기를 젖에서 떼어내서 바닥에 내려놓고 단호하게 "안 돼"라고 말한 다음 적어도 30분 이내에는 다시 젖을 물리지 않는다. 화를 내거나 소리를 질러서는 안 된다. 하지만 재미있는 일인 것처럼 말해서도 안 된다. 이런 과정을 통해서 아기는 엄마 젖을 물면 젖을 더 빨지 못하게 된다는 것을 배울 수 있다. 대신 아기가 젖을 깨물지 않았을 때는 아기를 더 많이 칭찬해주는 것이 좋다.

밤에 자주 깨는 아기

아기가 밤에 자주 깬다면 다음과 같은 이유를 의심해보자. 유치가 나서 가렵거나 아픈 경우(혹은 중이염), 배가 고프거나 목이 마른 경우, 기저귀가 젖은 경우, 이불을 차버려 추워서 깨어나거나 엄마와 떨어져 불안해하는 경우(분리불안) 등이다. 이러한 원인들로 인해 아기가 밤에 자주 깰 수 있으므로 정확한 원인이 무엇인지 알아본다.

"밤에 깨서 울면 젖을 먹일까요, 말까요?"라고 단답식으로 질문하는 어머니들이 있다. 아기가 왜 깨서 우는지를 엄마가 차근차근 살펴보고 배가 고파서 깰 시간이 아니면 다른 방법으로 아기를 달래주는 것이 필요하다.

아기와 해외여행을 떠나도 되나요?

아기를 데리고 비행기를 이용한 장거리 여행을 할 수 있는지를 물어보는 분들이 많다. 현재 우리들이 이용하는 여객기는 기압이나 온도, 습도 등을 조절해주고 있기 때문에 아기들에게도 별 무리가 없다. 그러나 단지 유의해야 할 것은 비행기가 이륙하거나 착륙할 때 기내 압력의 변화가 빨리 일어나는 경우 귀의 압력 조절이 원활하지 않아 아기가 보챌 수 있다는 점이다. 어른들은 이때 자기가 알아서 침을 삼키거나 힘을 주어 귀의 압력을 조절해줄 수 있으나 아기들은 이런 동작을 할 줄 모르므로 엄마가 이를 대신 해주기 위해서 젖을 잠시 물려 삼키는 동작을 하도록 하는 것이 도움이 된다. 비행기가 뜰 때와 내릴 때에 좀 신경을 쓸 필요가 있으나 여행 자체가 무리인 것은 아니다.

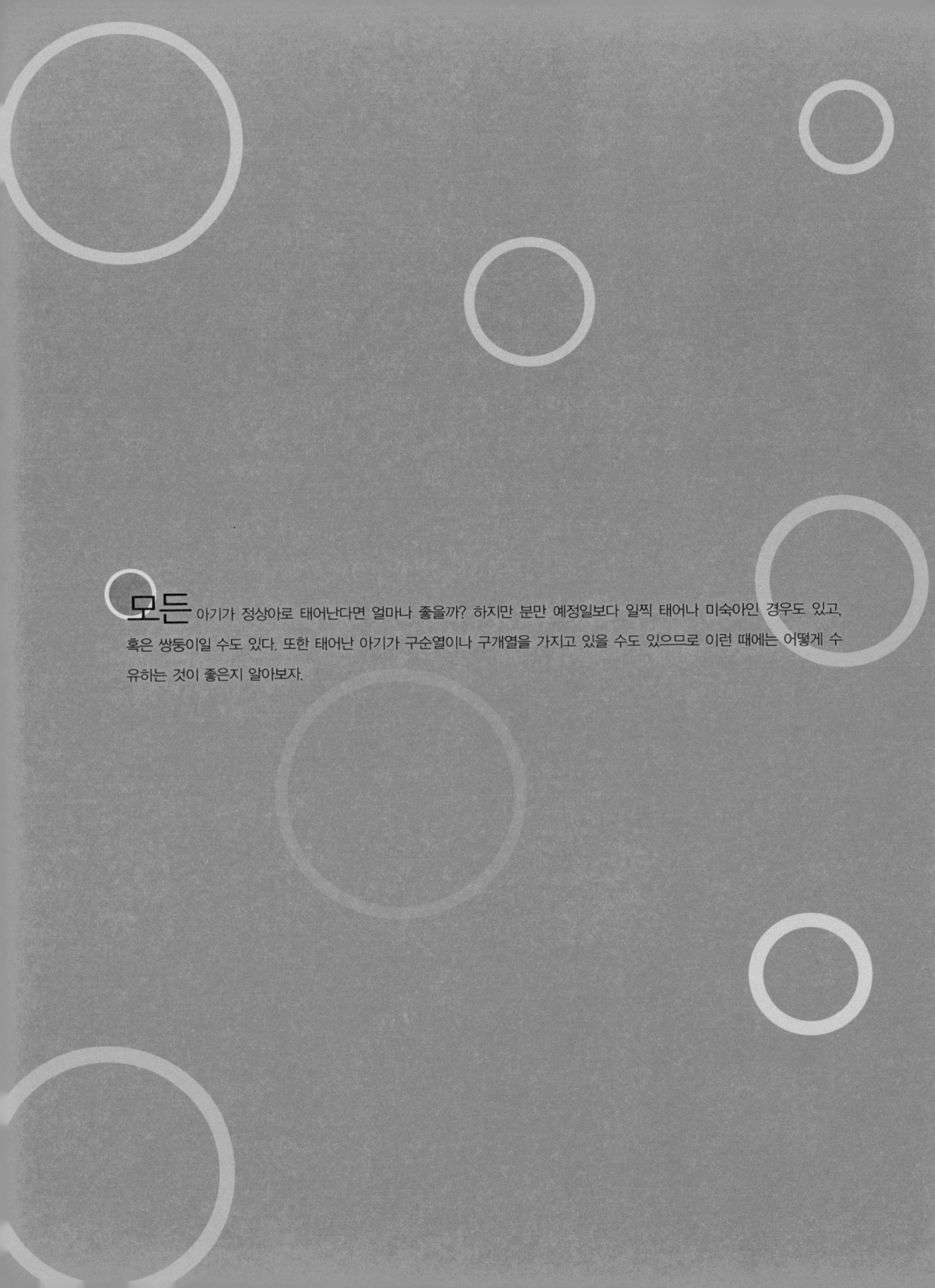

모든 아기가 정상아로 태어난다면 얼마나 좋을까? 하지만 분만 예정일보다 일찍 태어나 미숙아인 경우도 있고, 혹은 쌍둥이일 수도 있다. 또한 태어난 아기가 구순열이나 구개열을 가지고 있을 수도 있으므로 이런 때에는 어떻게 수유하는 것이 좋은지 알아보자.

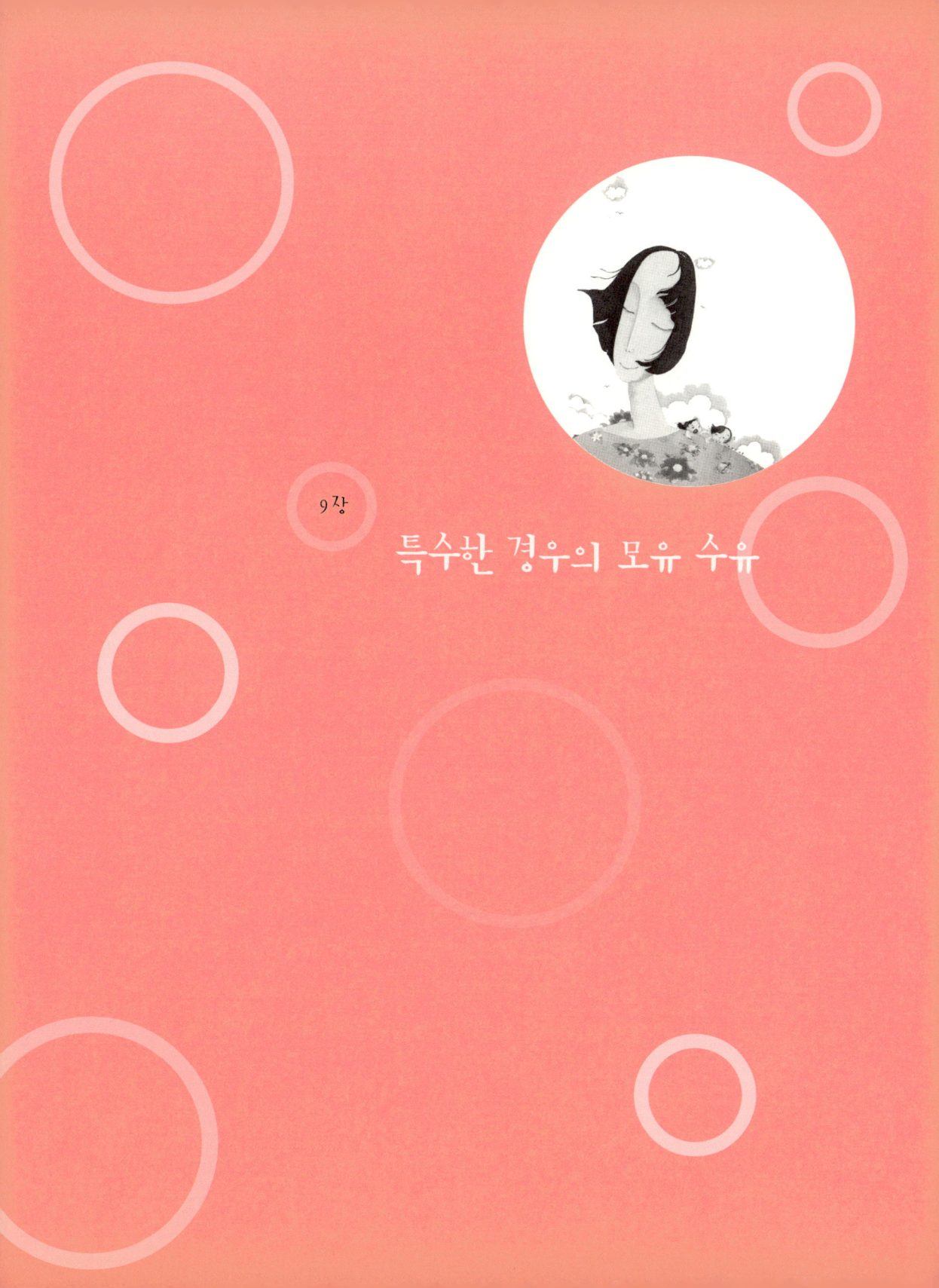

9장

특수한 경우의 모유 수유

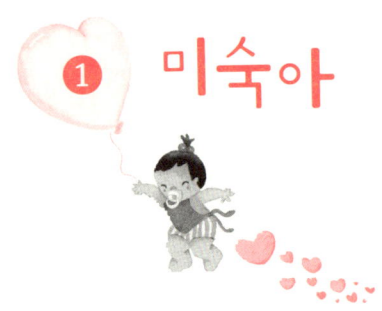

① 미숙아

💬 모유 수유가 미숙아 발달에 도움을 준다

　보통 분만 예정일보다 3주 이상 일찍 태어난 아기를 미숙아라고 한다. 미숙아를 분만한 엄마는 정상적인 임신 기간을 갖지 못하고 건강한 아기를 낳지 못했다는 것 때문에 놀라움, 부정, 분노, 타협, 우울, 슬픔 등의 감정을 표현하게 된다. 하지만 이런 슬픔이나 상실의 감정들은 젖을 먹이는 데 좋지 않은 영향을 줄 수 있으므로 긍정적으로 생각하는 것이 좋다.

　미숙아일 경우 아기와 자주 만날 수 있는 방법에 대해 의료진과 충분히 상의하는 것이 중요하다. 모유는 미숙아가 소화하기도 쉽고 먹기도 좋다. 그리고 아기가 유지방을 효과적으로 흡수하는 데 도움을 주는 지방분해효소 리파제가 포함되어있다. 모유에는 항체와

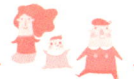

그 밖에 다른 효소들이 들어있어 미숙아가 박테리아에 감염되는 것을 막아준다. 그리고 미숙아에게 젖을 먹이면 망막 발달을 촉진하여 시각 발달을 돕는다. 무엇보다 아기와 엄마를 더 친밀하게 만들어주므로 모유 수유를 하는 것이 아기와 엄마 모두에게 좋다.

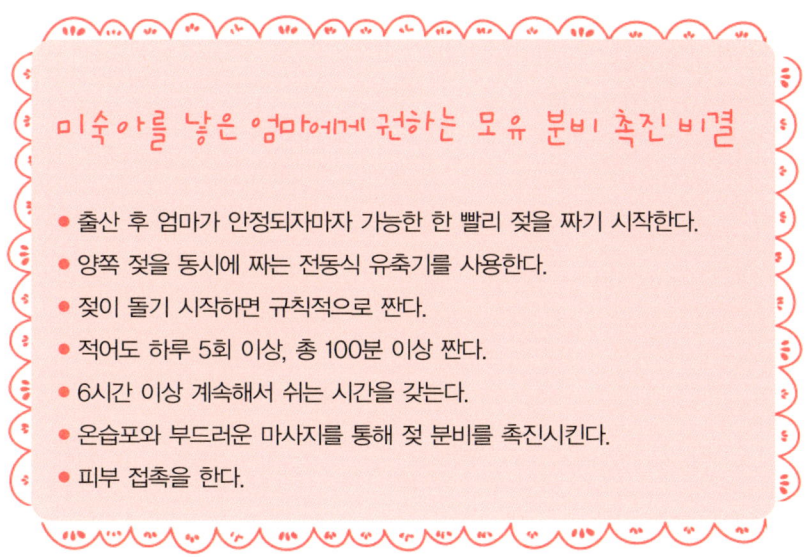

미숙아를 낳은 엄마에게 권하는 모유 분비 촉진 비결

- 출산 후 엄마가 안정되자마자 가능한 한 빨리 젖을 짜기 시작한다.
- 양쪽 젖을 동시에 짜는 전동식 유축기를 사용한다.
- 젖이 돌기 시작하면 규칙적으로 짠다.
- 적어도 하루 5회 이상, 총 100분 이상 짠다.
- 6시간 이상 계속해서 쉬는 시간을 갖는다.
- 온습포와 부드러운 마사지를 통해 젖 분비를 촉진시킨다.
- 피부 접촉을 한다.

캥거루식 관리

피부와 피부(skin-to-skin)의 접촉을 캥거루 관리라고 부르는데, 캥거루의 주머니와 비슷하다고 해서 붙여진 이름이다.

기저귀만 찬 아기를 엄마의 유방 사이에서 엄마에게 기대어 피부와 피부가 접촉할 수 있게 해주거나, 블라우스나 셔츠를 느슨하게 해서 아기가 그 안에서 엄마의 유방에 기대게 하여 아기를 달랠 수 있다. 미숙아에게 잘 일어나는 체온 손실의 문제도 엄마의 옷 안에서 아기를 잘 감싸주고 만져줌으로써 예방할 수 있다.

아기와 엄마의 피부 접촉을 통해 아기에게 따뜻함과 편안함을 줄 수 있는 방법이다. 캥거루식 관리를 하는 엄마는 더 오래, 더 자주 모유 수유를 하는 경향이 있다.

아기의 머리를 지지해줄 필요가 있을 때는 교차된 요람 안기 식 방법으로 아기를 안는다. 옆구리에 끼는 자세도 미숙아에게 수유할 때 좋은 자세다. 이 자세를 취하면 아기의 얼굴을 잘 볼 수 있으며 머리도 잘 받쳐줄 수 있다.

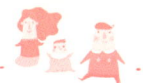

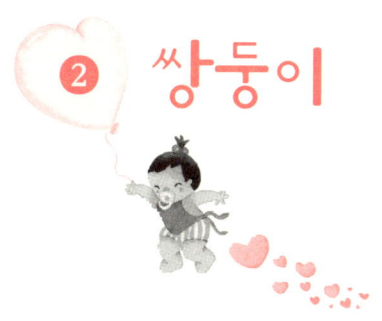

② 쌍둥이

🐤 모유는 충분하다

쌍둥이를 가진 엄마는 한 아기만 출산한 엄마보다 자궁이 더 많이 늘어나있기 때문에 모유 수유가 자궁을 수축시키는 데 많은 도움이 된다. 그리고 모유의 양은 아기의 필요량에 따라 만들어지기 때문에 세 쌍둥이, 네 쌍둥이도 모유 수유만으로 키울 수 있다고 보고되고 있다. 쌍둥이에게 모유를 수유했을 때는 일주일에 8~10시간 정도가 절약되고, 재정적으로도 많은 도움이 된다.

🐤 쌍둥이 엄마의 수유 자세

쌍둥이 수유 시 엄마가 취할 수 있는 수유 자세는 요람 안기 식 자세와 옆구리에 끼는 자세를 결합한 자세가 좋다. 한 아기는 요람 안기 식으로 안고, 다른 아기는 머리가 쌍둥이 형제의 배 위에 오게 해서 옆구리에 끼는 자세로 안는다. 이 자세는 집 밖에서 수유할 때, 아기가 젖을 잘 물지 못할 때 가장 쉽게 쓸 수 있는 방법이다.

열십자 안기 자세도 좋다. 이 자세는 두 아기를 요람 안기 식으로 안고 엄마의 허벅지 위에서 아기를 열십자 모양으로 서로 엇갈리게 하는 방법이다. 이 자세에서는 베개를 받쳐주면 더 편안하게 수유할 수 있다.

양쪽 옆구리에 끼는 자세는 두 아기를 옆구리에 끼는 자세로 안고, 엄마의 양 옆을 베개로 받치는 것이다. 발 받침대나 의자, 낮은 탁자에 발을 올려놓으면 엄마가 더 편안함을 느낄 수 있다. 이 자세는 수술 부위에 아기의 체중이 가해지지 않기 때문에 제왕절개를 한 엄마에게 특히 좋다.

엄마는 목이 마를 때 물을 마시고, 영양가 있는 음식을 먹고, 아기가 잘 때 같이 자는 것이 좋다. 수유를 하는 동안 가사일은 가족의 도움을 받도록 한다. 주위 사람들에게 엄마가 모유 수유를 한다는 것을 알리고 적절한 도움을 요청하는 것이 좋다.

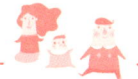

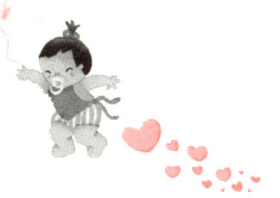 ③ 구순열, 구개열이 있는 아기

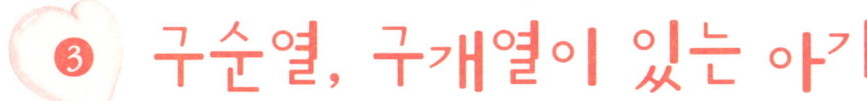 엄마 젖을 잘 먹을 수 있을까?

구순열과 구개열인 경우에 젖을 먹일 수 없다고 생각하는 경우가 많다. 그런데 결론은 '그렇지 않다'이다. 아기에 따라서 차이가 있기는 하지만 구순열, 구개열이 있는 경우에도 젖을 아주 잘 먹는다.

구순열 아기는 대체적으로 잘 먹는다. 반면 구개열을 가진 아기 중에는 젖 물리는 것이 어려운 경우가 있다. 그렇다고 해서 모유 수유를 시도해보지도 않고 미리 잘되지 않을 것이라고 단정해 포기할 필요는 없다.

젖을 잘 먹느냐, 잘 먹지 못하느냐는 구개열의 정도에 달려있는 것이 아니다. 그러므로 이 경우에도 반드시 모유 수유를 시도하는 것이 좋다. 아기가 우유병을 빨 수 있다면 엄마 젖도 먹을 수 있다.

만약 아기에게 젖을 먹이고자 하는데 젖 물리기가 어렵다면 컵을 사용하는 것도 좋은 방법이다.

❤️ 모유 수유의 장점

구순열과 구개열일 때에도 모유 수유로 인한 여러가지 장점이 있다. 구개열이 있는 아기들은 코와 내이를 잇는 관이 제대로 기능을 하지 못하기 때문에 그렇지 않은 아기들보다 귀에 감염이 잘 생긴다. 그런데 모유를 먹으면 엄마 젖 속의 면역성분이 아기에게 나타나는 모든 종류의 감염 증상에 대해 보호막 역할을 한다. 특히 아기가 수술을 받게 되면 엄마의 면역 성분이 더욱 절실하게 필요하다.

엄마 젖은 분유보다 덜 자극적인 자연적인 체액이다. 그러므로 엄마 젖이 콧속으로 새면 분유가 새는 것보다 아기의 코점막에 자극이 덜하다.

모유를 수유하는 동안 사용되는 근육은 얼굴의 근육 형성에 도움을 준다. 따라서 아기가 성장할수록 발음과 언어 발달에 도움이 된다.

다만 처음 몇 주 동안에는 수유로 인해 많은 시간이 걸릴 수 있으므로 엄마의 인내심이 요구된다. 차츰 시간이 지나면서 아기와 엄마 모두에게 가장 좋은 방법을 찾을 수 있도록 노력하는 것이 중요하다. 엄마가 힘들 때는 주위에 도움을 청하는 것도 좋다.

🐤 수정된 미식축구공 잡는 자세

이 경우에는 수정된 미식축구공 잡는 자세로 수유하는 것이 좋다. 엄마의 옆구리에 아기를 바로 세우고 서로 마주 보면서 앉는다. 아기의 다리는 엄마의 겨드랑이 아래에 두고 발은 등 쪽에 둔다. 그리고 아기는 엄마의 유방 정도로 올려서 안는다. 반대쪽 손의 엄지손가락은 젖꼭지 위에 두고 나머지 손가락들은 아래로 적당히 두는 C홀드(C-hold) 방법으로 잡는다.

🐤 후유로 보충

만약 아기의 체중이 잘 늘지 않으면 아기에게 젖을 먹인 다음 미리 짜놓은 후유를 보충해줄 수 있다. 후유는 칼로리가 높아 체중 증가에 도움이 된다. 아기의 체중 증가, 빠는 정도, 체력에 따라 보충 횟수를 조절한다. 한 번씩 걸러서, 또는 하루에 2~3회 정도가 적당하다.

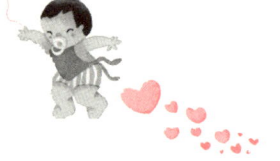

④ 아기가 설사를 할 때

🗨 설사하는 이유

설사는 냄새가 불쾌하고 물 같은 변을 하루에 12회 이상 보는 것을 말한다. 아기의 변이 묽을 때는 모유를 먹는 아기들에게서 나타나는 정상적인 묽은 변이 아닌지 잘 확인한다.

만약 아기에게 열이 없고 다른 질병의 증상이 없는데 설사 때문에 일시적으로 젖을 떼는 것은 아기에게 아무런 도움이 되지 않는다.

간혹 초록색의 물 같은 변을 보는 경우는 아기에게 다른 질병의 증상이 없다면 전유와 후유를 불균형하게 섭취한 '과잉공급증후군'이다. 즉 젖을 너무 빨리 바꿔 물려서 아기가 유당이 풍부한 전유는 많이 먹고 지방과 칼로리가 많은 후유는 충분히 먹지 못했기 때문에 나타나는 현상이다. 이때는 가능하면 한 번에 한쪽 젖을 충

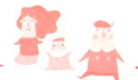

분히 먹을 수 있도록 해주는 것이 좋다. 수유 전 마사지를 충분히 하고 수유하는 것도 도움이 된다.

🍑 아기의 탈수 증상

설사는 탈수 증상을 동반하기 때문에 위험하다. 그러므로 엄마는 탈수 증상을 잘 알아두고 아기에게 그런 증상이 나타나지 않는지 꼼꼼하게 살핀다. 그리고 예방법을 미리 알아둔다면 두려움 없이 수유할 수 있다.

탈수의 증상은 다음과 같다.

- 아기가 무기력해 보이고 잠을 많이 잔다.
- 울음 소리가 약하다.
- 피부의 탄력이 없어졌다(살짝 꼬집었을 때 그 상태로 남아있다).
- 입과 눈이 건조하다.
- 하루 동안 소변을 두 번 이하로 본다.
- 아기 머리 위의 숨구멍(대천문)이 움푹 들어가있다.
- 열이 난다.

아기에게 탈수 증상이 있다면 즉시 병원을 찾는다. 탈수를 예방하기 위한 가장 최선의 방법은 아기에게 수분 섭취를 충분히 하게 해주는 것, 다시 말해 아기에게 젖을 자주 주는 것이다.

⑤ 아기가 입원했을 때

심하게 아픈 아기에게 엄마 젖을 주는 것은 중요한 이점이 있다. 젖은 소화하기 쉽고 질병과 싸우는 것을 돕는 면역체를 제공하며 아기에게 위안을 주므로 아기의 빠른 회복을 위해서는 엄마 젖을 먹이는 것이 당연하다.

입원 기간이 짧은 경우라면 젖이 심하게 붓는 것을 예방하기 위해 자주 짜주어야 한다. 마사지를 하면서 젖을 자주 비워준다면 아기가 퇴원한 후 젖 먹이기가 어렵지 않게 진행될 수 있다. 하지만 아기의 입원 기간이 길어진다면 엄마가 짜서 보관한 젖을 먹여줄 수 있는지 확인한다. 그것이 가능하다면 짠 젖을 하루 동안 보관했다가 아기에게 먹일 수 있도록 병원 관계자와 충분히 상의한다.

짠 젖을 먹이기 위해서는 엄마 젖을 짜고 보관, 관리하는 것에 대

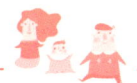

한 정확한 방법을 숙지해야 한다. 그래야만 박테리아 감염을 최소
화하고 효율적으로 짠 젖을 먹일 수 있다.

 짠 젖은 어떻게 보관하고 관리해야 하나요?

- 모유를 짜서 아기가 한 번에 먹을 만큼씩 밀크 백에 담는다.
- 백마다 아기 이름(엄마 이름), 짠 날짜, 양을 기록한다.
- 짠 젖은 즉시 냉장, 냉동 보관한다.
- 짠 젖은 되도록 바로 얼려서 아이스박스나 얼음을 담은 봉지에 넣어 입원한 병원
으로 안전하게 운반한다.

⑥ 임신중수유

임신 중의 모유 수유는 엄마가 잘 먹는다면 태아에게 필요한 영양분은 뺏기지 않는 것으로 알려져있다. 그리고 임신 중에 피곤함을 느끼더라도 모유 수유 그 자체로 육체의 에너지를 소비하는 것이 아니므로 괜찮다.

모유 수유를 하는 동안 자궁수축 경험이 있더라도 그것은 임신의 일반적인 징후이므로 태아에게 위험한 것은 아니다. 또한 그로 인해 조산의 위험이 높아지는 것도 아니다.

지금 젖을 먹고 있는 아기가 초유를 다 먹으면 어쩌나 하는 걱정은 할 필요 없다. 아무리 많은 젖을 먹는다 해도 초유는 새로 출생한 아기를 위해 충분히 만들어진다. 두 아기에게 모두 수유를 하면 유방울혈을 최소화할 수 있고, 젖의 공급도 풍부해진다.

엄마는 두 아이에게 수유하기 때문에 아기를 안고 있는 시간이

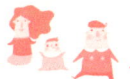

더 길어지게 된다. 또한 큰 아기는 친밀감과 위안을 위해 엄마를 더 필요로할 수 있다. 그러므로 남편에게 아기를 위해 날마다 얼마간의 시간을 할애할 것을 제안할 필요가 있다. 짧은 시간이라도 엄마가 혼자 있는 시간을 가질 수 있으면 엄마의 기분이 좋아져 행복하게 수유할 수 있다.

⑦ 엄마의 유방에 문제가 있을까요?

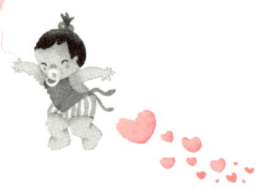

⬭ 편평 유두, 함몰 유두

젖꼭지의 모양이나 크기가 모유 수유의 성공 여부에 영향을 주는 것은 아니다. 아기는 엄마의 유두를 빠는 것이 아니고 엄마의 유방을 빠는 것이다. 즉 젖꼭지는 아기가 어디를 빨아야 하는지를 알려주는 지표일 뿐이다. 유두가 튀어나오면 젖을 물기는 쉽지만 유두가 반드시 돌출되어 있어야 할 필요는 없다.

편평 유두이거나 함몰 유두라고 해도 첫 수유가 잘 이루어진다면 얼마든지 성공적으로 모유를 수유할 수 있다. 간혹 아기가 젖을 잘 물게 하기 위해 유두보호기를 권하는 경우가 있다. 이러한 도구는 특히 첫 몇 일 동안에는 사용하는 것이 좋지 않다. 그것이 해결책이 될 수 있다 하더라도 결국에는 이러한 도구의 사용으로 인해 젖 섭

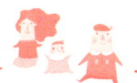

취 부족, 심각한 체중 감소를 가져올 수 있기 때문이다. 심지어는 아기가 젖을 무는 것을 더 어렵게 만들 수도 있다.

가장 좋은 방법은 모유 수유가 안정될 때까지 인공 유두나 노리개 젖꼭지를 접하지 않도록 하는 것이다. 또한 수유 전에 유축기나 다른 흡인기를 사용하거나 수유 전에 유두를 자극하고, 젖꼭지에서 약간의 젖을 짜두거나 아기를 유인하기 위해 약간의 젖을 아기의 입안에 넣어주는 것이 도움이 될 수 있다.

◆ 유방 성형수술을 받은 경우

유방 확대 성형술을 받은 경우 수술 도중에 신경에 손상을 받지 않고 유선조직, 유관의 손상을 받지 않은 경우에는 수유하는 데 문제가 없다. 혹시 유방 확대술을 필요로 한 만큼 원래의 유방조직이 발달이 덜 되어 있다면 충분히 젖을 분비하지 못할 우려도 있지만 젖을 먹이는 것은 가능하다.

반면에 축소 성형술의 경우는 유관이나 유선조직이 손상을 받기 쉬우므로 모유 수유를 할 예정인 경우에는 수술 전에 수술을 할 의사와 충분히 의논을 해야 한다. 만약 이런 사정이 고려되어 수술을 받은 경우라면 젖을 먹이는 것은 문제가 없다.

8 엄마가 병에 걸렸을 때는 어떻게 하나요

감기

엄마가 감기에 걸리면 엄마의 몸에서는 바이러스에 대한 항체가 급속히 생성되기 시작한다. 그러므로 젖을 먹이는 것은 아기에게도 감기 바이러스에 대한 항체를 전해줄 수 있는 통로가 된다. 단 감기가 옮지 않도록 조심해야 한다.

감기에 사용하는 소염진통제와 항히스타민제, 그리고 코데인 등은 젖 먹는 아기에게 영향을 미치지 않아 젖 먹이는 동안에도 사용할 수 있다. 하지만 오랜 시간 작용하는 항히스타민제 클레마스틴을 복용한 경우 아기에게 졸음이 쏟아지고 안절부절못하는 증상이 보고된 적이 있으므로 아기를 잘 살펴볼 필요가 있다.

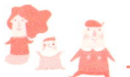

결핵

엄마의 결핵이 활동성이면 결핵균이 공기를 통해 아기에게 전염될 수 있으므로 엄마와 아기는 격리되어야 한다. 유방에 결핵이 없다면 젖을 통해 결핵이 전파된다는 보고는 없으므로 젖을 짜서 먹일 수 있다. 치료를 시작해 엄마의 전염성이 없어지면 젖을 바로 먹일 수 있다. 결핵 약을 먹는 것은 젖을 먹이는 데 문제가 되지 않으므로 계속 수유해도 상관없다.

하지만 약물 사용에 따른 아기의 주의 깊은 관찰이 요구된다. 결핵 약제 중 아이나(INH, Isoniazid)는 엄마 용량의 약 2퍼센트가 모유로 분비된다. 이 약제는 원래 간염과 신경염증을 일으킬 수 있는 약제이지만 아기에서 문제가 발생되었던 경우는 보고된 바 없다. 에탐부톨(Ethambutol)도 모유로 분비되는 양은 소량이고, 리팜피신(Rifampicin)도 엄마 용량의 0.05퍼센트만 모유에서 측정되며, 아기에게 문제가 발생했던 예의 보고는 없다.

B형 간염 보균자

엄마가 B형 간염 보균자인 경우에도 젖은 먹일 수 있다. 아기가 출생하면 병원에서는 생후 12시간 내에 B형 간염 예방주사와 함께 B형 간염 면역 글로불린이라는 주사를 놓는다. 이렇게 예방 조치를 하기 때문에 엄마 젖은 먹여도 괜찮은 것이다.

엄마가 e항원도 양성이면 전염력이 강하다고 금하는 경우가 많이 있으나 젖을 먹인 경우와 안 먹인 경우에서 엄마의 B형 간염이 전해지는 전파율의 차이는 없는 것으로 보고되었다.

예방주사를 맞을 때까지 젖을 안 먹이고 기다릴 필요는 없다. 엄마가 회복되어 안정되면 언제든지 젖 먹이기를 시작할 수 있다. 그리고 아울러 B형 간염 보균자에 대한 주사를 꼭 맞히도록 병원에 당부하는 것이 좋다.

🐷 당뇨병

모유 수유는 당뇨를 악화시킬 수 있는 스트레스를 감소시키고, 수유 중 분비되는 호르몬이 엄마를 이완시킨다. 모유를 먹은 아기는 출생 후 당뇨병에 걸릴 확률이 줄어들고, 엄마의 인슐린 요구치를 감소시켜 당뇨병이 더 잘 조절되게 하는 것으로 알려져있다.

엄마가 복용하는 인슐린이나 경구용 혈당강하제는 모유 수유 중에도 사용이 가능하다. 인슐린은 모유로 분비될 수 없을 정도로 큰 분자량를 가졌고, 비록 분비된다 하더라도 아기의 위장 관내에서 파괴되어 아기의 혈액 내로 거의 흡수되지 않는다. 다만 인슐린 사용에 따른 산모의 저혈당증을 주의해야 한다.

당뇨병 엄마는 유방 염증이나 유방 감염에 걸리기 쉬우므로 젖꼭지를 깨끗하고 마른 상태로 유지하는 것이 좋다. 자주 손을 씻어 좋은 위생 상태를 유지하는 것도 필요하다.

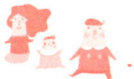

📛 갑상선질환

　엄마가 갑상선항진증이나 저하증을 앓고 있는 경우 항갑상선제나 갑상선 호르몬제를 투여하게 된다. 두 가지 경우 모두 엄마 젖을 먹이는 것은 문제가 없다.

　갑상선기능항진증인 경우에는 항갑상선제 중 젖으로 분비가 거의 안 되는 프로필티오유라실(Propylthiouracil)이라는 약제를 사용하도록 한다. 프로필티오우라실은 엄마 용량의 0.025퍼센트만 모유로 분비된다. 모유 수유모에게 가장 좋은 항갑상선 치료제이다.

　갑상선기능저하증에 사용하는 갑상선호르몬제제인 레보타이록신(Levotyroxin)은 모유로 극히 적은 양만이 분비되어서 아기의 갑상선에 거의 영향을 미치지 않는다.

📛 고혈압

　모유 수유를 촉진하는 호르몬인 프로락틴의 분비는 엄마를 안정시키는 효과가 있다. 고혈압 치료에 사용하는 약제 중 이뇨제는 약한 종류는 영향이 없으나 작용이 강한 종류는 모유 분비를 감소시킬 수 있다. 또한 메틸도파라는 약제도 뇌하수체에 작용하여 젖 분비를 감소시킬 수 있다. 그 외의 약제들은 모유 수유 중에 사용이 가능한 것이 많으므로 의사와 상담하자. 고혈압 치료 중에도 모유 수유는 가능하다.

🔴 천식

천식 때문에 흡입용 코르티코스테로이드를 사용 중인 경우에는 모유 수유가 가능하다. 흡입용으로서 사용되는 코르티코스테로이드는 극히 적은 용량이 아기에게 전달되며, 모유 수유 시 문제되었던 보고는 없다. 하지만 고용량의 스테로이드 제제를 먹는 약으로 오랫동안 복용할 경우에는 주의해야 한다. 스테로이드가 뼈 성장을 방해하고 아기의 위궤양을 발생시킬 수 있다.

🔴 성병

엄마가 성병에 걸린 경우 치료를 하면서 대부분 수유가 가능하다. 매독에 걸린 경우 아기와 이상이 있는 피부가 직접 접촉되지 않는 상황에서 모유 수유가 가능하며 치료제로 사용하는 페니실린은 모유 수유에 적합하다. 임질의 경우 치료를 위해 사용하는 세팔로스포린계 항생제나 아지스로마이신은 모유 수유 중에도 안전하게 사용할 수 있다. 비이균성 요도염을 일으키는 클라미디아는 테트라사이클린이나 에리스로마이신으로 치료하는 경우 모유 수유를 지속할 수 있다. 트리코모나스 감염에는 치료 약인 메트로니다졸을 사용할 경우 아기에게 설사와 락토스 과민반응을 일으켰던 증례 보고가 있기 때문에 2그램을 1회 먹은 후 12~24시간 수유 중단 후 다시 수유하는 방법이 권장된다.

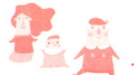

수유 시 예방접종

젖을 먹이는 엄마는 예방접종을 하고 나서도 젖을 먹일 수 있다. 젖을 통해 전달되는 것으로 확인된 바이러스는 풍진 백신 바이러스 뿐이며, 풍진 접종 후에도 아기에게는 영향을 미치지 않는 것으로 알려져있다.

일반적으로 실시하는 예방접종, 즉 엠엠알, 수두, A형·B형 간염, 파상풍 예방주사 등은 젖을 먹이는 엄마에게 접종하여도 무방하다.

❾ 아이가 아구창에 걸렸을 때

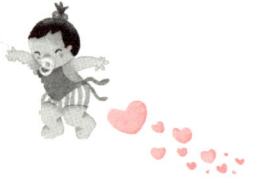

'캔디다'라는 곰팡이균에 감염되어 아기들 입안에 하얀 찌꺼기가 생기는 것을 아구창이라 한다. 젖 먹은 찌꺼기 같은 모양을 하고 있지만 엄마가 손으로 닦아내려 해도 닦이지 않는다. 아기에게 아구창이 생기는 원인으로는 장기간의 항생제 치료, 노리개 젖꼭지의 사용 등을 들 수 있으나 신생아기에는 특별한 원인이 없이도 생길 수 있다. 아구창이 생겼을 때 아기에게 나타날 수 있는 증상은 다음과 같다.

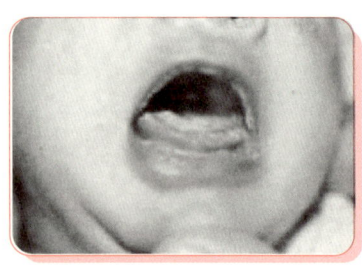

- 기저귀 발진
- 아기의 입, 혀에 하얀색 반점이 생긴다.
- 아기가 젖 먹는 것을 거부한다.
- 엄마 젖을 먹일 때 칭얼댄다.

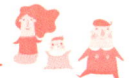

　아구창에 감염되면 엄마와 아기가 함께 치료를 받아야 한다. 대신 치료로 인해 젖 먹이기를 중단할 필요는 없다. 치료 중에도 젖은 먹이되 그동안 짜둔 젖은 보관해서는 안 된다. 치료가 끝난 후에 그 젖을 아기에게 먹였을 때 아구창이 재발할 수 있기 때문이다. 그리고 그동안 아기가 사용하는 장난감이나 엄마가 사용하는 유축기의 젖이 닿는 모든 부분은 매일 삶아서 쓴다.

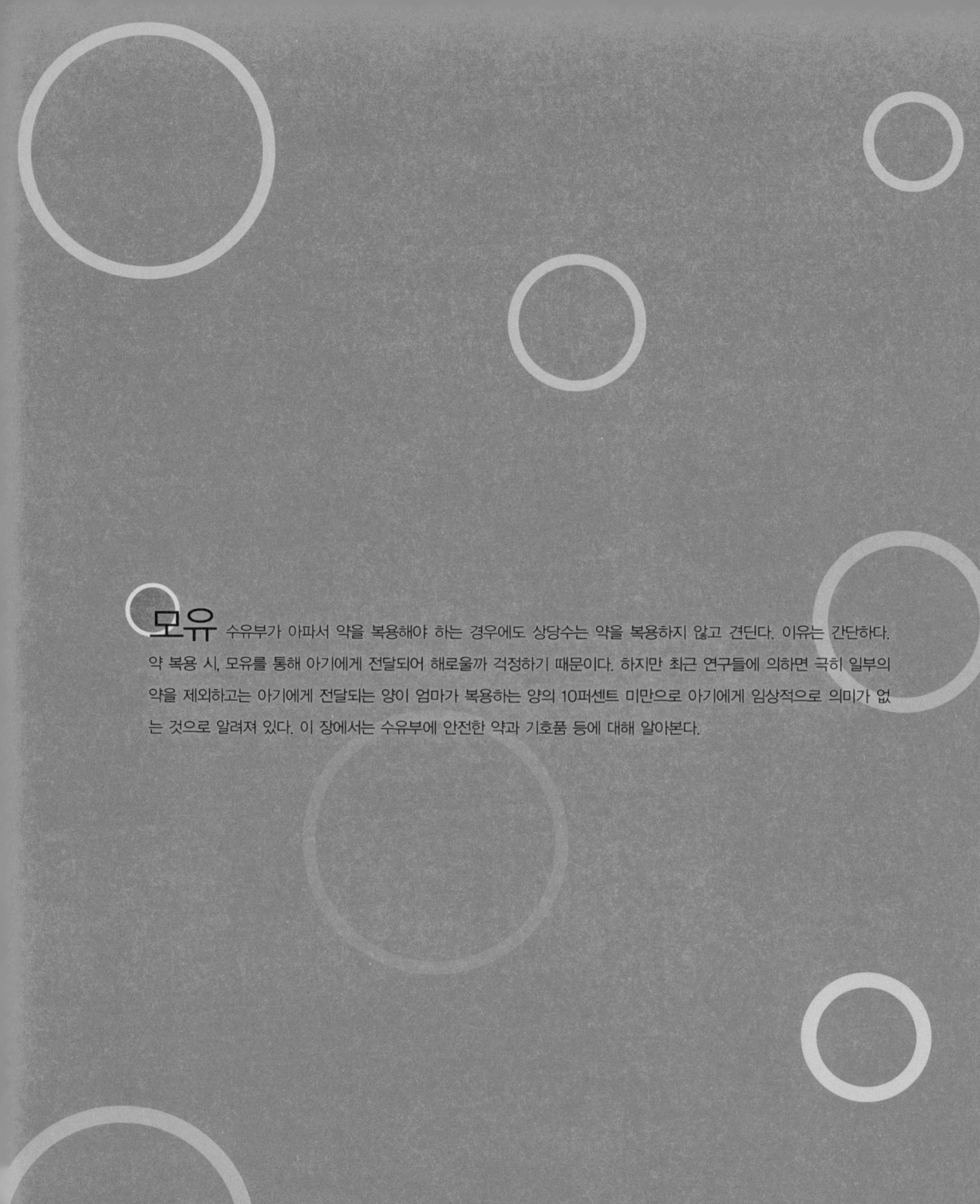

모유

수유부가 아파서 약을 복용해야 하는 경우에도 상당수는 약을 복용하지 않고 견딘다. 이유는 간단하다. 약 복용 시, 모유를 통해 아기에게 전달되어 해로울까 걱정하기 때문이다. 하지만 최근 연구들에 의하면 극히 일부의 약을 제외하고는 아기에게 전달되는 양이 엄마가 복용하는 양의 10퍼센트 미만으로 아기에게 임상적으로 의미가 없는 것으로 알려져 있다. 이 장에서는 수유부에 안전한 약과 기호품 등에 대해 알아본다.

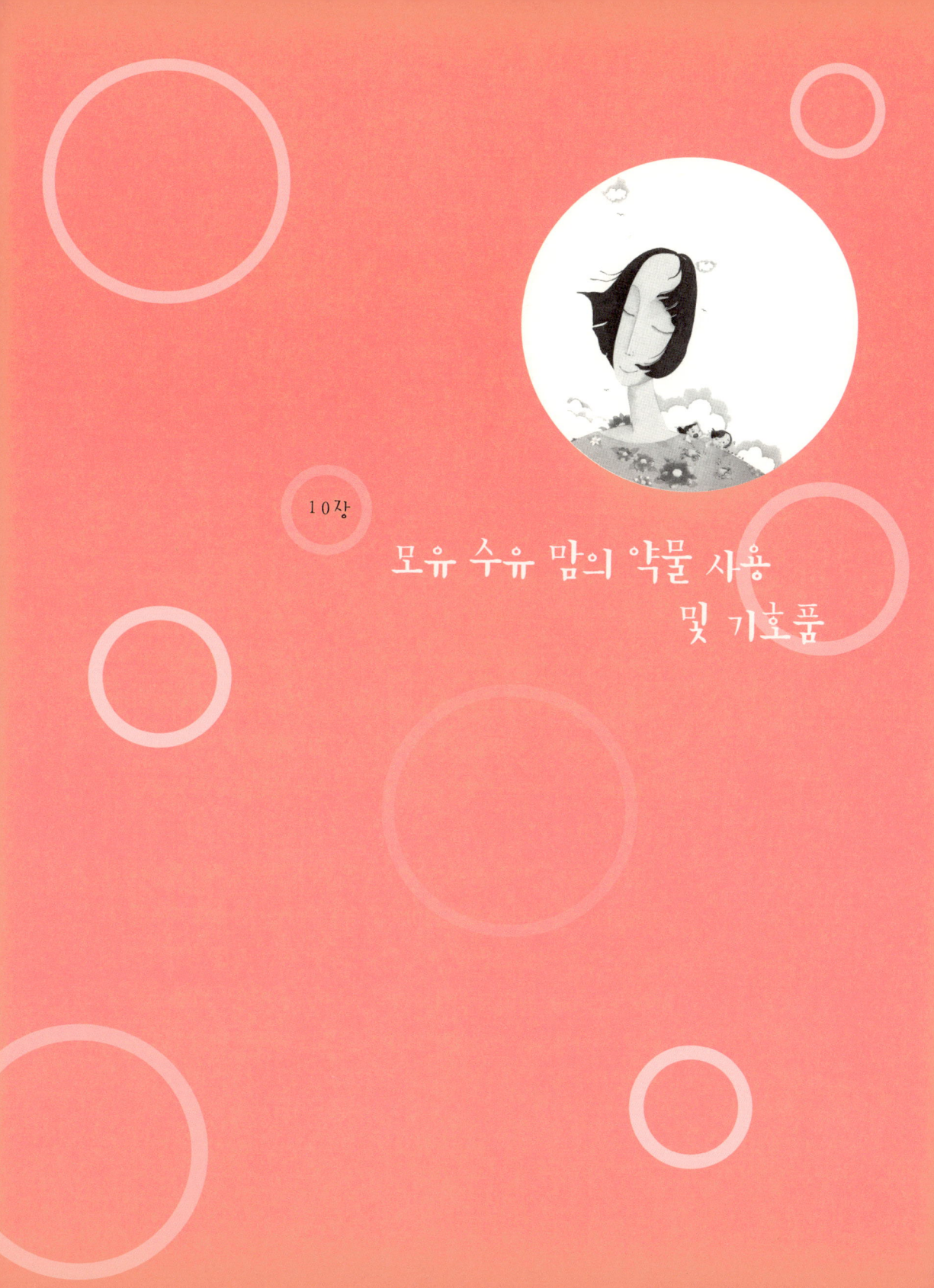

10장

모유 수유 맘의 약물 사용
및 기호품

① 수유 중에는 아파도 참아야 하는 걸까?

📷 약의 복용

몸이 아플 땐 일시적으로라도 젖 먹이는 것을 중단해야 할까?

실제로 산욕기에 수유부의 90퍼센트 이상은 한 가지 이상의 약물에 노출되며, 이렇게 치료를 위한 약물 노출로 인해 상당히 많은 수유부가 일시적으로 모유 수유를 중단하고 결국은 모유 수유를 포기하게 된다.

최근 전화 상담을 해온 한 수유부도 손목 관절이 아파서 메토카바몰이라는 근육이완제를 처방받고 약물 복용 동안 잠시 수유를 중단하는 것이 좋겠다는 의사의 권고에 9일 동안 젖을 먹이지 않고 차오르는 젖을 짜내고 있다고 했다. 하지만 우리가 조사한 바에 의하면 이 약물은 모유 수유가 적합한 것으로 알려져 있었다. 만약에

이 수유부가 상담을 받지 않았다면 결국은 모유 수유를 중단했을 것이다. 아니면 아기에게 부정적인 영향을 미칠까 걱정하면서 찜찜한 마음으로 모유 수유를 다시 시작했을 수도 있다.

이런 상황은 누구의 잘잘못이라기보다는 의료인 간의 정보 공유가 부족하고 또한 사회 전체적으로 만연되어있는 약물에 관한 부정적인 인식의 결과라 할 수 있다.

많은 산모들은 아기를 낳기만 하면 하늘로 날아갈 것같이 가볍고 편안해지리라 생각한다. 하지만 진짜 고통은 출산 후 모유 수유를 시작하고 아기를 키우면서 시작된다. 실제로 산모들은 힘들고 어렵지만 일정 시간이 지나면 의료진의 도움으로 출산을 잘한다. 하지만 그다음부터는 생각처럼 쉽지 않다. 젖이 금방 돌지도 않고 돌면 울혈이 되서 아프기도 하며 젖 먹이는 자세가 잘못되어 유두가 갈라지고 통증이 심할 때도 있다.

하지만 이런 문제를 뒤로하고 약 1개월간의 산욕기가 지나면 모유 수유도 잘되고 어엿한 아기 엄마가 되어 일상을 살아가게 된다. 하지만 이때부터는 약간의 안도와 무료함과 함께 커피를 조금 더 진하게 마시고 싶은 소박한 바람을 가지게 되고 친구들과의 모임에서 시원한 맥주 한잔 또는 와인 한잔의 유혹을 뿌리치기 어렵게 된다. 좀 더 심하게는 가끔이건 계속된 것이건 흡연을 하며 아기에게 해로울까 봐 마음속의 죄스러움을 가지면서 안절부절못하는 경우도 있다.

또 시부모나 친정부모가 출산 후 몸을 보호해야 한다고 며느리 사랑, 자식 사랑으로 지어주는 보약이 갓 태어난 아기에게 해를 끼치지나 않을까 하는 걱정도 있다. 그 외에도 모유 수유부의 건강을 좋게 하기 위해 복용하는 건강 보조식품, 젖을 많이 나오게 하기 위해서 먹는 식품, 기분 전환을 위해서 또는 건강을 위해서 마시는 허브 차 등에 대한 우려도 있다. 이러한 식품이나 약물 등은 어떻게 복용해야 아기에게 해가 되지 않을까?

🐤 모유 수유의 장점과 비교해보면

유니세프와 세계보건기구에서는 최소 6개월은 모유 수유를 권한다. 모유는 아기의 아토피 피부염을 예방하고 당뇨병의 가능성을 줄이며 미숙아의 경우 아기의 IQ를 좋게 하고 감염성질환 등의 질병 발생률을 낮추고 또한 아기 사망률을 낮춘다.

엄마에게는 자궁수축을 도와 산욕기 회복을 빠르게 하고 유방암, 난소암, 자궁암 등을 예방하고 아기와 엄마의 유대감을 도와 정서적으로 안정되게 하며 무엇보다 모유 수유를 잘함으로써 엄마는 아기의 양육에 자신감을 가진다.

한 모유 수유 전문가는 모유를 '하얀 혈액(White blood)'에 비유한다. 아기가 엄마의 자궁 안에서 태반과 탯줄을 통해서 전달된 모체의 붉은 혈액 내의 산소와 영양을 공급받고서만 형성되고 자란 것처럼 출산된 아기에게도 엄마의 모유는 아기의 성장과 발달에 절대적으로 중요하다는 의미다.

토론토대학의 아동병원에서는 모유 수유의 101가지 장점을 아래와 같이 들고 있다. 이 101가지 장점에는 모유 수유를 함으로써 아기와 엄마의 건강뿐만 아니라 지구의 온난화 같은 환경문제 해결에도 기여할 수 있다고 기록되어있다.

모유 수유의 장점 101가지

1. 캐나다소아과학회와 미국소아과학회에서는 모유 수유를 추천한다(대한민국 소아과 학회에서도 모유 수유를 적극 추천한다).
2. 모유 수유는 엄마와 아기 사이에 유대관계(bonding)를 촉진한다.
3. 모유 수유는 아기의 감정적인 요구를 충족시킨다.
4. 모유는 아기를 위한 완전한 영양식이다.
5. 모유 수유는 엄마의 유방암 위험을 감소시킨다.
6. 모유 수유는 여아가 성장했을 때 유방암의 위험을 감소시킨다.
7. 모유 수유는 높은 IQ와 관련된다.
8. 모유는 항상 준비되어 있고 분유보다 더 잘 포장되어 있다. 필요할 때 "조금 더"라고 말만 하면 된다.
9. 모유를 먹는 아기들은 운동성 발달(motor development)이 더 좋다.
10. 모유는 질병에 대항하는 면역 물질을 포함하고 있고, 아기의 면역 체계의 발달을 돕는다.
11. 모유는 분유보다 훨씬 더 소화가 잘된다.
12. 아기가 젖을 빨면 출산 후 엄마의 자궁수축을 돕는다.
13. 아기가 젖을 빨면 엄마의 출산 후 출혈을 막는다.
14. 모유 수유는 아기가 태어난 후에 엄마의 체중 감량을 돕는다.

15. 조산한 엄마의 모유는 조산아를 위한 특별 음식이다.

16. 세계보건기구와 유니세프는 6개월 동안은 절대적 모유 수유를 할 것을 권한다.

17. 모유 수유는 크론씨 질환(Crohn's disease)을 예방할 수 있다.

18. 모유 수유는 아기가 당뇨병에 걸릴 위험을 감소시킨다.

19. 모유 수유는 당뇨병이 있는 엄마의 인슐린 필요량을 감소시킨다.

20. 모유 수유는 엄마의 자궁내막증의 진행을 억제한다.

21. 모유 수유는 엄마의 난소암 위험률을 감소시킨다.

22. 모유 수유는 엄마의 자궁내막암의 위험률을 감소시킨다.

23. 모유 수유는 아기의 알레르기 발생률을 감소시킨다.

24. 모유는 아기의 천식 발생률을 감소시킨다.

25. 모유 수유는 아기 귀 감염 질환의 발생률을 감소시킨다.

26. 모유 수유는 아기의 돌연사 위험률을 감소시킨다.

27. 모유 수유는 아기에게 설사를 일으키는 감염을 예방한다.

28. 모유 수유는 아기의 세균성 수막염(meningitis)을 예방한다.

29. 모유 수유는 아기의 호흡기 감염을 예방한다.

30. 모유를 먹는 아기들은 소아기 암의 위험률이 낮다.

31. 모유 수유는 유년기 류마티스 관절염(Juvenile rheumatoid arthritis)의 위험을 낮춘다.

32. 모유를 먹는 아기들은 호지킨 질환(Hodgkins disease)의 위험률이 감소된다.

33. 모유 수유는 아기의 시각장애의 발생을 예방한다.

34. 모유 수유는 아기의 골다공증의 위험률을 감소시킨다.

35. 모유는 아기의 적절한 장관 발달을 돕는다.

36. 우유는 아기의 장관 자극제이다.

37. 모유를 먹었던 아기들은 나중에 비만이 될 가능성이 적다.

38. 모유를 먹는 아기들은 수유 동안 심폐(cardiopulmonary) 부담이 적다.

39. 모유를 먹었던 아기들은 궤양성 대장염(ulcerative colitis)의 위험률이 낮다.

40. 모유는 아기의 출혈성 감염(hemophilus infections)을 예방한다.

41. 모유를 먹는 아기들은 수술 전·후 금식이 더 짧다(모유는 수술과 관련하여 기도로 흡입되도 아기에게 폐렴을 덜 일으킴).

42. 모유 수유를 하면 아기가 건강해 직장 부모들이 일을 더 편하게 할 수 있다.

43. 모유 수유는 아기의 예방접종의 효과를 증가시킨다.

44. 모유를 먹는 아기들은 괴사성 대장염(necrotizing enterocoitis)의 위험이 감소된다.

45. 모유 수유는 임신되는 것을 지연시켜준다.

46. 모유 수유는 분유 수유보다 쉽다.

47. 모유는 공짜다.

48. 분유는 비싸다.

49. 분유는 수백만 달러의 세금을 지출하게 한다.

50. 모유는 항상 아기에게 적절한 온도이다.

51. 모유는 항상 적절한 지방, 탄수화물과 단백질을 함유한다.

52. 아기가 만족스러워한다.

53. 모유 수유는 엄마도 더 행복하게 만든다.

54. 모유는 분유보다 더 맛이 좋다.

55. 모유를 먹는 아기들은 더 건강하다.

56. 모유를 먹었던 아기들은 3세 이전 사망 위험이 더 적다.

57. 모유를 먹는 아기들은 의사를 덜 찾는다.

58. 모유 슈유하는 엄마는 병원에 가는 시간과 돈이 절약된다.

59. 모유를 먹으면 쓰레기가 생기지 않는다.

60. 모유 수유를 하면 병을 휴대할 필요가 없다.

61. 우유 소비 감소로 온실 가스를 줄일 수 있다.

62. 모유는 얼릴 필요가 없다.

63. 우유는 송아지를 위해 고안된 것이다.

64. 인간의 모유는 인간의 아기를 위해 고안되었다.

65. 모유는 아기에게 자주 발생하는 통증을 감소시켜준다.

66. 모유는 아픈 아기를 위한 완전한 음식이다.

67. 모유는 아기가 더 잘 자게 한다.

68. 모유는 엄마가 더 잘 자게 한다.

69. 모유는 아빠가 더 잘 자게 한다.

70. 모유 수유에는 도구가 필요없다.

71. 유지하고 보관해야 될 도구를 준비하지 않아도 된다.

72. 모유는 결코 반품된 적이 없다.

73. 모유 수유를 하는 경우 세균에 감염될 걱정을 할 필요가 없다.

74. 모유 수유를 하는 경우 어느 제품이 더 좋은지 걱정할 필요가 없다.

75. 모유 수유를 하는 경우 오염된 물 사용에 관하여 걱정할 필요가 없다.

76. 농장의 동물학대를 감소시키는 데 도움이 된다.

77. 모유 수유는 아기의 치아와 턱의 발달을 촉진한다.

78. 모유를 먹는 아이들은 충치 발생이 더 적다.

79. 모유 수유는 치아 교정에 쓰이는 돈의 비용을 줄인다.

80. 모유 수유는 말하는 능력의 발달을 돕는다.

81. 모유를 먹는 아기는 습진에 덜 걸린다.

82. 모유를 먹는 아이들은 피부가 좋다.

83. 모유를 먹는 아이들은 덜 흘린다.

84. 흘린 모유는 분유보다 더 닦기 쉽다.

85. 모유는 유전공학으로 만들어진 물질을 함유하고 있지 않다.

86. 모유는 인공으로 만든 성장호르몬을 함유하고 있지 않다.

87. 모유 수유를 하지 않은 경우 다발성경화증(multiple sclerosis) 위험이 더 높다.

88. 모유 수유는 서혜부탈장(inguinal hernia)의 위험을 감소시킨다.

89. 모유 수유는 아기의 인지능력 발달을 돕는다.

90. 모유 수유는 아기의 사회적 적응 능력의 발달을 돕는다.

91. 모유 수유는 아기의 요로 감염의 위험을 감소시킨다.

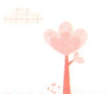

92. 젖을 빠는 동작은 아기의 손과 눈의 발달을 돕는다.

93. 모유 수유는 아기의 철분 결핍을 예방한다.

94. 모유 수유 시 엄마는 생리(menstrual)에 따른 비용이 덜 든다.

95. 모유 수유는 엄마에게 자신감을 심어준다.

96. 모유는 아기의 눈 감염의 위험을 줄인다.

97. 모유는 아기의 상처를 위한 좋은 천연 항생제이다.

98. 분유에 첨가되는 물질 중 가장 최근에 개발되어 첨가된 것에 관해 걱정할 필요가 없다.

99. 모유 수유 아기의 기저귀는 훨씬 더 단 냄새가 난다.

100. 모유를 먹는 아기들의 냄새는 환상적이다.

101. 모유 수유는 유방이 왜 고안되었는지를 알게 한다.

약물이나 기호품이나 한약, 보조식품에 따른 우려는 항상 위의 101가지의 장점과 저울질이 필요하다.

🍼 올바른 대처법

모유 수유 아기가 모유 수유의 장점을 가능하면 많이 취할 수 있도록 약물의 경우 엄마의 건강을 지키면서도 아기에게 미치는 영향을 최소화할 수 있는 방법에 대한 정보의 공유가 필요하다. 또한 전문 프로그램을 활용하거나 또는 관련 전문가를 찾아서 적절한 상담을 받는 것이 좋다.

기호품의 경우 수유아의 안전을 고려하여 적절하게 즐기는 것이 수유부의 생활의 활력을 위해서 중요하다. 따라서 기호품을 어떻게 즐겨야 하는지 알 필요가 있다.

그리고 한약 및 보조식품에 관한 우려를 불식시키고 안전하게 모유 수유하게 하기 위해서는 이들의 안정성에 관한 보다 객관적인 정보가 요구된다.

② 수유 중 약물 사용

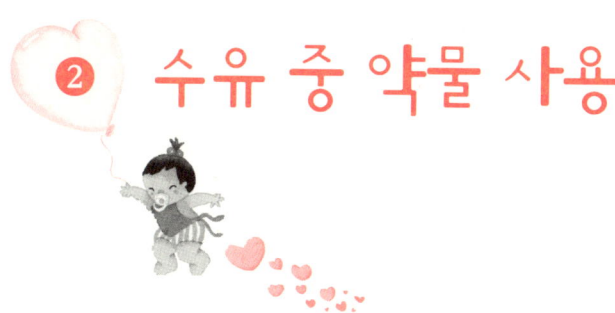

📢 약물 사용의 원칙

수유 중에 약물을 사용해야 한다면 다음의 원칙들을 지키도록 하자.

- 만약 약 복용이 절대적으로 필요하지 않다면 약 없이 증상을 해소하도록 노력해본다. 예를 들어 코가 막힐 때는 가습기를 사용한다거나 근육통이 있을 때는 마사지를 받는 것이 좋은 해결책이 될 수 있다.
- 만약 약물이 필요하다면 국소적으로 사용하는 약물을 이용한다. 예를 들어 경구용 스테로이드 대신 흡입용 스테로이드를 쓰는 것이 좋다.

- 만약 모유 수유 엄마에게 주의가 필요한 약이라면 가능하면 아기에게 부작용이 적다고 알려진 약을 사용한다. 디아제팜같이 오랜 시간 작용하는 약물보다는 로라제팜같이 짧게 작용하는 약물이 낫다.
- 다른 약보다 적게 모유로 들어가는 약물을 선택한다. 이부프로펜은 다른 소염진통제보다 선호된다.
- 가능하면 짧은 반감기의 약을 선택한다. 잠을 자기 전에 약을 복용하거나 수유 후 바로 약을 복용하면 아기에게 가는 약물의 양을 최소화시킬 수 있다.

구체적으로 엄마가 사용하는 약이 아기에게 어떠한 영향을 미치는지 알아보자.

항우울제

Q 우울증으로 고생하는 산모는 모유 수유가 가능한가요?
A 모유 수유가 가능합니다. 하지만 아기를 잘 관찰해야 합니다.

최근까지 모유 수유 중 항우울제 복용에 관한 정보가 많이 축적되어 아래 기술되어 있는 SSRI계 항우울제는 안전하게 복용 가능합니다. 다만 아기가 너무 졸려하는지 관찰이 필요합니다.

● 서트랄린(Sertraline: Zoloft®): 엄마 용량의 극히 소량만이 아기에서 검출되며, 가장 추천되는 항우울제이다. 일례에서 일시적으로 이상 수면증을 보인 것 외는 특별한 보고가 없다. 역시 아기의 관찰이 요구된다.

● 파록세틴(Paroxetine: Paxil®): 엄마 용량의 1.25퍼센트 정도를 아기가 받으며, 아기에게 문제를 일으켰다는 보고는 없지만, 아기의 관찰이 요구된다.

● 시탈로프람(Citalopram: Celexa®): 엄마 용량의 약 5퍼센트 정도가 아기에게 전달되며, 증례 보고에서 졸음 증세와 젖을 잘 빨지 않고 체중 감소가 있었던 두 아이가 있었으나 이외에 특별한 보고는 없다. 하지만 아기의 관찰이 요구된다.

● 벤라팍신(Venlafaxin: Effexor®): 엄마 용량의 약 7퍼센트 정도가 아기에게 전달되며, 노출되었던 아이들이 모두 건강했고, 또한 급성 이상 소견을 보이지는 않았다. 하지만 아기의 관찰이 요구된다.

● 플루옥세틴(Fluoxetine: Prozac®): 가장 일반적으로 사용되는 항우울증 치료제로, 엄마 용량의 5~9퍼센트(일반적으로 10퍼센트 미만은 아기에게 영향을 미치지 않음)가 아기에게 전달되었으며 아기에서 어떤 문제도 일으키지 않았다. 하지만 증례에서 복통, 짜증, 울음 등을 보고하는 예가 있어서 주의가 요구된다.

🐤 혈압강하제

Q 고혈압 약을 복용 중인데 모유 수유가 가능한가요?

A 모유 수유가 가능합니다. 하지만 약의 종류에 따라서 아기에게 미치는 영향은 다릅니다.

모유 수유 시 젖분비를 위해 분비되는 프로락틴은 산모를 이완시킴으로써 고혈압 환자를 편하게 한다.

● 프로프라노롤(Propranolol): 모유로 분비되는 양은 엄마 용량의

0.1퍼센트 미만이며, 많은 연구에서 아기에게 특별한 부작용이 일어나지 않았다고 보고하였다. 모유 수유 엄마에게 가장 선호되는 약물이다.

- 메토프로롤(Metoprolol): 비록 아기에게 전달되는 양은 비교적 높으나 엄마의 혈액 내에 약물 농도가 낮아 실제로 아기에게 가는 양은 매우 적다. 따라서 아기에게 영향을 미칠 것 같지는 않지만, 아기는 잘 관찰되어야 한다.

- 소탈롤(Sotalol): 모유로 많은 양이 분비되나 아직 아기에게 독성을 일으켰다는 보고는 없다. 하지만 아기가 저혈압을 일으키거나, 아기를 졸리게 할 수 있고, 젖을 잘 빨지 않게 할 수 있다.

- 니페디핀(Nifedifine): 모유로 분비되는 양은 소아 용량의 5퍼센트 미만으로, 아기에게 미치는 영향은 거의 없다.

- 메틸도파(Methyldopa): 모유로 분비되는 양은 엄마 용량의 0.02퍼센트 미만이며, 아기에게 문제를 일으킬 것 같지는 않지만, 일례의 아기에서 유방비대증과 유루증을 일으켰다는 보고가 있다.

- 하이드로클로로타이아자이드(Hydrochlorothiazide): 이뇨제로, 역시 고혈압 치료 시 같이 처방될 수 있다. 아기에게 극소량만 전달되며, 이는 엄마의 혈류량을 줄임으로써 모유량을 줄일 수 있으나 모유 수유 엄마에게 안전하게 사용될 수 있다.

- 에날라프릴(Enalapril): milk/plasma =0.013으로 매우 낮아서 아기에게 미치는 영향은 무시할 정도이지만 저혈압이 발생되는지 관찰해야 한다. 임신 말기 동안은 피해야 한다.

- 스피로노락톤(Spironolactone): 이뇨제이지만 고혈압 치료에 쓰인다. 엄마 용량의 0.2퍼센트만 모유로 분비된다. 모유 수유에 의해서 아기에게 문제를 일으켰던 예는 없으나, 아주 드물게 모유의 분비를 억제할 수 있다.

- 아테노롤(Atenolol): 모유로 분비되는 양의 변이는 매우 크며 저혈압, 청색증 등 심한 부작용을 일으킬 수 있다. 조심스럽게 사용될 수 있지만 피해야 한다.

항경련제

Q 간질 때문에 약물을 복용하는 경우에 모유 수유가 가능한가요?

A 모유 수유 가능합니다.

- 발프로익에시드(Valproic acid): 모유를 통해서 아기로 전달되는 양은 아주 소량이며, 모유 수유해도 안전하다고 하지만, 일부에서는 지능 저하와 관련된 약이어서 장기적으로 신경발달에 영향을 주는지에 대해 의문시되고 있다. 간 기능과 혈소판 수치의 관찰이 필요하다.

- 라모트리진(Lamotrigine): 엄마 용량의 1퍼센트 정도가 아기에게 전달되며, 아직까지 아기에게 문제가 발생했던 보고는 없다.

- 가바펜틴(Gabapentin): 거의 대부분이 신장에서 제거되며, 엄마 용량의 5퍼센트 정도가 아기에 전달된다. 아기에서 부작용 보고는 없다.

● 카바마제핀(Carbamazepin): 아기에게 전달되는 양은 매우 적지만, 아기가 졸음증이 발생하는지 관찰해야 한다.

● 페니토인(Phenytoin): 매우 적은 양만이 아기에게 전달된다. 졸음증, 젖을 잘 빨지 않고 메트헤모글로빈증(정상적으로 소량이 존재하지만, 다량으로 존재하는 경우 조직으로 산소 공급 능력이 떨어짐)이 동반된 일례의 보고가 있다. 하지만 대부분의 연구에서는 문제아가 발생하지 않았다.

● 페노바비탈(Phenobarbital): 아기에게 전달되는 양은 엄마 용량의 1~2퍼센트 정도이지만, 긴 반감기를 가지고 있으며 미숙아에서는 무려 100~500시간이나 된다. 불안, 안절부절, 불면, 떨림증 같은 금단증상이 보고되었다. 주의 깊은 관찰이 필요하다.

피임약

Q 수유 중에도 피임이 필요한가요?
A 수유 중에도 피임은 필요합니다.

● LAM(Lactation Amenorrhea Method): 수유 중 피임과 관련하여 알려진 바로는 임신 6개월 이내에는 LAM을 적용하면 98퍼센트 이상 피임이 가능하다. 하지만 다음의 세 가지 질문을 만족하는 경우에 한한다. ① 월경을 하지 않는다. ② 아기가 6개월 미만이다. ③ 보충식을 주지 않고, 낮에는 수유 간격이 4시간, 밤에는 6시간을

넘지 않는다. 한 가지라도 이 조건이 맞지 않는다면 임신이 되기 쉬워 이 LAM 방법을 적용하는 것은 바람직하지 않다.

● 비호르몬성 자궁 내 장치(루프): 비호르몬성 자궁 내 장치로 코퍼(Copper: 구리)는 임신을 예방하는 데 효과가 높으며 모유 수유와 병행할 수 있다.

● 푸로게스틴 : 프로게스틴 함유 미니필이나 미레나 같은 프로게스틴 자궁 내 장치는 출산 후 초기에는 모유 분비를 억제하는 효과가 있어서 출산 후 6주 이전에는 사용하지 않는 것이 바람직하다.

● 복합 경구용 피임약(Combined oral contraceptives) : 복합 경구용 피임약도 아기의 모유 수유가 확립되는 출산 후 6주까지는 적용하지 않는 것이 바람직하다. 포함된 여성 호르몬인 에스트로겐이 젖 분비를 감소시키는 것으로 알려져있다.

젖 많이 나오게 하는 약

Q 아기가 아파서 젖을 하루 서너 차례밖에 빨지 않다가 나은 후 젖을 많이 찾는데 젖 양이 줄었어요. 젖 양을 늘리는 약이 있나요?

A 젖 양을 늘리는 약이 있습니다. 가장 안전하게 추천되는 약물은 성분이 돔페리돈(Domperidone)인 모틸리움(Motilium)입니다. 하루에 여섯 알을 세 번에 나누어서 복용하면 젖 양이 약 50퍼센트 이상 느는 것으로 알려져있습니다.

기존에는 멀미 때 복용하는 멕소롱(Metoclopramide)을 권했지만 멕소롱의 경우 뇌로 약물이 통과되어 심각한 우울증을 유발할 수 있는 것으로 알려져서 요즘은 뇌 속으로 통과되지 않고 부작용이 거의 없는 돔페리돈을 가장 우선 추천한다.

수유 시 주의가 필요한 약물

한방 차, 한약 탕재

피롤리지딘 알칼로이드(Pyrrolizidine alkaloids)를 함유하고 있는 식물은 전 세계적으로 널리 퍼져있다. 이들 식물을 이용한 한방 차는 임신 중에는 아기를 유산시킬 수 있으며 기형아 출산과 간 독성의 위험이 있다. 그리고 발암물질로 작용할 수도 있다.

또한 차파랄(chaparral)이라 불리는 한약은 간 이식이 필요한 심각한 간 독성을 유발했다는 보고가 있으며, 파라과이 차(Paraguay Tea)라는 한약 차는 호랑가시나무 잎으로부터 추출되며 항콜린성 증상으로 피부 건조, 고열, 흥분, 환각증상을 일으키는 것으로 보고되어있다.

일반적으로 많은 차에는 정확한 성분이 표시되어있지 않다. 따라서 모유의 독성 전문가들은 이들 물질의 사용을 제한할 것을 권한다. 우리나라의 많은 산모들은 출산 후 산후조리를 위해 성분을 잘 모르는 한약 탕재를 복용하는 경우가 많은데 일반적으로 모유 수유하는 아기는 간이나 신장의 독성 물질을 처리하는 능력이 극히 제한되어있기 때문에 독성 물질에 쉽게 심각한 영향을 받을 수 있다. 따라서 이들 약물의 사용에 특별한 주의가 요구된다.

🔍 아이오다인 함유 약물

아이오다인은 모유를 통해서 아기에게 전달되어 아기의 갑상선저하증을 유발한다. 따라서 모유 수유 동안 아이오다인을 포함하고 있는 약물(포타시움아이오다이드, 포비돈아이오다인)은 삼가야 한다.

🔍 항프로락틴 약물

● 브로모크립틴(bromocriptine): 모유 수유 동안 금기이다. 프로락틴의 활성을 억제하여 수유를 방해한다. 한때 브로모크립틴(팔로델)이 젖 말리는 약으로 가장 많이 사용되었다. 하지만 팔로델에 의한 부작용으로 고혈압, 경련, 뇌졸중, 그리고 심근경색을 일으킨다는 것이 밝혀지면서 미국의 식품의약품안전청(FDA)은 팔로델이 더 이상 젖 말리는 목적으로는 사용되지 않도록 조치를 취하고 있으며 제조업자들도 이러한 목적으로는 적응증을 삭제했다.

● 에르고타민(Ergotamine): 편두통을 위해 사용되며, 모유량을 줄이고 아기에게서 에르고티즘(구토, 설사)을 유발한다. 유노골은 맥각알칼로이드계 약물로, 카페인과 같이 사용하면 흡수가 잘되고 편두통 등의 치료에 효과를 증대시키는 것으로 알려졌다. 하지만 유노골 사용 시 카페인이 들어있는 커피를 많이 마시는 경우 유노골에 의해 있을 수 있는 부작용이 커질 수 있다. 또한 심혈관 질환,

간기능 장애가 있는 경우 주의가 요구되며 전문가와 상담이 필요하다.

항암제

일반적으로 모유 수유 중에 항암제를 사용할 수 없다. 비록 적은 양이 아기에게 간다 할지라도 단기적, 장기적으로 발생할 수 있는 독성과 발암성으로 인해 금지된다.

방사선 관련 약물

일반적으로 방사선 관련 약물을 사용하면 모유 수유를 일시적으로 중단하여야 한다. 사용된 방사선동위원소에 따라 중단하는 기간은 달라진다. 엄마가 동위원소의 제거를 기다리는 동안 모유 분비량을 유지하기 위해 유축기를 사용하는 것이 바람직하고, 이러한 검사는 미리 계획되기 때문에 미리 젖을 짜두어 냉동 보관했다가 먹이는 것은 현명하다.

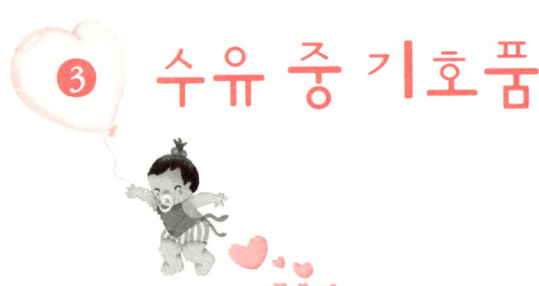

3 수유 중 기호품

커피

Q 수유 중 매일 한두 잔의 커피를 마시는데 아기에게 특별히 문제되지 않나요?

A 일부 아기가 민감하게 반응하여 안절부절못하고 잠을 잘 못 잔다거나 하는 경우가 있으나 특별히 문제되지는 않습니다.

커피에는 중추신경을 자극하는 카페인이 포함되어있다. 이러한 카페인은 커피뿐 아니라 콜라, 녹차와 같은 음료와 일부 감기약, 이뇨제, 체중조절약 그리고 일부 음식물에도 포함되어있는 것으로 알려졌다. 일반적으로 커피 한 잔에는 100~150밀리그램의 카페인이 포함되어있다. 어른은 카페인이 체내에서 반으로 줄어드는 시간이 약 5시간이며, 신생아는 약 100시간, 5개월 미만 아이는 14시간 정도로 알려져있다.

일부 연구에서는 일상적인 커피 섭취가 모유의 철분 함량을 낮추고, 아기를 보채게 한다거나 불면증을 유발한다고 한다. 하지만 또 일부 연구에서는 하루 다섯 잔 이하의 커피를 마시는 경우에도 일부 민감한 아기들을 제외하고는 엄마와 아기에게 문제를 유발하지 않는다고 한다. 따라서 모유 수유 중 커피를 편하게 즐기는 대신 아기가 보채는지 잠을 잘 못 자는지 등을 잘 관찰할 필요가 있다.

 술

Q 엄마의 몸무게는 64kg, 아기는 5개월이고 6.5kg인데 완전 모유 수유 중입니다. 저녁에 모임이 있어서 맥주를 한두 잔 마실 것 같습니다. 어떻게 해야 하나요?

A 우선은 아기를 위해서 미리 젖을 적당히 짜두는 것은 바람직할 것 같습니다. 그리고 불가피하게 맥주 두세 잔을 마셨다면 아래 표에서처럼 6시간 정도 지나서 모유 수유를 다시 시작하면 안전할 것입니다.

음주 후 모유 수유를 잠시 중단해야 하는 이유는 아기의 뇌는 많은 신경세포로 구성되어있어서 수유를 통한 알코올에 의해서 신경 발달장애가 있을 수 있기 때문이다. 그리고 알코올은 여과 없이 모

유로 통과되며 일정 시간이 지나야만 몸에서 제거된다. 현재까지의
연구로는 어느 정도의 알코올의 노출까지 안전한지에 관해 알려진
바가 없다. 따라서 모유에서 측정되지 않을 정도까지는 수유를 기

엄마 몸무게 (Kg)	알코올이 제거되는 시간 (시 : 분)										
	1(잔)	2(잔)	3(잔)	4(잔)	5(잔)	6(잔)	7(잔)	8(잔)	9(잔)	10(잔)	11(잔)
40.8	2:50	5:40	8:30	11:20	14:10	17:00	19:51	22:41			
45.4	2:42	5:25	8:08	10:51	13:34	16:17	19:00	21:43			
49.9	2:36	5:12	7:49	10:25	13:01	15:38	18:14	20:50	2327		
54.4	2:30	5:00	7:30	10:00	12:31	15:01	17:31	20:01	22:32		
59.0	2:24	4:49	7:13	9:38	12:03	14:27	16:52	19:16	21:41		
63.5	2:19	4:38	6:58	9:17	11:37	13:56	16:15	18:35	20:54	23:14	
68.0	2:14	4:29	6:43	8:58	11:12	13:27	15:41	17:56	20:10	22:25	
72.6	2:10	4:20	6:30	8:40	10:50	13:00	15:10	17:20	19:30	21:40	23:50
74.8	2:07	4:15	6:23	8:31	10:39	12:47	14:54	17:02	19:10	21:18	23:50
77.1	2:05	4:11	6:17	8:23	10:28	12:34	14:40	16:46	18:51	20:57	23:03
81.6	2:01	4:03	6:05	8:07	10:08	12:10	14:12	16:14	18:15	20:17	22:19
83.9	1:59	3:59	5:59	7:59	9:59	11:59	13:59	15:59	17:58	19:58	21:58
86.2	1:58	3:56	5:54	7:52	9:50	11:48	13:46	15:44	17:42	19:40	21:38
90.7	1:54	3:49	5:43	7:38	9:32	11:27	13:21	15:16	17:10	19:05	20:59
93.0	1:52	3:45	5:38	7:31	9:24	11:17	13:09	15:02	16:55	18:48	20:41
95.3	1:51	3:42	5:33	7:24	9:16	11:07	12:58	14:49	16:41	18:32	20:23

※1잔 : 맥주, 소주, 와인, 양주, 막걸리를 위한 잔 각각은 대략적으로 같은 알코올 양으로 평가됨.
(참고문헌: Gideon Koren. Medication safety in pregnancy and breastfeeding. USA: McGraw-Hill 2007)

다려야 한다. 아래 표는 토론토대학의 마더리스크 프로그램에서 책
자를 통해서 발표한 자료를 참고한 것이다.

🐷 담배

Q 수유 중 흡연을 중단할 수가 없습니다. 모유 수유와 아기에게는 어
떤 나쁜 영향을 미칠수 있나요?

A 수유 중 금연을 권합니다. 흡연은 젖 생성을 하는 호르몬인 프로락
틴 수치를 낮춤으로써 젖 분비를 줄이고 젖의 사출과 배출반사에
문제를 일으켜 조기 이유를 하게 합니다. 그리고 엄마가 모유 수유
중 흡연을 함으로써 아기의 폐렴, 기관지염, 영아돌연사가 증가한
것으로 알려져있습니다. 만약 금연이 힘들다면 최대한 피우는 갯수
나 횟수를 줄이도록 노력하고 또한 아기가 간접 흡연하지 않도록
하여야 합니다. 흡연을 수유 직후에 하면 아기에게 전달되는 니코틴
의 양을 반으로 줄일 수 있습니다.

모유

수유 시 다음 아기의 터울 조절은 어떻게 하는 것이 바람직할까? 그리고 우리 아기의 예방접종에 대해서도 알아본다.

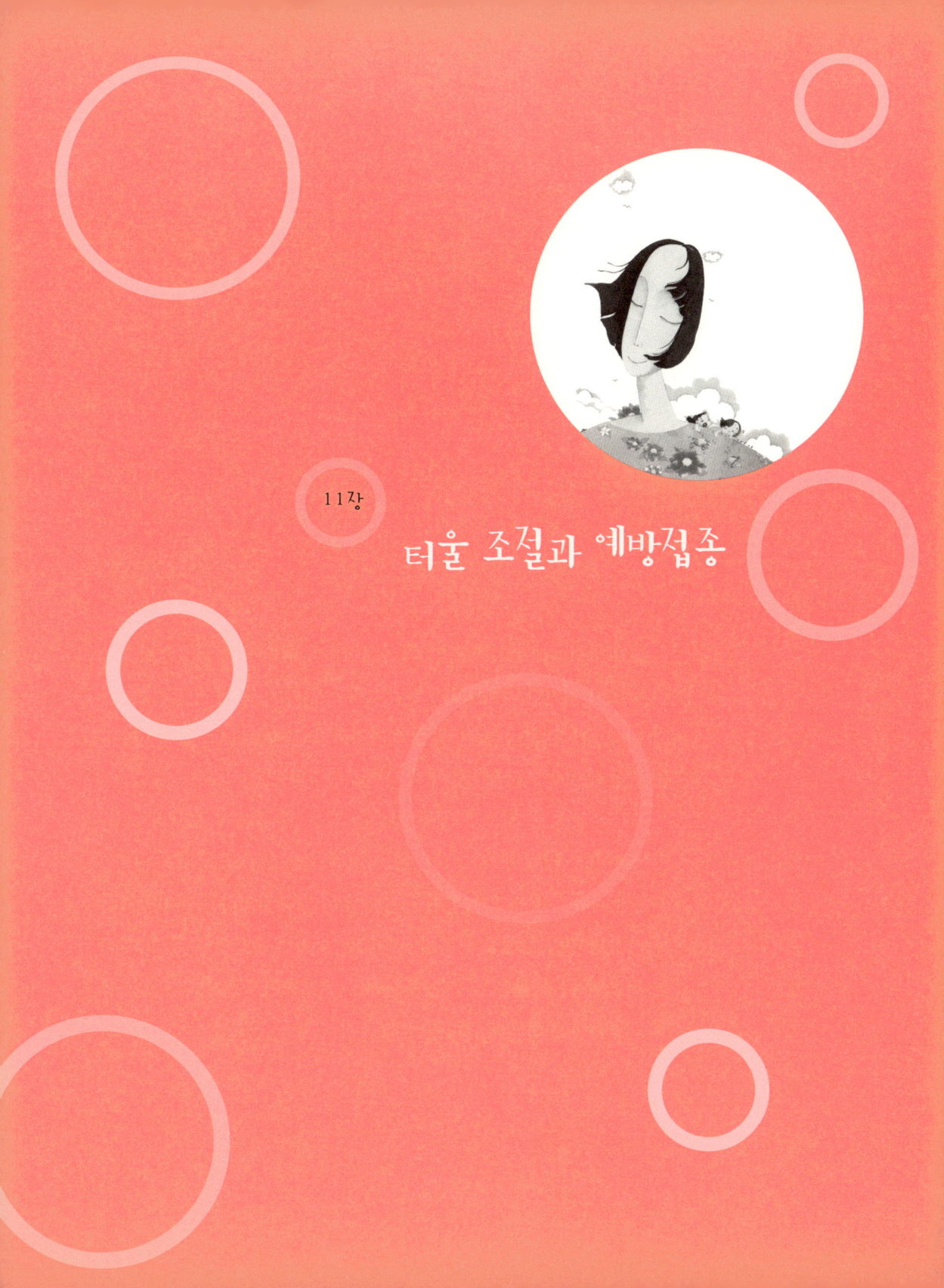

11장

터울 조절과 예방접종

① 모유 수유 시 터울 조절

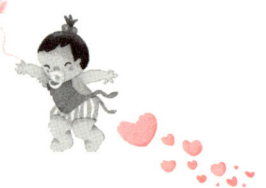

🐷 다음 아기의 출산 터울

한 산모가 첫 애를 정상적으로 출산한 후 모유 수유 중 2개월 만에 임신이 되었다. 그 산모는 안타깝게도 임신 23주 만에 조기진통이 와서 자궁경부가 열리고 결국 아기를 포기하였다. 조산의 이유는 출산 후 바로 임신된 것 때문이라고 추정된다.

아기의 터울은 최소 18개월 이상은 되는 게 좋으며 3년 정도가 이상적이다. 이렇게 하면 출산된 아기의 육아를 소홀히하지 않고 충분한 모유 수유가 가능하며 시골에서 논밭 해걸이하는 것처럼 수유부 몸의 영양 상태도 회복되어 건강한 아기를 출산할 수 있다. 출산 터울이 너무 짧은 경우는 조산이나 저체중아를 낳을 가능성이 매우 높아지는 것으로 알려져있다.

🐾 계획 임신의 장점

지난 2006년에 미국의 질병예방국(Center for Disease Control and Prevention)에서 나온 예비 임신부 관리의 권고에 따르면 출산 후 다음 임신까지의 기간 중 계획 임신이 매우 중요하다고 한다. 특히 첫애 출산 시 조산을 했거나 기형아를 낳은 경우 적극적인 관리가 필요하다.

예를 들면 첫애가 척추이분증 같은 신경관 결손증이 있거나 심장 기형 등이 있었던 경우 엽산제 복용을 4밀리그램 이상 권한다. 그러면 이러한 기형의 80퍼센트 이상을 예방하는 것으로 알려져있다. 또한 임신 전 갑상선저하증의 경우도 미리 알고 갑상선 호르몬을 복용하면 아기의 지능발달장애를 막을 수 있으며, 당뇨병으로 혈당 조절이 안 되는 경우 약 10퍼센트에서 기형이 발생할 수 있지만 미리 임신 전에 진단되어 혈당 조절을 하고 4밀리그램 이상의 엽산을 복용하면 기형아 발생율이 일반 임신부의 기형 발생률과 같아진다. 또한 기형을 유발할 수 있는 약물, 방사선, 알코올 그리고 흡연에 노출될 확률이 임신을 준비한 계획 임신부의 경우 두세 배 가량 줄어드는 것으로 알려져있다.

따라서 모유 수유부의 다음 임신을 위한 권고 사항은 다음과 같다.

● 반드시 다음 출산 계획을 확실히하고 모유 수유를 언제까지

할 것인지 미리 생각해야 한다.

- 모유 수유 중 피임 계획을 어떻게 할 것인지 의사와 상의한다.
- 가능하면 수유 중에도 엽산이 포함된 종합비타민을 복용한다. 미국의 CDC 권고에 따르면 가임 여성은 누구나 임신을 원하든 원치 않든 엽산제 복용을 하는 것이 좋다.
- 임신을 계획하기 3개월 전 가까운 병원을 찾아가 다음 임신을 위해 위험 요인이 될 만한 리스크를 평가하고 개선할 수 있도록 한다.
- 배란일을 맞추어서 임신을 시도한다.

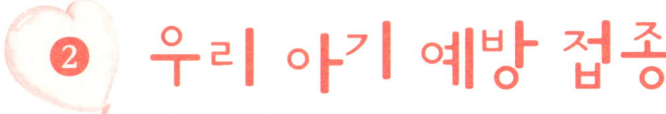# ② 우리 아기 예방 접종

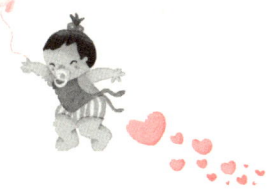

예방접종에 대한 일반적인 주의사항

예방접종 기간 내에 받도록 한다

아기의 상태가 좋지 않거나 다른 사정으로 인해 정해진 시기에 예방접종을 하지 못했을 때는 주치의와 상담해야 한다.

열이 있을 때

접종 당일 37°C 이상의 열이 있을 때에는 접종을 미루는 것이 좋다.

현재 질병으로 치료 중일 때

접종 여부에 대해 의사에게 상담해야 하며 홍역, 수두, 이하선염에 걸려서 1개월이 지나지 않았을 때는 생백신(BCG, 폴리오, MMR, 수두) 접종은 피하는 것이 좋다. 또한 생백신 접종 후 1개월 이내에 다른 종류의 생백신은 피하는 것이 좋다. 과거 1년 이내에 경련이 있는 알레르기 증상이 있는 경우는 의사와 상담한다.

접종 전 건강 상태 점검

접종 전날 밤과 당일 아침, 체온을 재고 식욕이나 기력, 기분 상태를 확인해 평소와 다르면 무리하게 접종하지 않는다.

목욕 시키기

예방접종을 하면 당일은 목욕을 할 수 없기 때문에 전날 밤에 목욕하는 것이 좋다.

예방접종 후 경련을 일으킨 경우

홍역 등은 접종 후 열이 나는 경우가 있고, 고열로 인해 경련을 일으킬 수도 있다. 만일 예방접종 후 경련을 일으키면 우선 의사의 진단을 받아 그 원인을 알아보는 것이 중요하다.

예방접종 스케줄

심각한 감염성 질환의 예방을 위해 아기는 정해진 스케줄에 따라 예방접종을 해야 한다.

│ 2012년 대한소아과학회 추천 소아 및 청소년 정기 예방접종표(기본 접종 및 선택 접종) │

연령	백신	연령	백신
출생 시	B형 간염[1]	12~15개월	엠엠알[6], 수두, 히브, 폐구균
0~4주	비씨지	12~23개월	일본뇌염, A형 간염
1개월	B형 간염	15~18개월	디티피
2개월	디티피[2], 폴리오, 히브[3], 폐구균, 로타바이러스[4]	4~6세	디티피, 폴리오, 엠엠알
4개월	디티피, 폴리오, 히브, 폐구균, 로타바이러스	6세	일본뇌염
6개월	디티피, 폴리오, 히브, 폐구균, 로타바이러스, B형 간염, 인플루엔자[5]	11~12세	성인형 티디[7], 인유두종바이러스[8]
		12세	일본뇌염

1) B형 간염 백신: 0, 1, 6개월에 접종하며, 어머니가 B형 간염 항원 양성자이면 가능한 한 출생 직후에 B형 간염 면역글로블린을 동시에 주사한다.

2) 디티피(DTaP) : 디프테리아 · 파상풍 · 백일해.

3) 히브(Hib) 백신: b형 헤모필루스 인플루엔자균에 대한 백신이며, 흔히 뇌수막염 백신이라고 부르는 백신으로, 제품에 따라 2~3회 기초접종과 1회의 추가접종이 필요하다.

4) 로타바이러스(Rotavirus)백신: 제품에 따라 2~3회 접종하며, 1차 접종은 15주 이전에 하여야 한다.

5) 인플루엔자 백신: 매년 접종하며, 처음 접종하는 해에는 4주 간격으로 2회 접종하고, 그 다음 해부터는 한 번 접종한다. 6~59개월의 모든 소아와 5세 미만 아이들을 돌보는 성인은 모두 접종하여야 한다.

6) 엠엠알(MMR) : 홍역 · 유행성이하선염 · 풍진.

7) 성인형 티디(Tdap/Td) 백신: 7세 미만에서 디티피 접종을 완료하고, 11~12세에 백일해가 포함된 성인 디티피 백신인 티댑(Tdap)을 접종하고, 그다음 매 10년마다 성인형 티디(Td) 백신을 접종한다.

8) 인유두종바이러스(HPV) 백신: 11~12세 여성을 대상으로 접종을 시작하고, 총 3회 접종한다.

🥁 폐구균 백신

폐구균은 소아에게 폐렴이나 뇌수막염 등 심한 질환을 일으키며 중이염, 부비동염 등 호흡기 감염의 원인이 되기도 한다. 기초접종은 생후 2, 4, 6개월에 3회 접종하고 12~15개월 사이에 추가접종을 한다.

😊 예방접종 후 주의사항

접종 후 하루 이틀은 심하게 움직이거나 흥분시키지 않도록 주의한다.

접종 후 반응을 알아둔다. 예방접종 후에는 주사를 맞은 부위가 빨갛게 되기도 하고 통증을 느낄 만큼 아프거나 몸이 축 처지는 등의 나른한 증상이 수반된다. 또한 두통, 발열, 오한 등을 일으키기도 한다. 이것은 접종에 따른 이상반응으로 2~3일 후에는 회복되므로 증상이 계속되지 않으면 염려할 필요 없다.

그러나 고열, 구토, 설사, 발진, 임파절의 부종 등의 증상이 하루 이상 계속될 때에는 의사에게 증상을 자세히 알리고 진찰을 받는다. 특히 다른 의사에게 치료를 받을 때는 언제, 어떤 접종을 하였는지 꼭 알린다.

| 참고문헌 |

1. Thomas W. hale. *Medications and mother's Milk*. 11th ed. Texas, USA. Pharmasoft Publishing L.P. 2004.

2. Briggs GG, Freeman RK, Yaffe SJ. *Drugs in Pregnancy and Lactation*. 7th ed. Philadelphia, USA. Lippincott Williams and Wilkins. 2005.

3. Koren G. *Maternal-fetal toxicology: A Clinician's Guideline*. 3th ed. New York. Marcel Dekker. 2001.

4. Koren G. *Medication safety in pregnancy and breastfeeding*. USA. Mcgraw-Hill. 2007.

5. Reprorisk® http://www.thomson.com/content/scientific/brand_overviews/reprorisk

6. Rowe H, Baker T, Hale TW. *Maternal medication, drug use, and breastfeeding*. Pediatr Clin North Am. 2013.

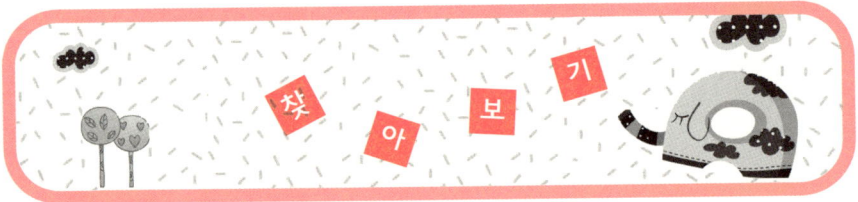
찾아보기

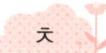

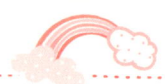

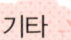

| 약물 복용 가이드 |

한국 마더 리스크 프로그램에서 상담했던 약물들의 모유 수유 중 안전에 관한 평가

약의 성분명	상품명	약의 적응증	모유수유시 안전성	아기에게 나타날 수 있는 부작용
Acetaminophen	타이레놀, 아세트아미노펜, 파세몰	해열, 진통	적합	
Acyclovir	조비락스, 아시클로버, 바크락스	항바이러스, 헤르페스	적합	
Albendazole	알벤다졸, 알젠텔, 젠트락스	구충제	적합	
Alprazolam	자낙스, 알프라졸람, 자나팜	항우울제	적합	아기 관찰과 전문가 상담 필요
Amikacin	아미킨, 라믹킨, 아미카신	항생제	적합	
Aminophylline	아미노필린, 아스콘틴	기관지확장제	적합	
Amitriptyline	염산아미트리프틸린, 도리다놀, 에나폰	항우울제	적합	
amlodipine	노바스크, 아모디핀, 애니디핀	항고혈압제	적합	아기의 혈압 관찰 필요
amoxicillin	아목시실린, 아모넥스, 파목신	항생제	적합	
Ampicillin	암피실린, 바카펜, 앰씰린	항생제	적합	
Ascorbic acid	비타민 C, 아스코르빈산, 내츄럴씨	비타민 C	적합	
Aspirin	아스피린, 로날, 트롬피린	진통제	적합	사용시 주의
Atenolol	테놀민, 아테놀올, 아테노린	항고혈압제	적합	
Atorvastatin calcium	리피토	항콜레스테롤제	적합	아기관찰 필요: 서맥, 청색증
Atropine	아트로핀, 오큐트로핀, 유니트로핀	항콜린제	적합	사용시 주의
Azathioprine	이뮤란, 아자치오프린, 아자피린	면역억제제	적합	사용시 주의
Azelastine	아라스틴, 아제란, 아젤틴	항히스타민제	적합	
Azithromycin	지스로맥스	항생제	적합	
Baclofen	바클로펜, 다프로, 바크론	근육이완제	적합	

Barium	바리움, 레딕스, 솔로탑	방사선조영제	적합	
Betamethasone	베타메타손, 덴드리, 바롤	코르티코스테로이드	적합	
Betaxolol	베타몰, 켈론, 베탁	항고혈압제	적합	
Bisacodyl	둘코락스, 드로락스, 멕시보린	하제	적합	
Bismuth subsalicylate	가드롱, 놀덴, 데놀	항생제	적합	사용시 주의: 라이증후군
Bisoprolol	모노콜, 베타프롤, 콩코르	항고혈압제	적합	
Bleomycin	브레오신	항암제	부적합	발암성
Botulinum	보톡스	국소적 성형제	적합	국소적 사용: 전신 흡수 잘안됨
Bromhexine	브롬헥신, 뮤코리진, 부로마	기관지염 치료제	거의적합	
Bromocriptine mesylate	팔로델, 안티락틴, 파루데린	항푸로락틴제	부적합	젖 분비 억제
Brompheniramine	브롬페니라민, 엑스텐	항히스타민제	적합	
Budesonide	풀미코트, 베이지, 부데소니드	코르티코스테로이드	적합	
Bupivacaine	부피바카인, 마케인, 푸카인	국소마취제	적합	
Bupropion	웰, 웨부트린	항우울제	적합	젖 양 감소
Buspirone	부스피론, 사피롤, 피론	항불안제	적합	
Butorphanol	부놀, 부스펜, 부토판	강한 마약성 진통제	적합	사용시 주의: 아기 진정작용
Caffeine	커피	중추신경 자극제	적합	사용시 주의: 아기의 수면장애
Calcipotriene		비타민 D3	적합	
Calcitonin		칼슘대사제	적합	
Calcitriol	로칼트롤, 실키스, 칼리빈	비타민 D	적합	
Captopril	캅토프릴, 에포스텐, 캅틸	항고혈압제	적합	사용시 주의: 아기의 소변량, 혈압

Carbamazepine	테그레톨, 카르바마제핀, 에필렙톨	항경련제	적합	
Carvedilol	카베디롤, 딜라트렌, 카베론	항고혈압제	적합	사용시 주의 : 저혈압, 서맥
Cefaclor	세파클러, 네오세프, 뉴포린	항생제	적합	
Cefadroxil	세파드록실, 드로세프, 세프락실	항생제	적합	
Cefazolin	세파졸린, 세파메진, 원졸린	항생제	적합	
Cefditoren	메이액트	항생제	적합	
Cefixime	세픽심, 세포락스, 에픽심	항생제	적합	
Cefotaxime	세포탁심나트륨, 뉴탁심, 크라포란	항생제	적합	
Cefotetan	세포테탄나트륨, 야마테탄, 원테탄	항생제	적합	
Cefoxitin	세폭시틴나트륨, 모노폭신, 제이틴	항생제	적합	
Cefpodoxime proxetil	세프포독심프록세틸, 포독세프, 포세딘	항생제	적합	
Cefprozil	세프프로질, 세프질, 프로세프	항생제	적합	
Ceftazidime	세프타지딤, 세파짐, 타지세프	항생제	적합	
Ceftriaxone	세프트리악손, 넬악손, 곰세핀	항생제	적합	
Cefuroxime	세푸록심, 쎄록신, 알포린	항생제	적합	
Celecoxib	쎄레브렉스	소염진통제	적합	
Cephalexin	세팔렉신, 메섹신, 메치렉신	항생제	적합	
Cephradine	세프라딘, 메가세프, 베로세프	항생제	적합	
Cetirizine	세티리진, 기스톱, 세틸	항히스타민제	적합	
Chloramphenicol	클로람페니콜, 스퍼사니콜, 옵티클	항생제	부적합	모유에서 소량, 신생아에서 안전성 알려져있지 않음, 설사 일으킴
Chlorhexidine	클로르헥시딘, 노바클렌, 헥시텍스	항생제	적합	
Chloroquine	클로퀸, 말라클로, 아블로클로	항말라리아제	적합	사용시 주의 : 설사

Chlorpeniramine	말레인산클로르페니라민	항히스타민제	적합	
Chlorpromazine	네오마찐, 클로르프로마진, 세파민	안정제	적합	사용시 주의: 무기력, 진정
Cholestyramine	퀘스트란, 바이트란, 나틴	항리피드제	적합	
Chromium		영양보조제	적합	
Ciclopirox olamine	로푸록스, 세비프록스, 트록시네일 라카	항진균제	적합	
Cimetidine	타가메트, 시메티딘, 울시메드	제산제	적합	
Ciprofloxacin	시프로플록사신, 사이톱신, 에프로신	퀴놀론계 항생제	적합	사용시 주의: 대장염, 치아 착색
Cisapride	시사프릴, 프레팔시드, 시라이드	위장관 자극제	적합	
Cisplatin	시스플라틴, 시스파틴, 푸라티놀	항암제	부적합	
Citalopram	셀렉사, 씨프람	항우울제	적합	사용시 주의: 아기 체중감소, 긴 수면
Clarithromycin	래리스, 클래리시드, 파이로신	항생제	적합	
Clemastine	레카솔, 마스질, 타베론	항히스타민제	부적합	경련, 졸림, 안절부절
Clindamycin	네오타신, 시클라신, 크레오신	항생제	적합	사용시 주의: 설사
Clomifen	클로미펜	배란유도제	부적합	초기 수유 억제
Clonazepam	리보트릴	항경련제	적합	사용시 주의: 진정
Clotrimazole	카마졸, 클로트리마졸, 오엔스	항진균제	적합	
Codeine	인산코데인	진통제	적합	
Colchicine	코르신, 콜키신, 콜킨	통풍환자에서 진통제	부적합	간비대, 골 생성 억제
Corticotropin		코르티솔 분비 자극제	적합	
Cycloserine	사이린, 시크린, 시클로세린	항결핵제	적합	

Cyclosporine	젠그라프, 사이폴, 산디문 뉴오랄	면역억제제	적합	사용시 주의
Desogestrel + ethinyl Estradiol	머시론, 오가논 마베론	피임약	적합	사용시 주의: 젖 양 감소
Dexamethasone	덱사메타손, 덱산, 맥시덱스	코르티코스테로이드	적합	오랜 시간 고용량은 피하라
Dextromethorphan	브롬화수소산덱스트로메토르판, 덱스메판, 덱스콘	기침억제제	적합	
Diazepam	디아제팜, 메로드, 바리움	진정제	적합	오랜 시간 사용시 부적합: 무기력, 진정
Dibucaine		국소마취제	적합	
Diclofenac	디클로페낙, 다이메닉, 레틸론	진통제	적합	
Dicyclomine	염산디싸이크로민, 이지, 디클로민	항콜린제	부적합	무호흡, 침마름, 변비, 빈맥
Digoxin	디고신, 라녹신, 카테프엘릭실	심장자극제	적합	
Dimenhydrinate	드라마민, 리메닌, 멀스롤	항히스타민제	적합	
Dinoprostone	프로스타몬-이, 프로스틴-이투, 프로페스	프로스타글란딘 E2	적합	
Diphenhydramine	베낙틴	항히스타민제, 기침억제제	적합	
Docusate	둘코락에스	하제	적합	
Domperidone	모티리움, 돔페리돈, 가스페린	모유촉진제, 장운동개선제	적합	모유 촉진을 위해 가장 추천됨
Dopamine	도파민, 트로핀, 이노판	아드레날린 자극제	적합	
Dorzolamide	트루솝	녹내장 치료제	적합	

Doxycycline	독시사이클린, 덴타클린, 트리씰린	테트라사이클린계 항생제	적합	만약 만성적 사용시 부적합: 치아착색, 골 성장 감소
Doxylamine	디아리움, 자믹, 졸론	항히스타민제	적합	진정 효과
Econazole	에세리움, 에코라, 팡가졸	항진균제	거의적합	
Enalapril Maleate	나릴, 에날라프릴, 메라니텍	항고혈압제	적합	
Enflurane	게로란, 아리레인, 엔푸란	전신마취제	거의적합	
Ephedrine	에페드린	아드레날린 자극제	부적합	식욕부진, 수면장애, 불안정
Epinephrine	에피네프린	아드레날린 자극제	적합	
Ergotamine tartrate	주석산에르고타민, 엘고마설하	편두통치료제, 프로락틴억제	부적합	구토, 설사
Erythromycin	그렌다신, 스티마이신, 에리스로신	마크로라이드계 항생제	적합	
Esomeprazole	넥시움	제산제	적합	
Estrogen-Estradiol	에스마린, 프레마린	에스트로젠 호르몬	적합	
Ethambutol	에탐부톨, 유니부톨, 탐부톨	항결핵제	적합	
Ethanol	알코올, 에탄올아민올레이트	중추신경억제제	부적합	음주 후 일정 시간 지나야 함: 진정, 안절부절, 젖 양 감소, 신경인지 발달에 유해 가능성
Ethinyl estradiol-Etonogestrel	쎄스콘 투앤투	피임제	적합	
Etretinate	타가손, 티가손	항건선제	부적합	조기 골성장판 융합
Famciclovir	팜비어, 팜빅스, 팜크로바	항바이러스제	적합	

Famotidine	가스터, 파모티딘, 라스틴	제산제	적합	
Fenofibriate		항콜레스테롤제	적합	
Fenoprofen	페노프로펜칼슘, 페나핀, 푸로프론	소염진통제	적합	
Fenoterol	베로텍, 코딜라트, 페노테롤	아드레날린 자극제	거의적합	사용시 주의: 신생아 맥박, 혈압 관찰
Fentanyl	펜타닐, 듀로제식, 펜타스패취	마약성 진통제	적합	
Fexofenadine	알레그라	항히스타민제	적합	
Flavoxate	염산플라복세이트, 유로픽스, 트릴릭스	요로계 항진경제	적합	
Flubendazole	플루벤다졸, 젤콤, 후루벤	구충제	거의적합	
Fluconazole	플루코나졸, 디푸루칸, 푸루나졸	항진균제	적합	
Flunarizine	나지나, 싸리움, 헤펜	항고혈압제	부적합	오랜시간 체내에 남아 축적되어 유해 가능
Fluorouracil	플루오로우라실, 유토랄, 후루오렉스	항암제	부적합	발암성
Fluoxetine	푸로작, 플루누린, 플루세틴	항우울제	적합	태아 체중 증가 억제 가능
Flurazepam	달마돔	진정제	적합	진정효과
Fluticasone	소타이드, 큐티베이트	항천식제	적합	
Folic acid	엽산, 폴시드, 폴린	비타민 B_9	적합	
Formaldehyde	포르말린, 포름알데하이드, 치과용 에프씨	방부제	부적합	극소량이 문제된다는 증거는 없음
Formoterol fumarate	뉴토크, 렉소마, 브론테랄	기관지확장제	적합	
Fosfomycin trometamol	포스포마이신, 포노포스, 폰포신	요로계 항생제	적합	
Furosemide	푸로세미드, 라식스, 후로시스	이뇨제	적합	
Gabapentin	가바틴, 가바펜틴, 뉴론틴	항경련제	적합	

Gentamicin	겐타렉스, 겐타신, 겐타마이신	아미노글리코사이드계 항생제	적합	
Gentian violet	젠티안 바이올렛	항진균제	적합	고농도시 궤양과 괴사 일으킴
Ginger		한약: 생강	거의적합	
Ginkgo biloba	기넥신-에프, 긴코센, 바로킨	한약계 황산화제:은행	적합	
Ginseng	진사나	한약계 강장제: 인삼	적합	
Glimepiride	글리메피리드, 글라디엠, 글리멜	경구 혈당강하제	부적합	저혈당
Glucosamine	글루민산, 코사민, 류마리스	항관절염제	적합	
Glyburide		경구 혈당강하제	적합	저혈당
Glycopyrolate		항콜린제	적합	
Gold compounds		항관절염제	부적합	안면부종
Goserelin acetate	졸라덱스	황체형성호르몬 억제제	적합	
Guaifenesin	후스토실	객담제거제	적합	
Haloperidol	할로페리돌, 세레네이스, 할로펜	항정신질환제	적합	진정효과
Halothane	할로탄	전신마취제	적합	
Heparin	헤파린나트륨, 헬핀	항응고제	적합	
Hepatitis A vaccine		백신제	적합	
Hepatitis B Immune Globulin		항 B형간염 면역글로불린제	적합	
Hepatitis B vaccine		백신제	적합	
Hepatitis C infection		간염 노출	적합	간염 전달될 가능성 매우 낮음
Herabl tea		한약계 차	부적합	독성 가능성

Herpes simplex infections		헤르페스 I, II 형	거의적합	활성기 병변을 잘 덮는다면 모유 수유 가능함
HIV infection		에이즈	부적합	
Hydralazine	염산히드랄라진, 안푸라솔, 코닐	항고혈압제	적합	저혈압, 진정
Hydrochlorothiazide	다이크로진, 디크로다이드	이뇨제	적합	
Hydrocortisone	히드로코르티손, 더모케어, 락티손	코르티코스테로이드	적합	모유에서 소량만 검출: 임상적 의미 거의 없음
Hydroquinone	기메스, 네오퀸, 멜라페이드	탈색제	적합	
Hydroxychloroquine	아루퀸, 옥시크로린, 클로퀸	항말라리아제, 항관절염제, 항루푸스제	적합	
Hydroxyurea	하이드리아, 하이드린	항암제	적합	독성에 대한 주의
Hydroxyzine	염산히드록시진, 유시락스, 하노팜	항히스타민제	적합	
I-125, I-131, I-123		방사성 동위원소	부적합	갑상선 손상
Ibuprofen	이부프로펜, 나르펜, 이프렌	진통제, 해열제	적합	
Imipramine	이미프라민	삼환계 항우울제	적합	진정, 구강 건조
Indapamide	나트릭스, 다피드, 후루덱스	항고혈압 및 이뇨제	적합	젖양 감소
Indomethacin	인도메타신, 인테반, 인도팝	소염진통제	적합	
Influenza virus vaccine	인플루엔자 에취에이 백신, 플루아릭스 프리필드시린지, 박씨그리프	백신제	적합	
Insulin	노보래피드, 비오휼린, 휴물린	인간 인슐린	적합	
Interferon alpha-N3	인터페론, 레아페론, 휴미론알파	항바이러스제	적합	
Iopamidol	이오파미로, 레소팜, 레디센스	방사선조영제	적합	
Irbesartan	아프로벨	항고혈압제	적합	
Iron	페리덱스, 헤모큐, 헤모피스	영양보조제	적합	

Isoflurane	이소푸란, 이소플루란, 에어레인	전신마취제	거의적합	중추신경계 억제 가능
Isoniazide		항결핵제	적합	
Isotretinoin	로아큐탄, 아크레인, 트레틴	여드름치료제	부적합	
Itraconazole	스포라녹스, 이트라, 코니트라	항진균제	적합	
kanamycin	가나신, 가나마이신, 카나마이신	항생제	적합	
Ketamin	케이란, 케타라	전신 마취제	적합	
Ketoconazole	케토코나졸, 니조랄, 안타나졸	항진균제	적합	
Ketoprofen	케토프로펜, 겟투겔, 푸로페니드	소염진통제	적합	
Ketorolac	아큐라점안액, 케토락, 트롤락	소염진통제	적합	
Labetalol	라베신, 베타신, 트란데이트	항고혈압제	적합	
Lamivudine	쓰리티시, 제픽스	항바이러스제	적합	
Lamotrigine	라믹탈	항경련제	적합	
Lansoprazole	란소프라졸, 란소졸, 프레시드	위산 분비 감소	적합	
Lead		환경 오염물	부적합	
Leuprolide acetate	로렐린데포, 루크린, 루피어데포	고나도트로핀 유사제	부적합	푸로락틴 호르몬 억제로 젖 양 감소
Levocabastine	리보스틴 네잘 스프레이, 리보스틴 점안액	안구 가려움을 위한 항히스타민제	적합	
Levofloxacin	레보플록사신, 레보카신, 크라비트	퀴놀론계 항생제	적합	
Levonorgestrel	노레보, 퍼스트렐, 미레나	경구, 루푸용 피임제	적합	
Levothyroxine	레보신, 씬지로이드, 엘지로이드	갑상선 호르몬	적합	
Lidocaine	리도카인, 듀베, 리포맥스	국소 마취제	적합	
Lincomycin	린코마이신, 린콜레신, 링고	항생제	적합	
Lindane	감마린, 린덴, 린다톤	이 치료제	부적합	사용시 주의: 무기력, 경련

Lithium carbonate	리단, 리치온, 리튬	조울증 치료제	적합	청색증, 근력감소
Lomefloxacin	로맥사신, 로메프론, 맥사킨	퀴놀론계 항생제	적합	
Loperamide	로페라미드, 로프민, 로페린	지사제	적합	
Loracarbef	로라비드	페니실린계 항생제	적합	
Loratadine	로라타딘, 알레그로, 클라리틴	항히스타민제	적합	
Lorazepam	스리반, 아티반, 로라제팜	항불안제	적합	진정효과
Losartan	코자	항고혈압제	적합	
Lovastatin	로바스타틴, 알바틴, 자나스틴	항콜레스테롤제	적합	
Lysine		아미노산 보조제	적합	
Magnesium hydroxide	노시겔, 마그밀, 마그하이드	하제, 제산제	적합	
Magnesium sulfate	황산마그네슘, 마구내신	하제, 항경련제	적합	
Mannitol	만니톨	이뇨제	적합	
Mebendazole	메벤다졸, 메바스, 파맥스	구충제	적합	젖 양 감소 가능성
Meclizine	메크리진, 보미나인, 안토론	항구토제	적합	
Medroxyproges-terone	테포테론, 메노포제, 프로게론	프로제스틴제제	적합	출산후 3일내 부적합: 젖 양 감소
Mefenamic acid	메페남산, 메나록신, 페미탈	소염진통제	거의적합	
Mefloquine	라리암	항말라리아제	적합	
Melatonin		호르몬	적합	
Meloxicam	뉴시캄, 멜록시캄, 모비캄	소염진통제	적합	
Menotrophins	퍼고날	난포성장제	적합	
Meperidine	염산페치딘	마약성 진통제	적합	진정, 젖빠는 반사 느림, 신경행동발달 지연
Mepivacaine	마네스, 메피바카인, 카보카인	국소마취제	적합	

Mercaptopurine	메르캅토푸린, 푸리네톤, 퓨리네톨	항암제, 면역억제제	적합	
Mercury		환경 오염물	부적합	
Mesalamine	아사콜	궤양성 대장염 치료제	적합	
Metformin	메포민, 그린페지, 글루코닐	경구용 혈당강하제	적합	
Methicillin	메치시린	페니실린계 항생제	적합	
Methimazole	메티마졸	항갑상선제	적합	수유시 프로필티오우라실 추천됨
Methocarbamol	메토카르바몰, 메타렌, 카르몰	근육이완제	적합	
Methotrexate	네오메토, 메토트렉세이트, 칸사렌	항암제, 항류마티스제	단기간 적합 장기간 부적합	
Methyldopa	메칠도파, 앨도맥스, 엘판	항고혈압제	적합	
Methylprednisolone	메칠프레드니솔론, 메드롤, 피디	코르티코스테로이드	적합	
Metoclopramide	메토클로프라미드, 맥페란, 푸로메친	위장관 자극제, 푸로락틴분비 촉진제	적합	푸로락틴 촉진제로는 Domperidone 추천
Metoprolol	베타록, 메토프롤롤, 푸로롤	항고혈압제	적합	
Metronidazole	메트로니다졸, 로섹스, 후라시닐	항생제	적합	설사
Miconazole	닥타린, 토오졸에어로졸, 칸다졸 에어로졸	항진균제	적합	
Midazolam	도미컴, 미다졸람, 바스캄	벤조다이아제핀계 진정제	적합	

Minocycline	미노사이클린, 미노씬, 미노클린	테트라사이클린계 항생제	적합	만성적 사용시 부적합: 치아 착색, 골 성장 감소
Minoxidil	로니텐, 마이녹실, 프렉시딜	항고혈압제	적합	
Misoprostol	미소프로스톨, 알소벤, 싸이스톨	프로스타글란딘, 위보호제	적합	
MMR vaccine		백신제	적합	
Mometasone	모메타손, 에로콤, 테리손	코르티코스테로이드	적합	
Montelukast sodium	싱귤레어	항천식제	적합	
Morphine	모르핀, 엠에스알, 콘티뉴	마약성 진통제	적합	
Mupirocin ointment	뮤로신, 바드란, 박트로반	항생제	적합	
Nabumetone	나메톤, 유니메톤, 프로닥	관절염치료제	적합	
Nalbuphine	날페인, 날부핀, 페네틴	진통제	적합	
Naproxen	나프록센, 리코락스, 아나프록스	소염진통제	적합	만성적 사용시 부적합: 출혈, 빈혈
Neomycin	소푸라마이신, 콜트란	아미노글리코사이드계 항생제	적합	
Neostigmine	네칠황산네오스티그민, 스티구민, 쥬바스민	콜린제	거의적합	
Netilmicin	황산네틸마이신, 네소미신, 유니네틸	아미노글리코사이드계 항생제	적합	
Nicotine patches or gum	니코덤, 니코틴엘, 니코레트	니코틴 금단 치료제	적합	
Nicotinic acid		비타민 B3	적합	
Nifedipine	니페디핀, 니핀, 아달라트오로스	항고혈압제	적합	
Nizatidine	니자티딘, 액사티딘, 자니티딘	위산분비억제제	적합	

Norfloxacin	그라미틴, 노르플록사신, 유레카신	퀴놀론계 항생제	적합	
Nortriptyline	센시발	삼환계 항우울제	적합	
Nystatin	니스타틴, 마이코스타틴, 칸다신	항진균제	적합	
Ofloxacin	오플록사신, 에펙신, 오큐프록스	퀴놀론계 항생제	적합	
Olanzapine	자이프렉사	항정신질환제	적합	
Omeprazole	오메프라졸, 라메졸, 애니시드	위산 분비 감소	적합	
Ondansetron	온단트, 온세트론, 조프란	항구토제	적합	
Orphenadrine citrate	닉신, 오페락신, 유나드린	근육이완제	적합	
Oxcarbazepine	트리렙탈 필름코팅	항경련제	적합	
Oxytocin	옥시토신	진통 유도제	적합	
Paclitaxel	탁솔, 네오탁스, 파덱솔	항암제	부적합	발암성
Pancuronium	마이오부락, 유나크론, 판슬란	근육이완제	거의적합	
Pantoprazole	판토록	위산 분비 감소	적합	
Paroxetine	세로자트, 파록세틴, 팍세틸	항우울제	적합	
Penicillin G	페니실린지나트륨	항생제	적합	
Pentazocine	펜타조신, 지메곤, 펜탈	진통제	적합	
Pentobarbital	엔토발	진정제	적합	진정
Phenobarbital	페노바르비탈, 루미날	진정제, 항경련제	부적합	모유에서 다량 검출, 미숙아에서 반감기 500시간
Phentermine	펜트민, 노브제, 아디펙스	식욕억제제	부적합	중추신경계 자극
Phenylephrine	페닐에프린, 키프레신, 미드후린	코 울혈제거제	적합	
Phenylpropan-olamine	코리자	아드레날린 자극제	적합	
Phenytoin	다이란틴, 페니토인, 페니톤	항경련제	적합	
Pimecrolimus	엘리델	아토피치료제	적합	유두에 바를 시 부적합
Piroxicam	피록시캄, 뉴캄, 날시캄	관절염치료제	적합	

Polymyxin B sulfate		항생제	적합	
Potassium Iodide		항갑상선제	부적합	갑상선 억제
Povidone Iodide	포비돈요오드, 볼비돈, 베타딘	항박테리아제	부적합	갑상선 억제
Pravastatin	프라바스타틴, 메바로친, 메바틴	항콜레스테롤제	적합	
Prednicarbate	더마키드, 더마톱, 프레톱	고강도 스테로이드 연고	적합	
Prednisone-prednisolone	프레드니솔론, 니소론, 프리솔론	코르티코스테로이드	적합	
Primidone	프리미돈	항경련제	적합	
Procainamide	프로카인아미드, 플칸	항부정맥제	적합	
Procaine HCl	프로카인	국소 마취제	적합	
Progesterone	프로게스토	푸로제스틴제	적합	
Propofol	프로포폴, 디프리반, 프레조폴	마취전 진정제	적합	
Propranolol	인데랄, 포베린, 프로닐	항고혈압제	적합	
Propylthiouracil	프로필치오우라실, 안티로이드, 푸로파실	항갑상선제	적합	
Pseudoephedrine	슈도에페드린, 슈다페드	코 울혈제거제	적합	만성적 사용시 부적합: 젖 양 감소
Pyrazinamide	피라진아마이드	항결핵제	적합	
Pyridostigmine	도스민, 메틴, 피리도스티그민	항콜린성 근육자극제	적합	
Pyridoxine	피리독신	비타민 B_6	적합	고용량시 부적합: 진정, 근력저하
Rabeprazole	파리에트	위산 분비 감소	적합	
Rabies vaccine		백신제	적합	
Radiopaque agents		방사선조영제	적합	
Ramipril	라메이스, 라미프린, 트리테이스	항고혈압제	적합	저혈압

Ranitidine	가딘, 라니티딘, 잔탁	위산분비억제제	적합	
RhO (D) immune globulin	로감	면역글로불린	적합	
Ribavirin	리바비린, 바이론, 헤르펜	항바이러스제	부적합	고용량 체내 축적 가능
Riboflavin	마리본, 리보플라빈, 요구플라빈	비타민 B2	적합	
Rifampicin	리팜핀	항결핵제	적합	
Risperidone	리스페달, 리페리돈, 유니페리돈	항정신질환제	적합	
Ritodrine	라보파, 로트린	진통억제제	적합	
Rosiglitazone	아반디아	경구 혈당강하제	적합	
Rubella virus vaccine	루벨라백신, 풍진생바이러스백신	풍진 백신제	적합	
Salmeterol	세레벤트	기관지 확장제	적합	
Scopolamine	바이패취, 부스코판, 히스판	항콜린제	적합	
Selenium sulfide	쎌손	국소용 항생제	적합	
Senna laxatives	베쿠니스	하제	적합	
Sertraline	설트랄린, 졸로푸트, 트라린	항우울제	적합	
Sibutramine	듀얼메트, 리덕틸	식욕억제제	부적합	고용량이 모유에 함유될 가능
Sildenafil	비아그라	음경 기능 개선제	적합	
Silicone breast implants		유방보형제	적합	
Simethicone	가소콜, 다이야콘, 미리콘	장내 가스 생성 억제제	적합	
Simvastatin	조콜, 심바스타틴, 로코	항콜레스테롤제	적합	
Spiramycin	로바마이신, 스파이신	항생제	거의적합	
Spironolactone	스피로노락톤, 마릭톤, 알닥톤	이뇨제	적합	
Streptokinase	유니티나제, 카비키나제, 프로키나제	혈전용해제	거의적합	

Streptomycin	스트렙토마이신	항생제	적합	
Succinylcholine	염화석사메토늄, 석시콜린	근육이완제	거의적합	
Sucralfate	서크랄, 수크레이트, 아루사루민	위궤양 치료제	적합	
Sulbactam	박탐씰린	항생제	적합	
Sulfamethoxazole	리폴	항생제	적합	사용시 주의: 고빌리루빈증, G6PD환자
Sulfasalazine	설파살라진, 설타신, 오아사	궤양성 대장염 치료제	적합	
Sulindac	설린닥, 새타날, 크리돌	소염진통제	부적합	긴 반감기, 가능하면 Ibuprofen, diclofenac 추천
Sumatriptan succinate	이미그란	편두통치료제	적합	
Tacrolimus	프로그랍, 프로토픽	면역억제제	적합	
Tamoxifen	타목시펜, 놀바덱스, 타모프렉스	항에스트로젠, 항암제	부적합	젖 분비 억제
Technetium TC 99M		방사성 동위원소	부적합	
Temazepam		벤조다이아제핀계 진정제	적합	사용시 주의: 진정, 젖 잘 빨지 않음
Terbinafine	나니실, 라미실, 텔비나	항진균제	적합	
Terbutaline	베타투, 브리카닐, 텔부타	기관지 확장제	적합	
Testosterone	고나비슬라이드, 테스토스테론 에난데이트, 앤드로덤	남성 호르몬	부적합	젖 분비 억제
Tetanus toxoid	테타 박스	변성 독소	거의적합	
Tetracycline	염산테트라사이클린, 리지노마이신	항생제	적합	장기간 사용을 피할 것
Thalidomide		면역계 조절제	부적합	유해 가능성

Theophylline	데오롱, 서스필린, 아테마	기관지 확장제	적합	
Thiopental sodium	타펜톨	바비투레이트 계 마취제	적합	
Thyroid scan		갑상선의 방사성 동위원소 검사	부적합	
Timolol	말레인산티몰롤, 나이올롤, 인터라롤	항고혈압제, 항녹내장제	적합	
Tizanidine	실다루드	근육이완제	부적합	강한 진정효과
Tobramycin	토브라마이신, 마이토브, 토비안	아미노글리코사이드계 항생제	적합	
Tolterodine	디트루시톨	요실금치료제	적합	
Topiramate	토파맥스, 토파메이트	항경련제	적합	
Torsemide		이뇨제	적합	
Tramadol HCl	뉴돌핀, 트라마돌, 지판	진통제	적합	
Trazodone	트라조돈, 세라존, 트리티코	항우울제	적합	
Tretinoin	레크노인, 베사노이드, 유디나	여드름치료제 (국소적)	적합	
Triamcinolone acetonide	나자코트, 트리암시놀론, 오라메디	코르	적합	
Trimethoprim	노바렉스, 웰코푸림	항생제	적합	
Triprolidine		항히스타민제	적합	
Tuberculin Purified Protein Derivative	튜베르쿨린 피피디 알티 23 에스 에스아이	결핵 피부 시험	적합	
Valaciclovir	발트렉스	항바이러스제	적합	
Valproic acid	레브발, 바로인 에이, 발프론산	항경련제	적합	출산 직후는 피할 것

Valsartan	디오반	항고혈압제	적합	사용시 주의: 저혈압
Vancomycin	반코마이신, 리오코반, 원미신	항생제	적합	
Varicella virus vaccine		백신제	적합	
Varicella–Zoster virus		바이러스	부적합	VZIG으로 보호되기 전에는 수유 금지
Vasdopressin	바소프레신	이뇨제	적합	
Venlafaxine	벤팍신오알, 이팩사	항우울제	적합	
Verapamil	베렐란, 베라파밀, 이솝틴	항고혈압제	적합	
Vigabatrin	사브릴	항경련제	적합	
Vitamin A	레티놀, 비타민 A	비타민 A	적합	
Vitamin B$_{12}$		비타민 보조제	적합	
Vitamin D		비타민보조제	적합	
Vitamin E	그랑페롤, 네이쳐스웨이 E–500, 리빙페롤	비타민보조제	적합	
Warfarin	쿠마딘, 와르파린나트륨, 왈파	항응고제	적합	출혈관찰
Zinc salts	진크	영양보조제	적합	
Zolpidem tartrate	스틸녹스	진정제, 수면보조제	적합	졸림, 젖 잘 빨지 않음
Zonisamide	엑세그란	항경련제	부적합	모유에 과량 존재
Zopiclone	이모반	진정제	적합	

한국마더세이프 전문 상담 센터
(The Korean Mother Safe Counseling Center)

한국마더세이프 전문 상담 센터는 2010년 건강한 출산 환경 조성을 위한 보건복지부의 지원사업의 하나로 임산부 및 가족, 그리고 관련 의료인들에게 임신 중 약물, 수유 중 약물의 안전성 및 위험성, 그리고 예비 임신부의 관리에 대한 정보를 온·오프라인으로 제공하기 위해 시작되었다.

본 센터는 1999년에 시작되어 캐나다 토론토대학 마더리스크 프로그램을 창립한 코렌 교수의 지원을 받아 2004년 한국마더리스크 프로그램을 개설했고, 이후 보건복지부의 지원을 받아 2010년 오늘날의 〈한국마더세이프 전문 상담 센터〉로 확대 개편했다.

그동안 약 2만 건의 상담을 실시했고, 상담 내용으로는 임신부 및 예비 임신부의 약물 및 유해 물질 상담이 70퍼센트, 모유 수유 중 약물 및 유해 물질 상담이 30퍼센트였다. 상담을 해온 임신부들

의 약 40퍼센트는 담당 주치의에게 추천을 받은 것이었고, 약 25퍼센트는 인터넷을 통해서 센터를 알게 된 것이었다. 그 외에는 베이비 카페 등 여러 경로를 통해서 상담을 해왔다.

본 센터에서는 임산부 관련 약물 및 유해물질에 대한 유익한 정보를 TV, 신문 그리고 SNS를 통하여 지속적으로 제공함으로써 건강한 출산 환경을 조성하여 저출산 극복에 기여하고자 한다.

한국마더세이프 전문 상담 센터의 설립 목적

첫째, 임신 초기, 임신인지 모르고 노출된 약물, 알코올, 그리고 방사선 및 화학물에 의한 선천기형 발생률에 관해 전문적인 상담을 제공함으로써 불필요한 임신중절을 예방하고 웰빙 임신을 돕는다.

둘째, 모유 수유하는 엄마가 부득이하게 약물 치료를 받아야 하는 경우 모유 수유에 적합한 약을 복용하도록 돕는다.

셋째, 예비 임신 부부의 장래의 아기에 대한 위험 요인을 평가하고 이를 개선함으로써 각 예비 임신 부부에 맞는 맞춤형 계획 임신 정보를 제공한다. 임신 자체를 즐길 수 있도록 하는 웰빙 임신과 건강한 아기의 출산을 돕는다.

임신 중 약물 상담 클리닉

적응증

- 기형 유발을 일으킬 수 있는 것으로 알려진 약물에 노출된 임신부

예) 여드름 약, 간질 약, 항암제, 정신과 약

● 여러 가지 약물에 복합적으로 노출된 경우

● 알코올, 흡연 등에 노출된 경우

● 방사선에 노출된 경우

● 직장 및 주변 환경에서 유해인자에 노출된 경우

예) 수은, 납, 유기용제

● 약물 및 기타 화학물의 노출로 인해 너무 불안한 경우

🔔 모유 수유 중 약물 상담

적응증

● 모유 수유 중 정신과적 질병이 있어서 약물을 사용해야 하는 경우

● 모유 수유 중 류마티스성 관절염, 천식, 간질 등이 있어서 약물을 사용해야 하는 경우

● 모유 수유 중 각종 급성질환으로 약물을 복용해야 하는 경우

● 모유 수유 중 각종 검사가 필요한 경우

🔔 예비 임신 부부 클리닉(계획 임신 클리닉)

적응증

● 임신을 계획하시는 모든 예비 임신 부부

● 최근 임신 반응 검사에서 음성으로 나온 예비 임신 부부

● 정상적인 결혼 생활 1년 후에도 임신이 안 된 경우

- 최근 자연유산한 경우
- 가족 내 지적장애가 있는 경우
- 가족 내 기형아 출산을 한 경우
- 가족 내 유전 질환이 있는 경우
- 이전 임신에서 자연유산, 기형아 출산, 조산, 저체중아 출산이 었을 경우
- 만성 질병이 있는 경우
  예) 천식, 간질, 고혈압, 당뇨병, 정신과 질환
- 임신 전 항암 치료를 받는 경우

한국마더세이프 전문 상담 센터
- 전화: 1588-7309, 02-2000-7900
- 홈페이지: http://www.mothersafe.or.kr
- 상담 시간: 월~금, 오전 9시~오후 5시